汉竹编著 • 健康爱家系列

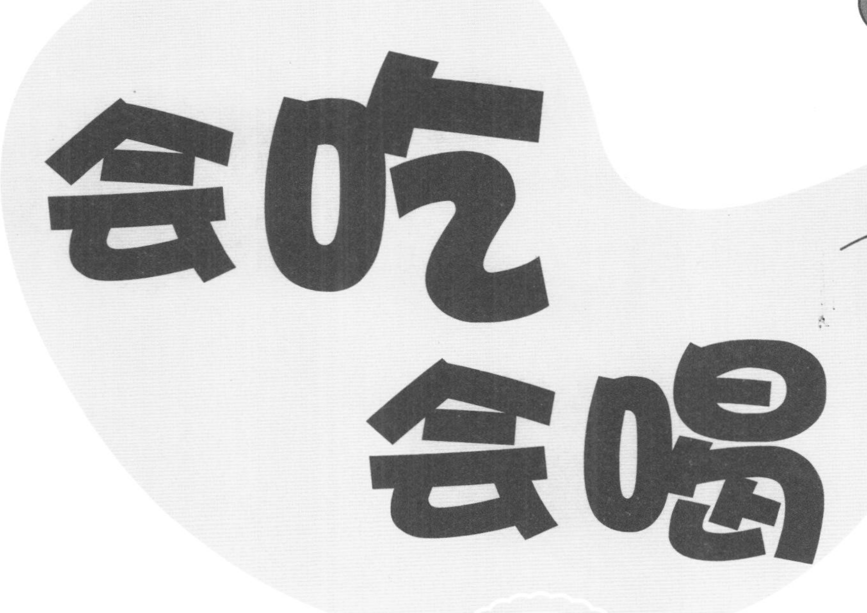

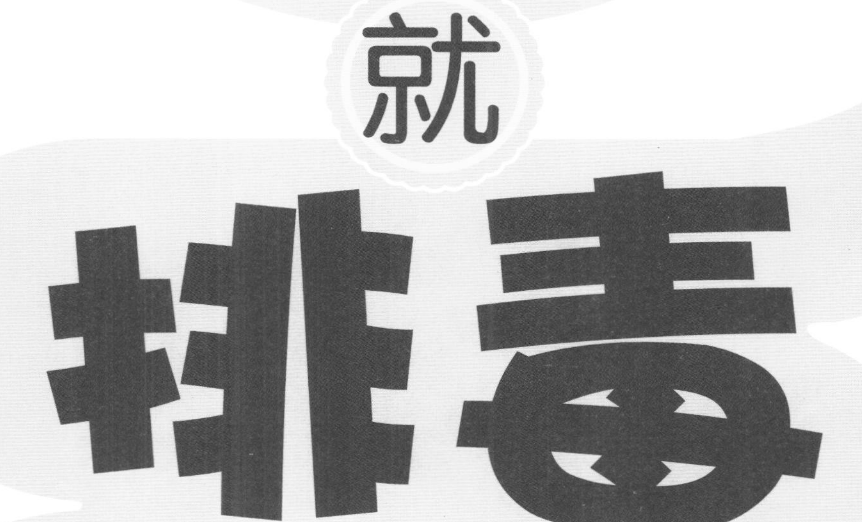

会吃会喝就排毒

赵迎盼 主编

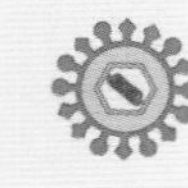

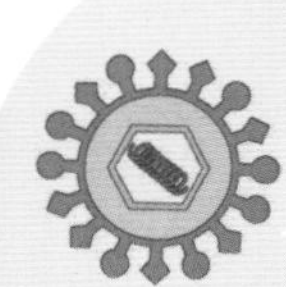

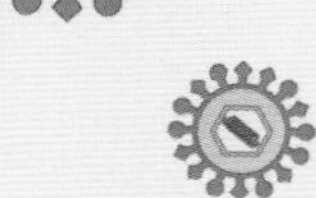

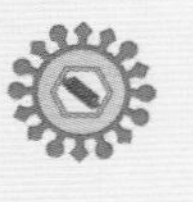

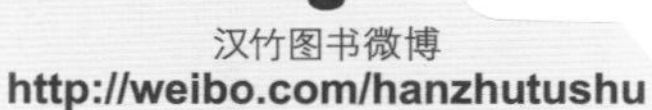

汉竹图书微博
http://weibo.com/hanzhutushu

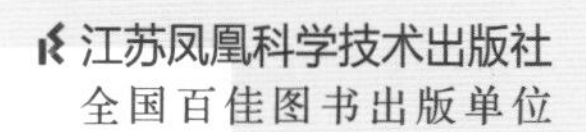

江苏凤凰科学技术出版社
全国百佳图书出版单位

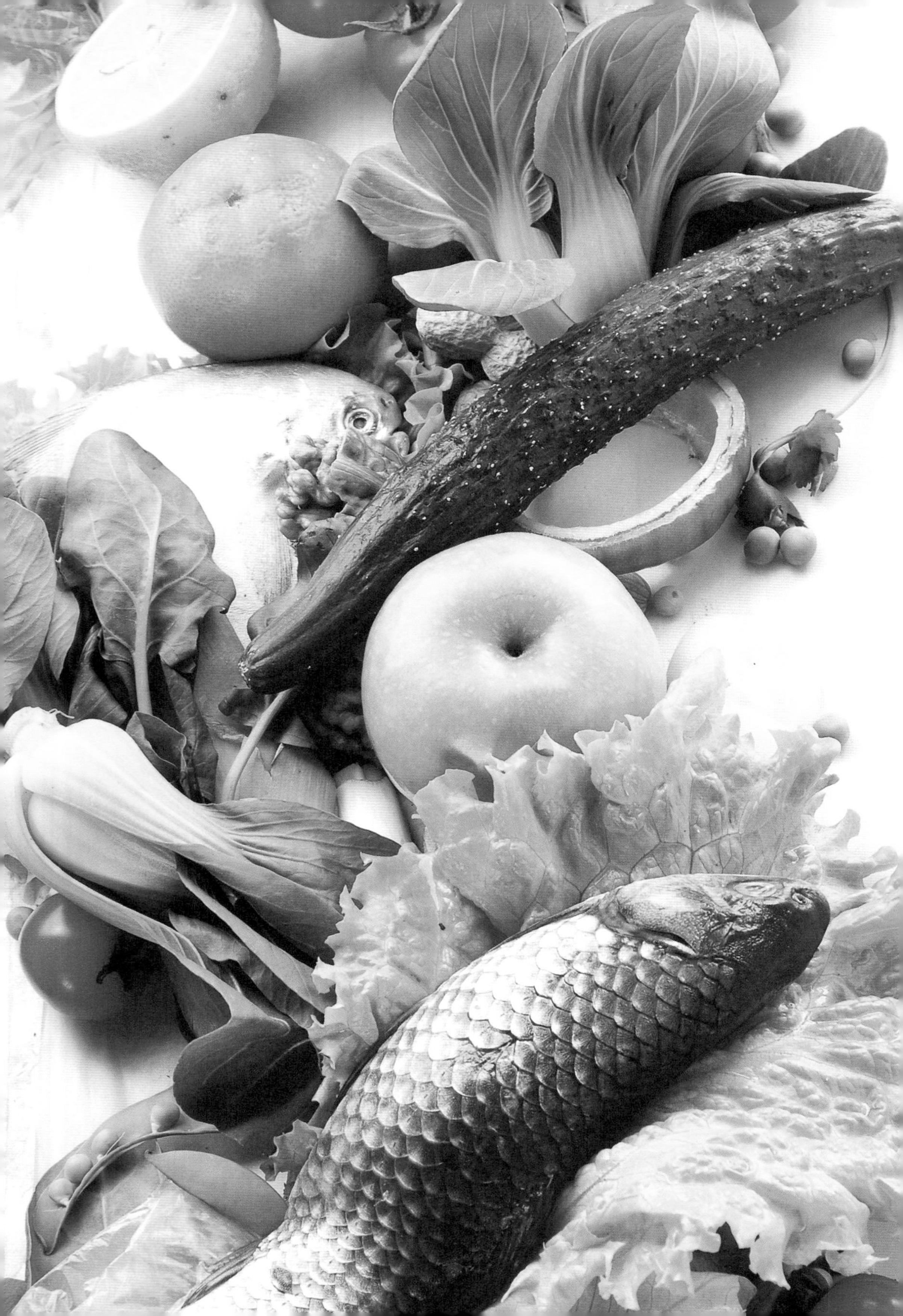

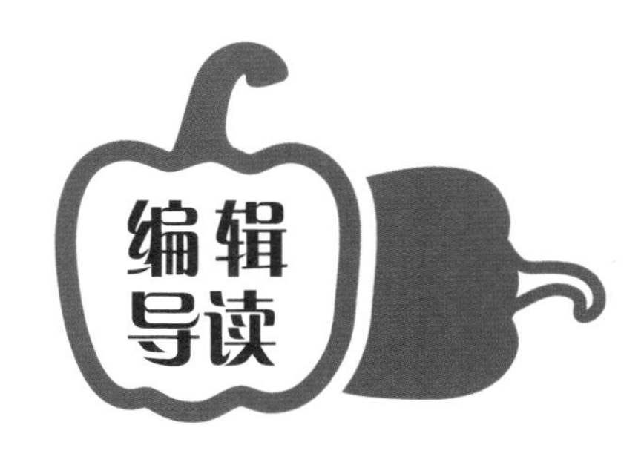

睡了很久，怎么还是疲倦无力？

为什么有的人特别显年轻，好像逆生长？

痘痘总是此起彼伏冒个不停，怎么回事？

腰腹部的肉越积越多，怎么一直在变胖？

别人的气色那么好，我为什么又暗又黄？

真相是：你的身体需要排毒了。

忙碌的生活，被污染的空气，高油脂、高热量的食物，不规律的作息，无所不在的辐射……我们的身体正在承受着前所未有的挑战，体内的毒素也越积越深。而身体里的自由基、黏稠的血液、肌肉里的乳酸、血液里的胆固醇和尿酸、血管中多余的血糖，这些隐藏的“毒素”在潜移默化地侵蚀着我们的健康，让身体出现疲惫的状态，遭受着各种各样的小毛病。

那么，该如何排毒呢？一起看看中国中医科学院西苑医院赵迎盼医生提供给大家的简单有效的食物排毒法。本书首先介绍了排毒的基本常识，让你对排毒有全面而清晰的认识，然后按照五脏排毒、清肠排毒、排毒养颜、排毒防“三高”、远离亚健康 5 个版块展开，分别介绍对应排毒的食材和菜谱，无需花费额外时间和精力，让你在日常的吃吃喝喝中恢复健康体质。

一张图告诉你哪里中“毒”了

-1 区 -

额头长痘、红肿时，要注意情绪，因为这可能是心脏出问题了。少吃垃圾食品、肥肉，多吃降心火的食物，会让你更舒服。

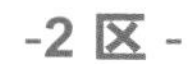

-2 区 -

额头正中长痘、瘙痒往往代表心脏、肝脏出现问题。喝酒、熬夜、压力大都会加重症状。要少吃油腻的食物，注意休息。

-3 区 -

脸色灰暗、眼袋水肿、鱼尾纹加深等情况表明肾脏负担过重，要多吃一些清淡的食物，并适当补肝，多吃猪肝、豆制品等。

-4 区 -

鼻尖、鼻翼长痘，代表心火旺盛。如果鼻子出血、看起来很红，有可能是肺热所致，吃些清热化痰的食物会好很多。

-5 区 -

耳朵代表了肾的状况，耳廓呈红色或紫色说明循环不好。要少饮酒，少吃精细食物，多运动，改善循环系统状况。

-6 区 -

脸颊发痒、红肿可能是呼吸系统出现问题了。平时多呼吸新鲜空气，吃些清咽利嗓、润肺生津的食物就能改善。

-7 区 -

痘痘此起彼伏、出油多，这是激素水平异常在作怪，充足的睡眠、水、蔬菜都不能少。女性来月经的时候，还要注意保暖，多喝热水，综合调理肝、胃、脾，让美丽依旧。

-8 区 -

下巴长痘、瘙痒，这是消化系统的问题。平时多吃一些养胃的食物，如小米、南瓜、山药等。

身体要排毒的8大信号

- 肥胖 -

脂肪是人体必不可少的营养物质，但摄入过量，即为毒素，会对血管、肌肉等产生不可逆的伤害。所以，如果体重增长很快，表明此时你需要排毒了。

- 疲劳、倦怠 -

疲劳、倦怠是身体某些器官修复的征兆，也是身体康复的必经之路。但如果总觉得疲劳、倦怠，就需要通过排毒来调整身体，减轻负担，并使身体机能保持良好的运行。

- 发热 -

细菌、病毒、螺旋体、支原体、衣原体、真菌、寄生虫等生物病原体引起的各种感染，均会出现发热症状。其他如暑毒、风湿病、脑外伤等也会引起发热。

- 口臭 -

口臭多由肺、脾、胃积热或食积不化所致，这些东西长期淤积在体内排不出去就变成了毒素。应规避辛辣饮食、暴饮暴食、过度疲劳等生活习惯。

- 便秘 -

便秘是身体需要排毒的重要信号。饮食偏好高脂肪、高蛋白质，久坐不动，不爱喝水，都会影响肠道蠕动速度，造成便秘。身体排出的废物长时间停留在肠道中，容易导致毒素沉积。

- 皮肤粗糙 -

皮肤粗糙往往是血液酸性偏高造成的。平常人们食用的鱼、肉、禽、蛋等都是酸性食物，会增加体内和血液中的乳酸、尿酸含量，侵蚀表皮细胞，使皮肤不再细腻，失去弹性。

- 长斑 -

面部长斑与热毒伤害、内分泌问题有关。只能调理，很难治愈。精神压力大、情志失调等也会导致皮肤长斑。

- 烦躁等不良情绪 -

情绪受内分泌变化的控制，同时焦虑、烦躁等不良情绪也会影响内分泌的平衡。当体内有毒素时，身体代谢压力变大，内分泌就会变化，易引起坏情绪。很多年轻人容易生气、发脾气，这可能与心脏、肝积聚的毒素有关。

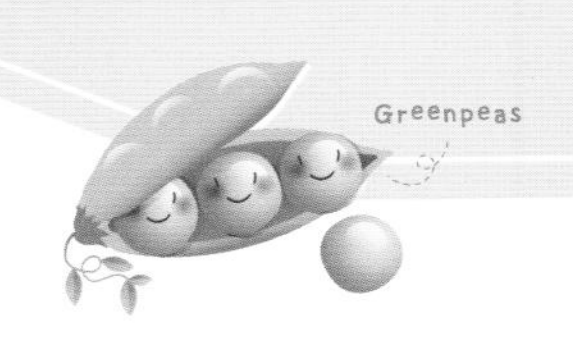

目录

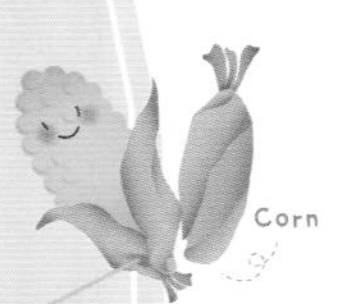

第一章 你对排毒的认识，真的还不到 5%

Carrot

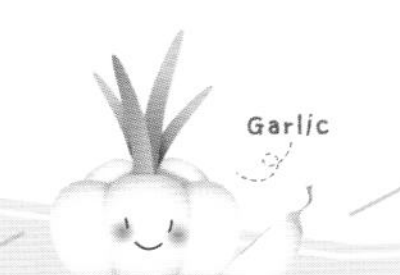

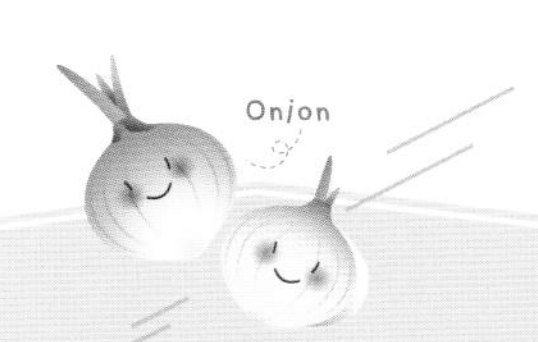

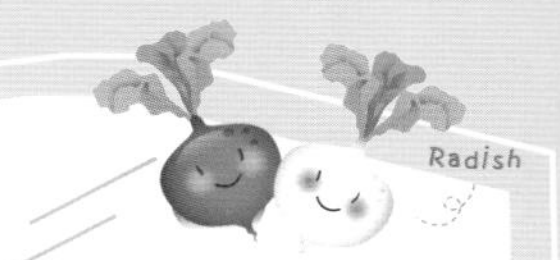

第二章
五脏排毒不生病

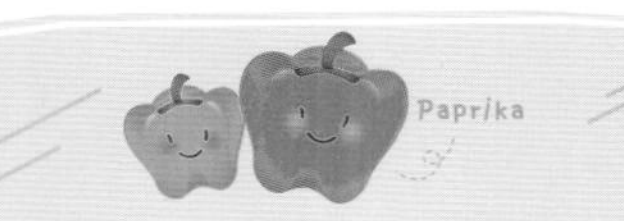

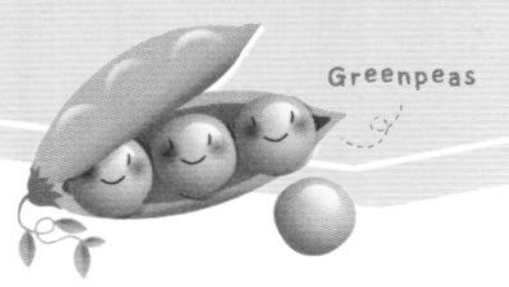

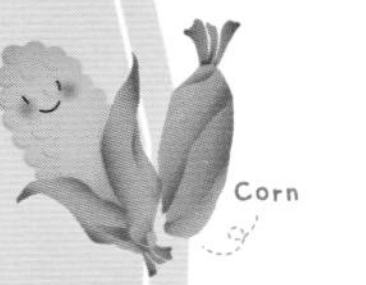

第三章 清肠排毒一身轻

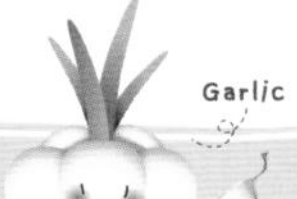

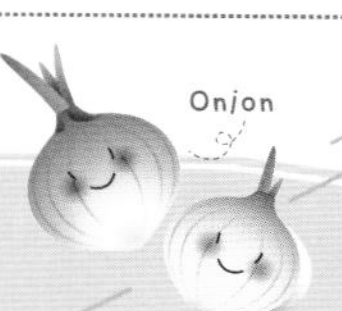

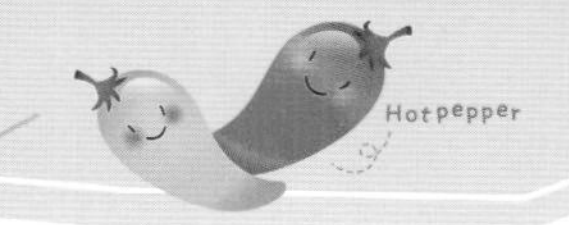
Hotpepper

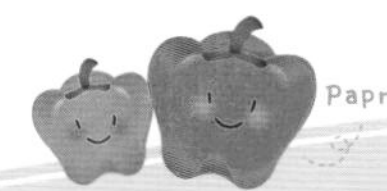
Paprika

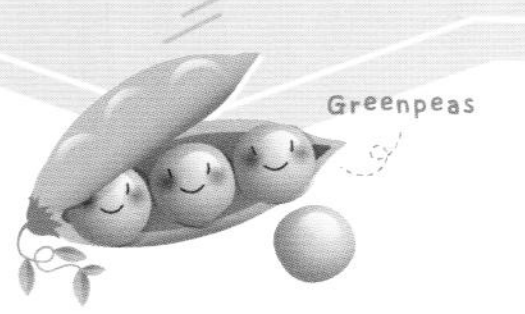

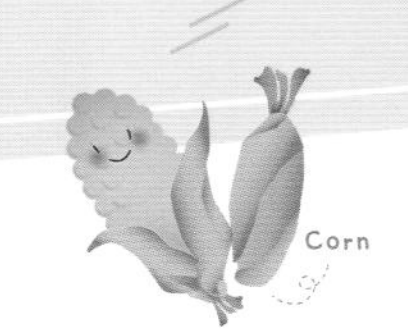

第四章
排毒养颜人不老

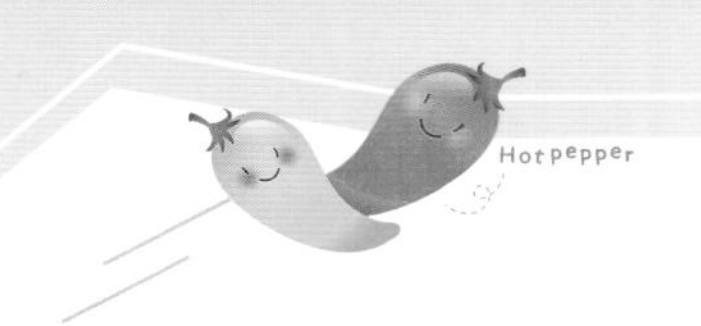

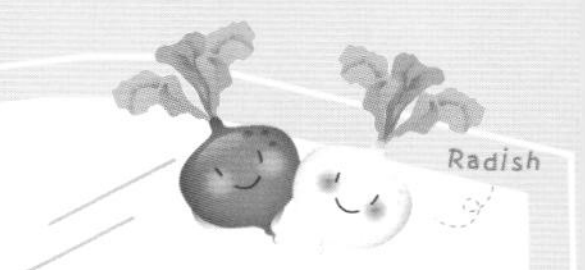

第五章 排毒防“三高”

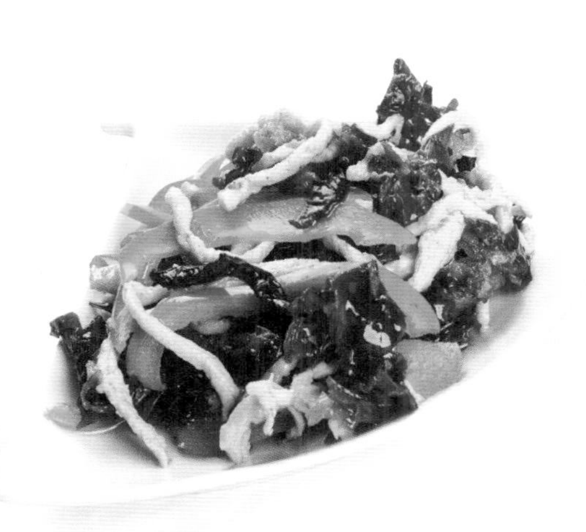

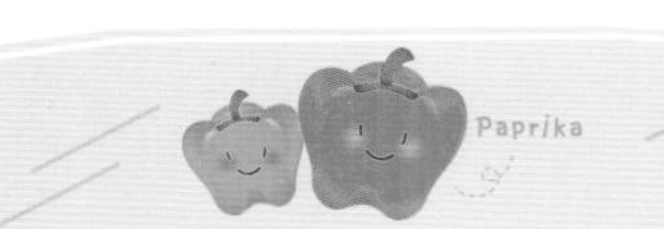

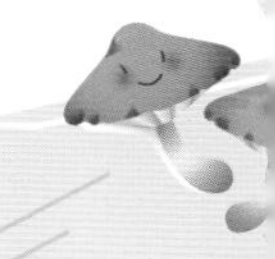

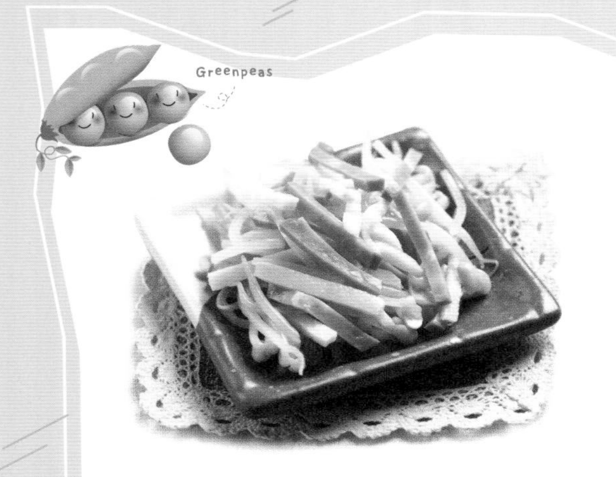

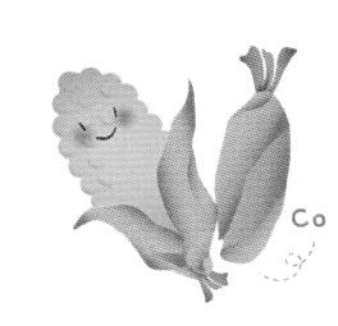

第六章 科学排毒，远离亚健康

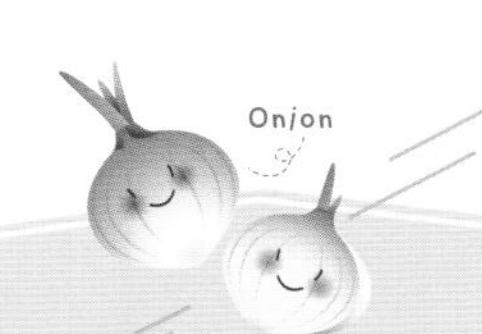

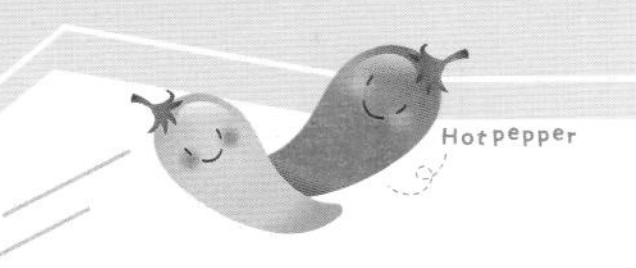

附录：芬芳茶饮，简易排毒

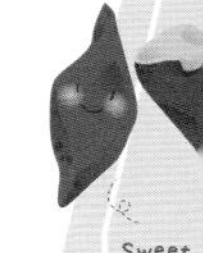

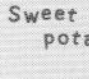

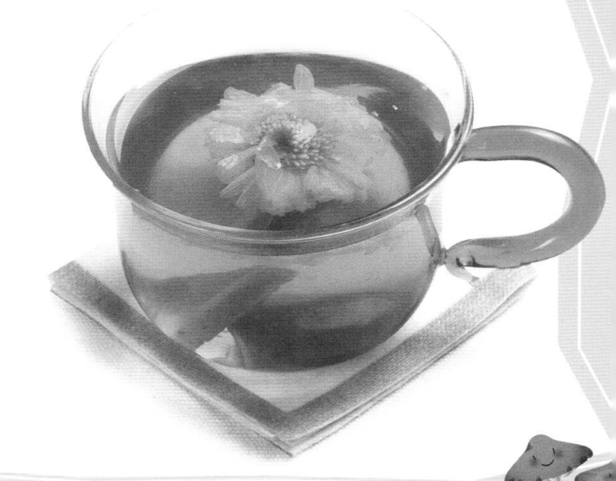

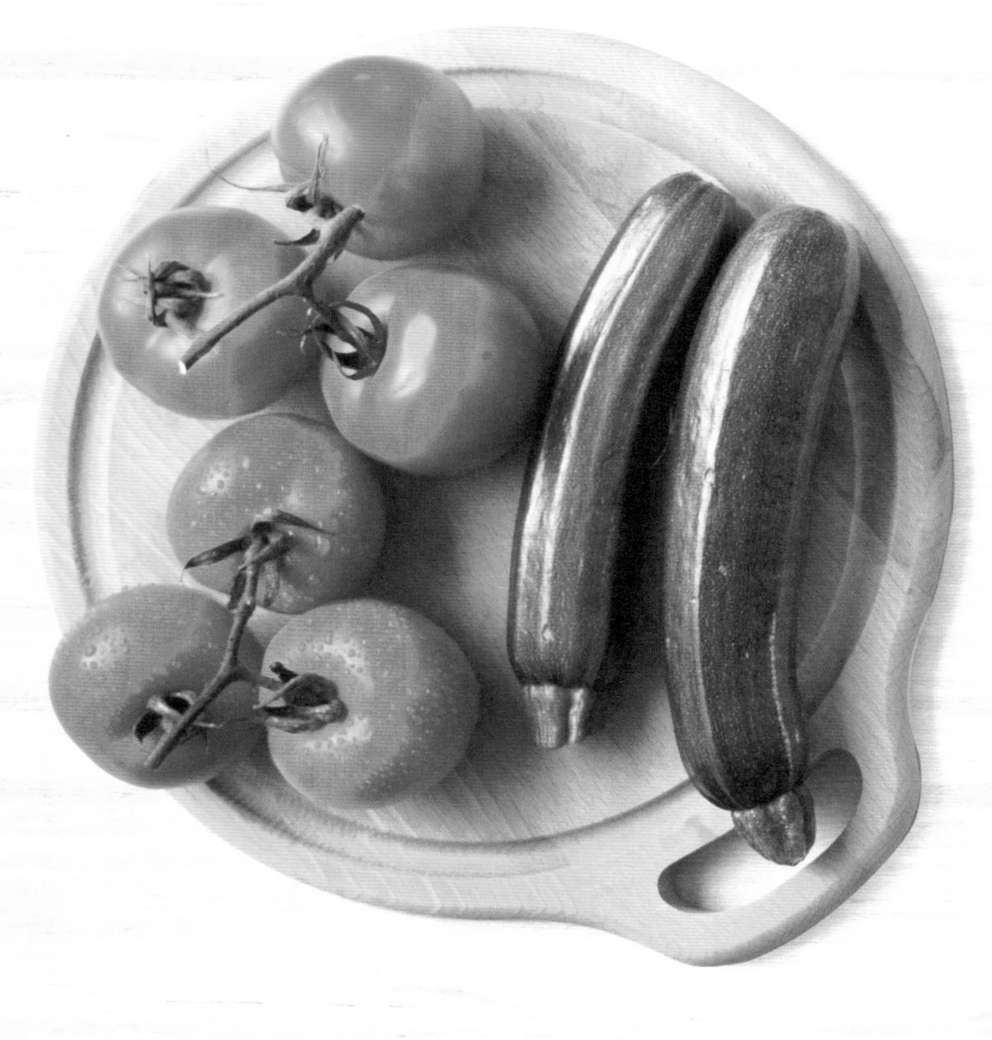

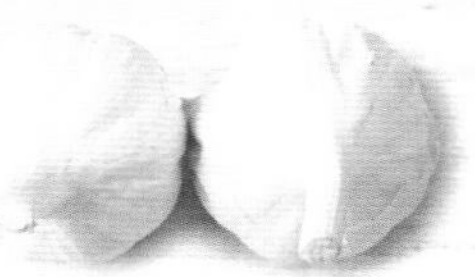

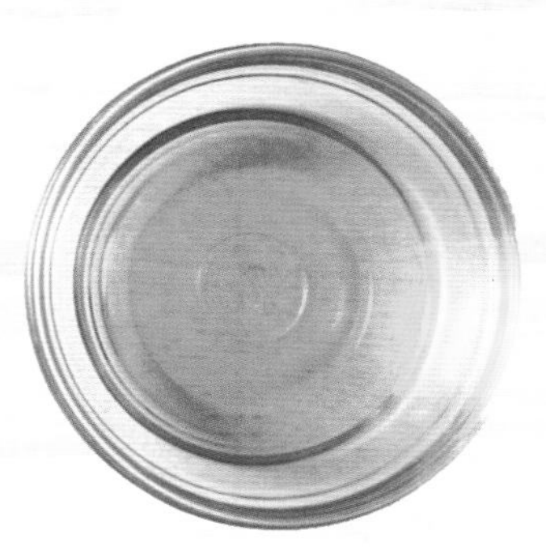

第一章

你对排毒的认识，真的还不到 5%

很多人都知道要排毒，尤其是年轻女性，因为排毒后可以变白、变瘦、变漂亮。可是排毒之后有的人的确白了、瘦了、漂亮了，有的人却上吐下泻、脸色苍白、身体虚脱。关于排毒，人们有太多的误区，下面跟着专家一起认识正确的排毒方法吧。

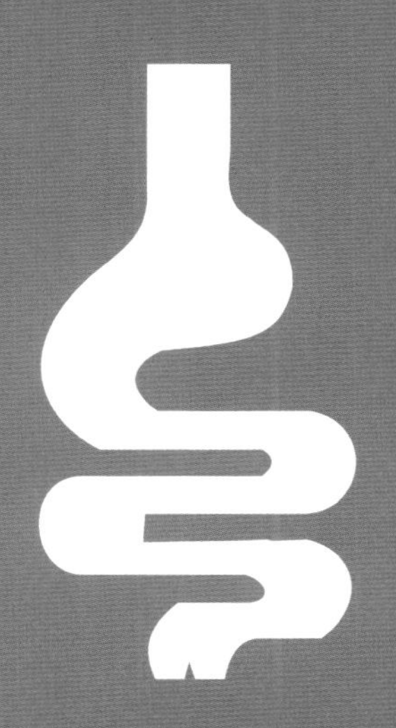

专家说：你最想知道的排毒问题，都在这里

想要排毒，最好是明明白白地排毒。半信半疑、稀里糊涂地排毒只会让你在排毒的道路上越走越偏，越走越累。下面这些问题具有适用人群广泛、影响持续时间长的特点，让你轻松、明了地排毒。

雾霾有毒吗

雾霾对身体有害，要减少在雾霾天出行，戴好口罩。在饮食上，要多吃清肺、润肺的食物，增强肺的自我清洁能力。

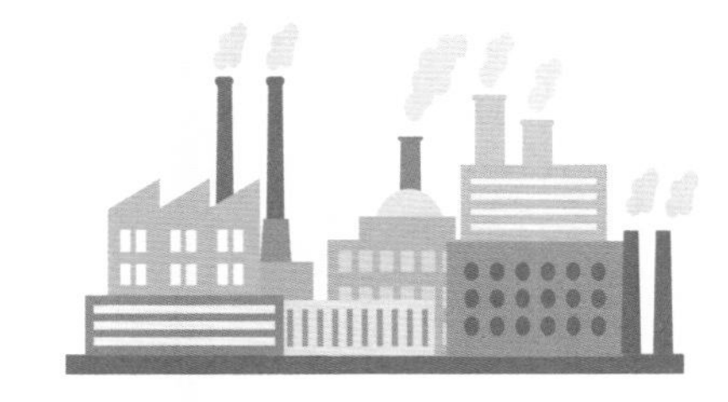

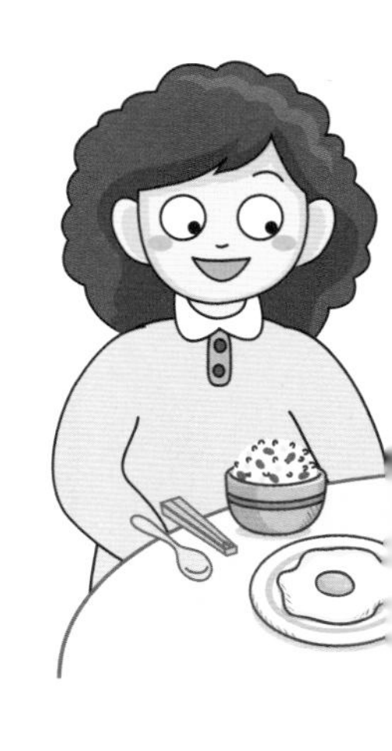

吃蔬菜就能排毒吗

从中医角度讲，多种蔬菜的滋补身体、去热去火、促进消化等作用都属于排毒，如菠菜能滋阴平肝、胡萝卜清热去火等。

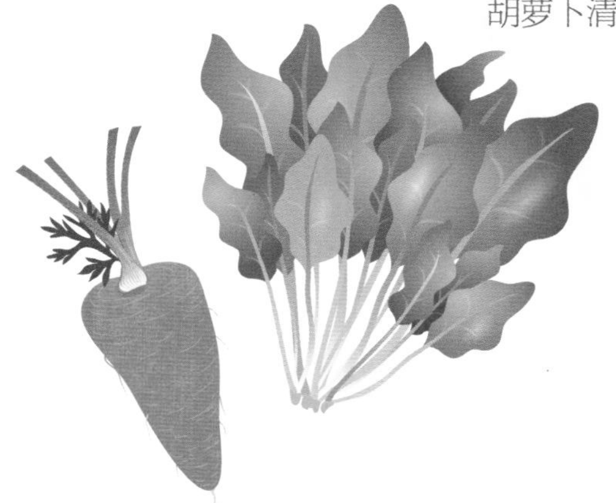

3 足贴能排毒吗

足贴是近几年流行的排毒产品，它类似于膏药，其成分不同，效果也不同，购买前应先咨询医生。

7 哪些人不适合排毒

身体比较虚弱者，身体不便的老年人，肠胃炎、痔疮严重的患者以及孕妇，这些人要排毒一定要在医生指导下进行。

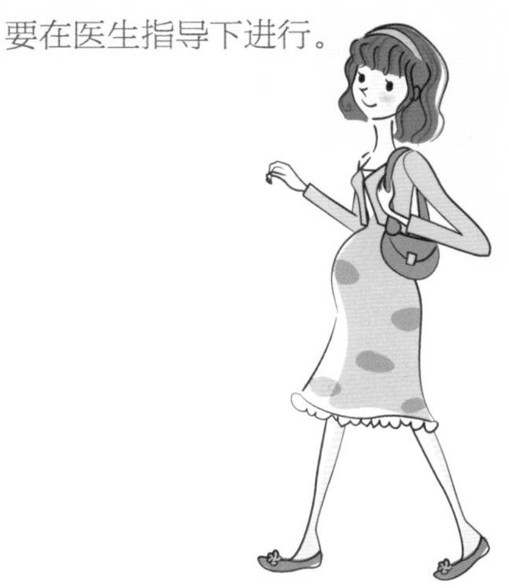

6 来月经是排毒吗

月经让老化的子宫内膜随着经血排出，是一种排毒方式。月经是女性激发身体造血功能、自我调节的机制。

5 想排毒就只能吃素吗

单纯吃素容易引发营养不均衡，想健康排毒最好荤素搭配。重要的是食物的结构，而不是素食本身。

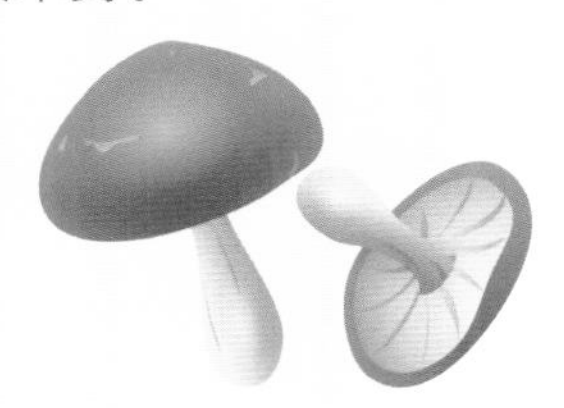

4 什么食物最排毒

没有最排毒的食物，只有排毒效果更好的食物，比如五谷杂粮、蔬菜和水果，都是排毒的好食材。

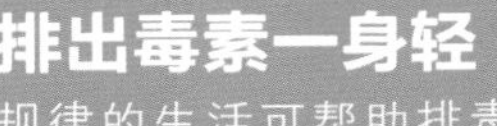

排出毒素一身轻

规律的生活可帮助排毒

- **饮食**：早餐吃好 > 午餐吃饱 > 晚餐 7 分饱 >
- **睡眠**：不赖床 > 午间小憩 > 不熬夜 >
- **运动**：运动前热身 > 每周两三次运动 >

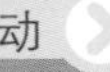

排毒从了解“毒”开始

排毒会令身体更加健康、轻盈，但身体里的“毒”都是什么？为什么身体里会出现“毒”？排毒会影响健康吗？学会正确排毒，就要先了解这些有关“毒”的知识。所谓“知己知彼，百战不殆”，知道“毒”，了解“毒”，才能更好地排毒。

毒是什么

这里所提到的毒是指任何可以干预正常生理活动，并破坏机体功能的物质，如瘀血、自由基、体内本该排出的废物，以及多余的胆固醇、脂肪、尿酸、乳酸等。凡是会令身体不适的因素，这里都称之为“毒”。

排毒是指通过各种方法，增强身体代谢，促使体内淤积的物质顺利排出，以保持身体的正常机能。

其实，大多数现代人都需要排毒。与古时候相比，现代人的生活环境变得大不相同，空气中充满了可吸入性颗粒，还有各种电子射线，摄入的食物上残留的多种农药，随时随地传入耳中的噪声，晚睡，喜欢高油脂、高糖食物的生活习惯等，令身体机能的负担越来越重，所以现代人更需要排毒。

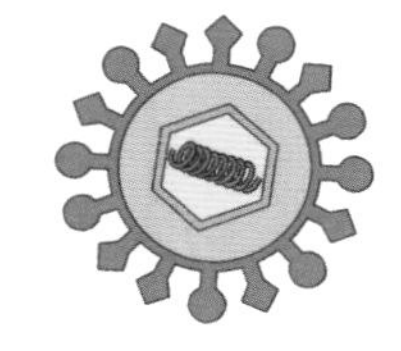
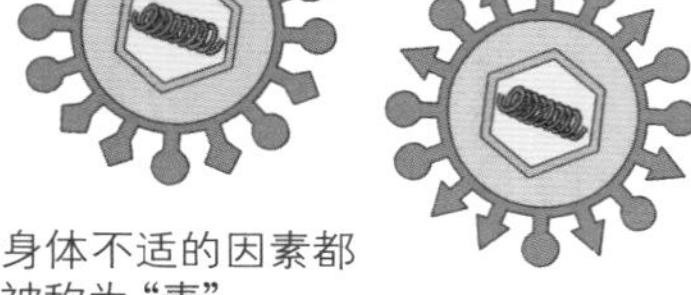

令身体不适的因素都可被称为“毒”。

西医所说的毒

西医意义上的毒更具体，也更接近现代人对“毒”的定义。西医所说的常见的毒有生物毒素、食物中毒、药物中毒，以及人为因素造成的毒素。

生物毒素

生物毒素是指动物、植物、微生物产生的对其他生物物种有毒害作用的各种化学物质，比如吃了受到重金属污染的海鱼。微量的毒素通常不会产生毒副反应，但是日积月累就会影响身体健康。不过，生物毒素并非一无是处，在现代科研中，很多生物毒素可以为生物学、化学、医药学等生命科学研究提供丰富的物质基础，对人类发展有益。

摄入的毒

在医学上，摄入的毒通常指的是食物中毒，包括不小心摄入了变质食物或者有毒的食物导致的中毒等。有毒的蘑菇、发芽的土豆、未煮熟的四季豆等，这是生活中常见的易中毒食物。但是有些食物在为身体提供营养的同时，也会令身体产生不健康物质，如高脂肪食物、油炸食物等。

药物本身的毒副作用

生活中难免会生病吃药，但“是药三分毒”，药物都有一定的毒副作用，所以在疾病痊愈后，要给自己的身体一段时间，来将这些毒素代谢出去。如果能通过饮食、按摩、运动等方式提高代谢，身体排出这些毒素的时间将会大大缩短。

人为因素造成的毒素

人为因素造成的毒素的范围比较广，不良的生活习惯、被污染的空气和水，以及很多不好的饮食习惯，都会对身体造成一定程度的伤害。生活中最常见的毒素是酒精，血液中的乙醇浓度达到0.05%~0.2%时便出现醉酒状态；浓度达到0.4%时，就能引起重度的急性中毒而导致昏迷，并会因呼吸衰竭而死亡。长期酗酒，可引起慢性酒精中毒，损害身体重要的器官。同时，吸烟对身体的伤害也比较大，会大大降低身体免疫力，增加患病的概率。

病毒、细菌

病毒、细菌感染是大多数疾病的主要原因，也是一种“毒”。病毒、细菌有多种形式，进入人体的途径也有很多，如接触被病毒、细菌感染的食物、物品，甚至是空气等，都可能导致疾病。排毒也有提高身体免疫力，增加身体抵抗病毒、细菌能力的作用。

西医中所说的“毒”指的更多的是可以直接影响身体健康的物质，在摄入或感染后往往会直接导致身体不适，所以更为直观。中医所说的“毒”是在体内积聚到一定程度后，然后通过口腔溃疡、口臭、便秘等非疾病的健康问题表现出来，如果此时还不注意，长期积累就会导致疾病。

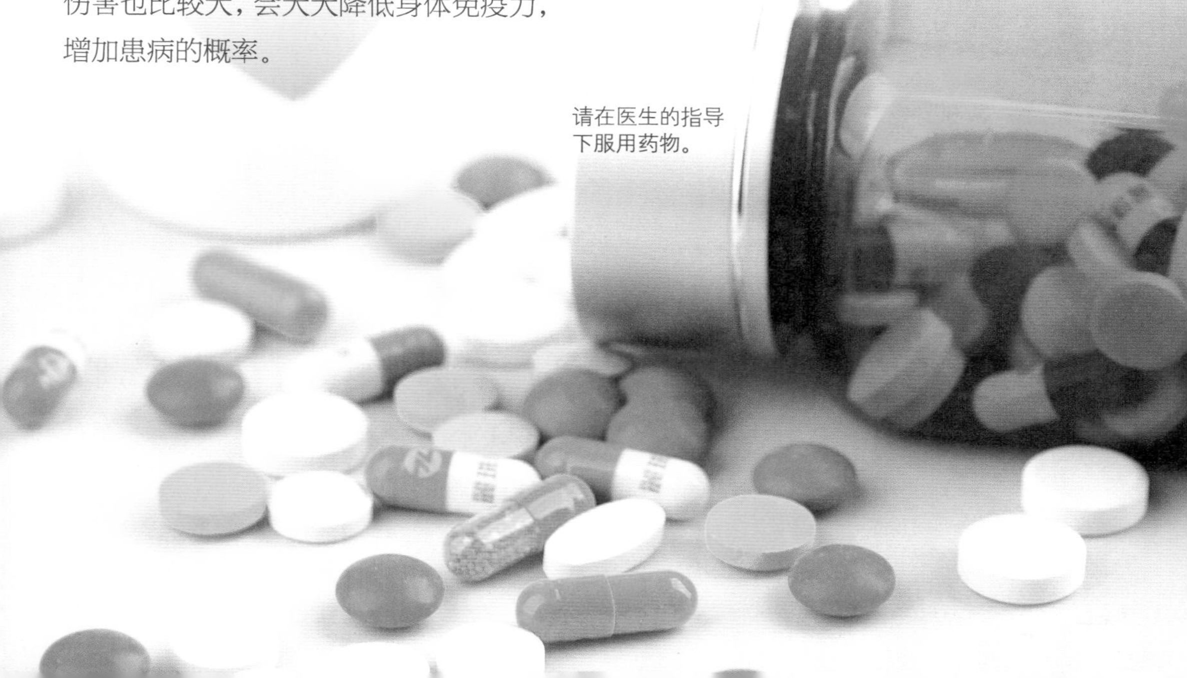

请在医生的指导下服用药物。

中医所说的毒

中医对“毒”的认识由来已久。两千多年前的《黄帝内经》中就已有“毒”的记载。《黄帝内经》中所说的毒主要是指药物毒性、虫兽之毒和引起传染病的疫毒。现代中医认为，毒是指外感风、寒、暑、湿、燥、火六淫之邪，或内伤七情、过劳过逸、饮食不节，致使体内阴阳失去平衡，脏腑功能失调，气血运行不畅而产生的一系列病理代谢产物，痰饮、瘀血、宿食、内湿等皆为毒素。

常见的毒有以下几种：

热毒

热毒往往表现为阴虚阳亢，多种因素均可以导致，如肝火旺盛、胃热重等，都是热毒影响不同脏腑的结果。其具体症状为口苦口臭、咽喉疼痛、大便干燥、面部油垢、易生痤疮、鼻孔出血、痔疮便血、手足汗多等。

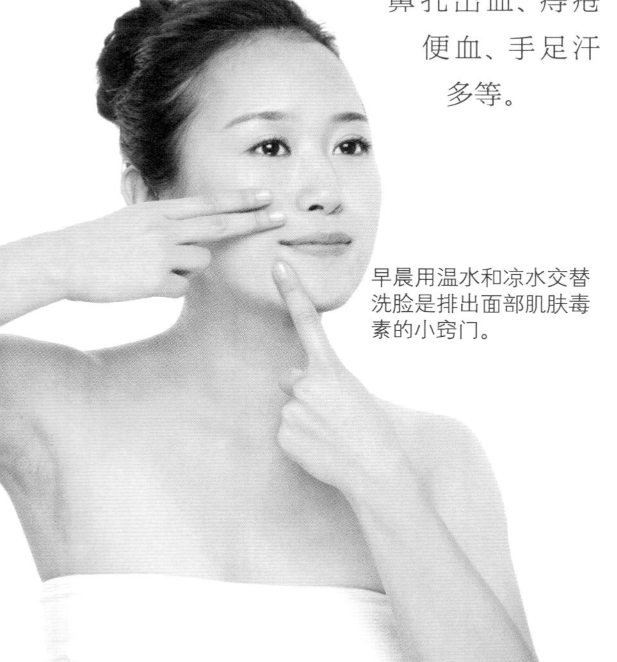

早晨用温水和凉水交替洗脸是排出面部肌肤毒素的小窍门。

火毒

火毒在程度上比热毒更严重，可见于感染一类的疾病，是指细菌通过局部或血液循环侵入人体所引起的炎性反应，如疖、疔、痈、脓肿、手部感染、急性淋巴炎、丹毒、急性乳腺炎等疾病。这类急性感染疾病是人体内部在邪正斗争（指中医理念中的邪气、正气斗争）过程中，由于邪正力量的消长变化，反映出一系列局部或全身症状。

火毒不重，正气尚强，病情较轻，仅有局部症状，多无全身症状，主要表现为不同程度的红、肿、热、痛和功能障碍；火毒较重，邪正斗争剧烈，则病情较重，如恶寒、发热、头痛、高热口渴、烦躁、小便短赤、便秘、舌红、苔黄；更严重的是邪盛正虚，火毒内陷，可发展为全身性感染，这个时候就必须用清火解毒的方药，扶持正气，增强抗病能力。

寒毒

寒毒是和热毒相对应的，可以分为两种。风寒侵袭引起的感冒、关节疼痛属于外寒，是由体外的因素造成的；内寒则是阳气虚衰、脏腑功能退化导致的。寒毒对人体的影响主要是在血液循环上，如易出现手脚冰凉、痛经等。血液流动不畅，可能出现血液黏稠度增高，血流速度减慢等症状，多种因素都可导致阳虚寒盛，如经常吃冷饮、寒凉天气不注意保暖等。

湿毒

湿毒是机体水液代谢发生障碍所形成的病理产物，若不及时排出体外，便可能成为对人体有害的湿毒。湿毒也分两种，外湿是由气候环境、饮食不节、脾胃受伤引起的，表现为胃肠型感冒、感染性过敏性皮肤病等。内湿则是脾胃虚弱运化不力所导致的，或因脾虚正气不足，招来外湿入侵，妨碍脾胃运化功能，如食欲缺乏、腹胀、腹泻、便溏、面黄、水肿、舌淡苔润等。湿邪不仅阻滞气机，阻碍血行，而且湿性重浊黏滞，一旦为病，病位广泛，病势缠绵难愈。

瘀血之毒

瘀血之毒是指由于瘀血而使血液失去了正常功能，对人体产生毒害，多种因素都可引起。如果瘀血一直不消，会阻滞经络，人体得不到气血的充分滋养，就会出现症状，如肤色发暗、唇色和指甲发紫，人不爱动、痛经以及身体刺痛、有青紫色瘀斑等。

食积之毒

脾胃掌管着食物的消化、吸收与输送，如果功能失调，就不能消化和利用食物。日积月累，这些堆积在胃里的食物就会酝酿成毒素，损伤脾胃，使人出现食欲缺乏、胸闷、嗳气、泛酸、大便不畅、面生痤疮等不良症状。

药物之毒

老话说“是药三分毒”。药物之毒的症状相对复杂，这里暂不一一说明，但都对肝脏有害。很多人知道西药有明显的毒副作用，却忽视了中药的毒性。所以在不耽误病情的基础上懂得一些药物知识，尽量少服药是相对保险的做法。

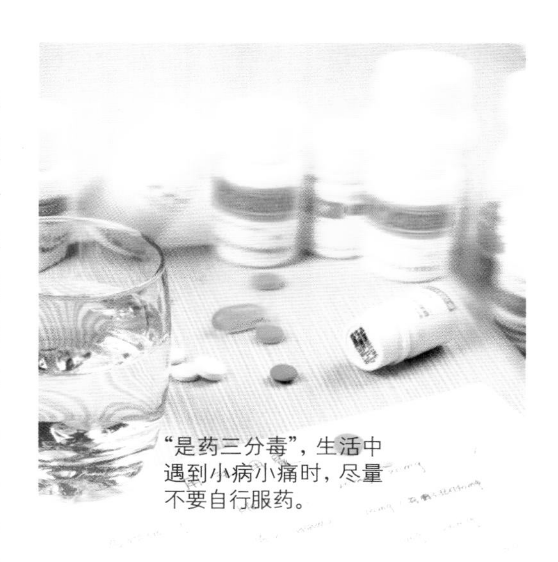

“是药三分毒”，生活中遇到小病小痛时，尽量不要自行服药。

虫毒

体内有蛔虫、蛲虫等虫毒会破坏和侵蚀人体的局部组织，消耗养分和精气。虫毒多见于肠胃，如生食肉类时会出现腹痛、食欲亢进而身体消瘦、睡觉磨牙、喜食异物（如生米、泥土）等症状。发于皮肤可出现疥、癣、皮肤溃疡等症状。

情志之毒

情志泛指喜、怒、忧、思、悲、恐、惊七种情绪变化，简称七情，是人们对外界客观事物的心理反应。中医认为情志是由五脏之气化生的，若情志失调，则容易损伤脏腑气血，影响人体健康，如喜伤心、怒伤肝、思伤脾、悲伤肺、恐伤肾，情志一旦过度就会伤身。

毒素从哪里来

“毒”隐藏在身体里，给身体带来伤害，那么体内的毒素都是从哪里来呢？其实，很多毒素就隐藏在我们身边，食物、空气、水、药物、居住的环境都存在毒素，这些物质时刻包围着身体，侵袭着健康。早了解毒素的源头，就能减少毒素的摄入。

吸入的毒

空气中的主要污染物质有一氧化碳、碳氢化合物、二氧化硫、铅、臭氧、各种悬浮颗粒物，可以通过呼吸道进入人体。身边亲友吸烟，二手烟也以一种可吸入毒，慢慢侵蚀着健康。烟雾中含有放射性物质钋。每天吸 30 支烟，一年所摄入的放射性物质相当于拍 100 次 X 光片所积累的剂量，这些放射性物质积累在体内，影响组织细胞的代谢，并最终影响健康。

此外，吸入油烟也是不可避免的可吸入毒的重要来源。油经过长时间、多次高温加热后，会形成丙烯醛、苯、甲醛等物质，不仅会损伤呼吸系统，对眼睛、皮肤等暴露于油烟中的器官也有很多伤害。所以在家烹制菜肴时，最好少放油，并减少烹饪时间，而且要打开抽油烟机。

饮入的毒

水是人体代谢不可或缺的重要物质，水的好坏与人们的健康长寿有着密切的关系。日常生活中，大家都很注意饮用水的品质，但是由于整体环境的变化，水质本身已经发生了变化。如水中杂质增多，煮开的水中水垢越来越多等，都慢慢影响着身体健康。现在很多家庭饮用矿泉水或者纯净水来避免自来水中的物质，殊不知长期饮用矿泉水和纯净水也有弊端。

矿泉水中矿物质含量高，不宜煮开饮用，在高温加热过程中，水里所含的钙、镁等离子会析出，形成水垢，降低矿物质利用率。而且长期饮用矿泉水，会打破体内微量元素的平衡，也不利于身体健康。

此外，纯净水中缺乏矿物质，长期饮用有可能导致体内矿物质的缺乏。

油经长时间、多次高温加热后，会产生丙烯醛、苯、甲醛等物质。

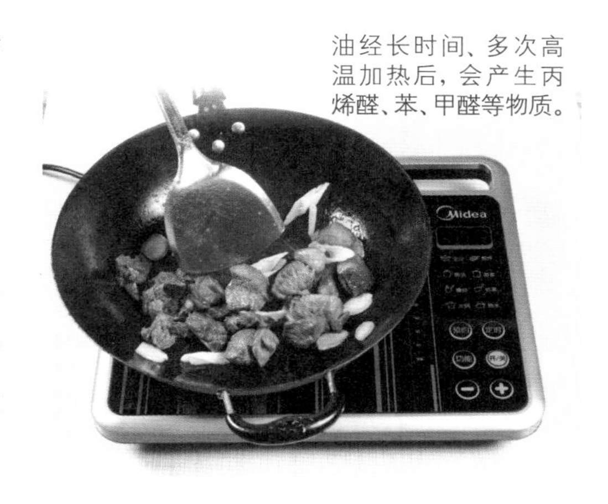

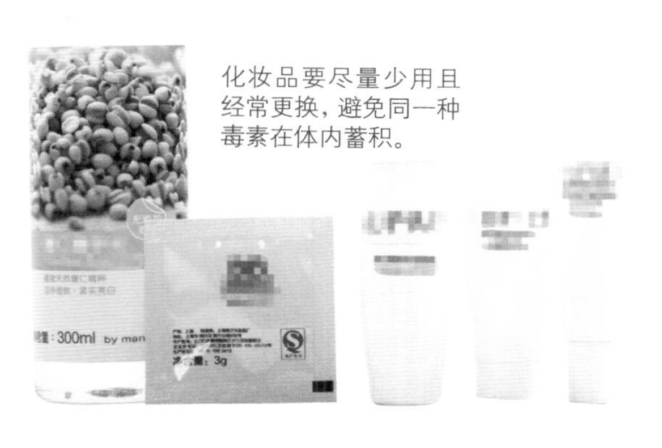

化妆品要尽量少用且经常更换，避免同一种毒素在体内蓄积。

渗入的毒

日常使用的日用品，如香水、剃须膏、牙膏、肥皂、洗发液、洗衣液、指甲油、化妆品等，也有毒素。

日用品中所含的化学物质能通过皮肤侵入身体，进而产生毒素，日本专家称之为“经皮毒”。因此使用日用品时要注意控制用量，尤其是那些具有浓缩、精华特点的日用品，只需一点点就能达到效果，还能节约，何乐而不为？其次，经常更换日用品也是不错的方法，可以避免同一种毒素在身体内的长时间蓄积。

食入的毒

对于在蔬菜和水果表面喷洒农药、在水果表面打蜡等现象，人们早已见怪不怪。但不要放松警惕，大部分蔬菜和水果在食用之前放入淡盐水中泡几分钟，这样会安全些。

加工食品中常见的食物添加剂给现代生活带来了便利，并非人们想象的那么可怕。但如果购买的加工食品颜色过艳、味道过浓、口感异常，那就要小心了，有可能是不良商家滥用食品添加剂，也有可能是食物已经变质了。另外，像咸鱼、腊肠、腊肉、火腿、熏肉及熏鱼等，都含有微量的亚硝胺，而亚硝胺是一种致癌物质，容易导致消化道癌症。

内生的毒

人体在新陈代谢过程中，不可避免地会产生大量毒素。据专家测定，人体呼吸系统排出的化学物质有 149 种，皮肤排出的化学物质有 271 种，肠道气体中有 250 种，汗液中有 151 种。这些排泄出的废物包括一氧化碳、二氧化碳、甲烷、甲醛、丙酮、苯等。这些毒素若不能及时排出，就会被人体吸收，给身体造成伤害。

此外，工作压力带来的负面情绪也是内生毒素的重要因素。随着生活节奏的加快，工作压力、学业压力的增大，抑郁、焦虑等已经成为人们常见的精神状态。这些不良情绪会让人体免疫力下降、内分泌失调。所以平时宜注意调整情绪，保持愉悦的心情。

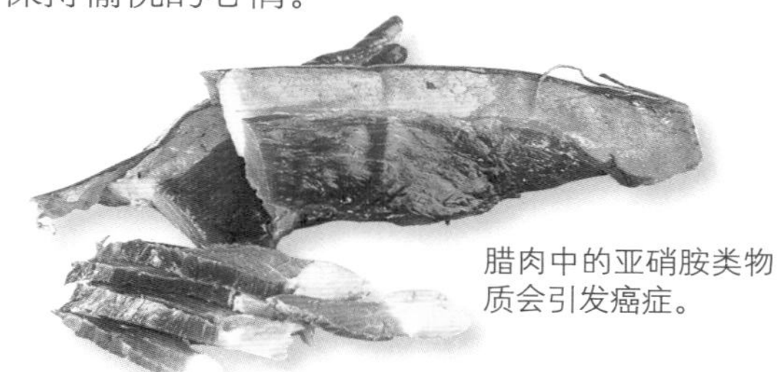
腊肉中的亚硝胺类物质会引发癌症。

毒素这样伪装在人体中

代谢废物、摄入不好的物质，以及其他积存于体内的不健康物质，都称之为毒。但毒到底是什么？其实，毒是对身体有害物质的统称，具体到某种物质，就是大家耳熟能详的有害物质，如自由基等。

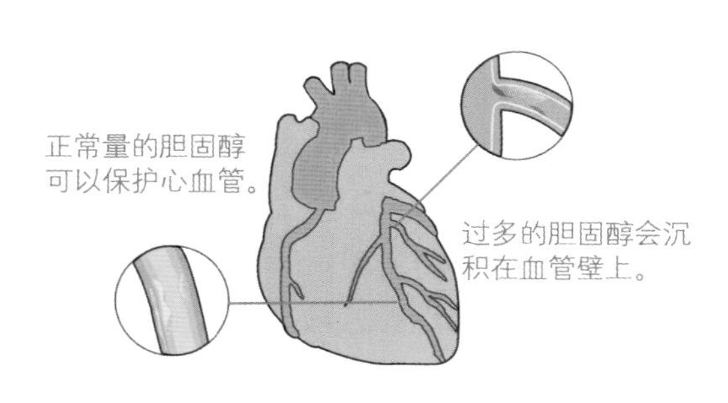

胆固醇

胆固醇是人体发育过程中不可缺少的物质，它可以合成激素；参与合成维生素 D_3，调节钙、磷代谢，促使骨骼正常发育；参与合成胆酸，促使脂肪吸收。但当体内的胆固醇量过高时，会对人体造成危害。人体内过多的胆固醇沉积在血管壁上，会使血管逐渐变窄，血液留滞，从而导致高血压和心血管闭塞，此时的胆固醇便成了“毒脂”。

如果胆固醇过多沉积，要少吃红肉、蛋类等油脂含量高的食物，多吃玉米、胡萝卜、海带、苹果等新鲜蔬果。

乳酸

对人体来说，乳酸是疲劳物质之一，是保持体温和机体运动而产生热量过程中的废弃物质。乳酸在体内堆积过多，将使呈弱碱性的体液呈酸性，影响细胞吸收氧气、削弱细胞的正常功能。乳酸堆积在肌肉，会令肌肉发生收缩，从而挤压血管，使得血流不畅，产生肌肉酸痛、发冷、头痛、头重感等。堆积在人体中的乳酸如果无法代谢出去，天长日久，就会造成体质酸化，可能引起严重的疾病。

除了高质量的睡眠，进行一些舒展、放松运动，多吃富含 B 族维生素的食物均能有效减缓乳酸在体内的沉积。

尿酸

尿酸是嘌呤物质代谢后的最终产物，主要由肾脏排出。如果尿酸产生过多或排出不畅，就会沉积在人体软组织或关节中，引发痛风、急性痛风性关节炎等疾病。

自由基

自由基是人体代谢产生的一种垃圾毒素。人体各系统运行需要氧气，而氧气进入人体后，在体内进行氧化分解过程中，不可避免地产生副产品——自由基。自由基是少了一个电子的原子，为了维护本身的稳定性，它会偷窃、抢夺细胞上的物质来完成自身的电子配对。

自由基所到之处，细胞、组织和营养物质都会受到它的侵犯。如果细胞的抵抗力不够强，自由基就会损害细胞结构，使细胞的寿命变短，进而影响身体健康。人体衰老、代谢变缓、关节炎、高血压、高脂血症等都与自由基密切相关。

自由基抢夺电子的过程被称为氧化过程，抵抗自由基的过程则为抗氧化。所以，生活中要提高抵抗力，多食用抗氧化食物，以抵抗自由基对细胞的伤害，如猕猴桃、西蓝花、胡萝卜、玉米、芦笋、菜花等蔬果。

黏稠的血液

在医学上，血液黏稠被称为高黏血症，经常摄入高糖和高脂肪食物的人群，容易导致血液黏稠。血液黏稠可引起血液淤滞、循环不畅、供氧不足，会出现头昏脑涨、胸闷气短、神疲乏力等症状。

宿便

人体肠道是一个绵长多褶皱的器官，许多残余的垃圾废物与毒物滞留在肠道褶皱内，无法排出体外，就形成了宿便。中医学认为，宿便中所含的毒素是万病之源。如果粪便不能及时排出人体，就会在肠道内腐烂变质，成为细菌滋生蓄积地。研究发现，人体粪便中含有许多杂菌和致癌病菌，如果 24 小时不能排出体外，可繁殖出 2 兆以上的病菌，形成一个庞大的毒源，所以粪便在人体内时间越长，对人体危害也就越大。

甘油三酯

甘油三酯是人体内含量最多的脂类。从甘油三酯中脱离的脂肪酸是游离脂肪酸，是一种能够迅速用于生命活动的高效热量源。它有人体保持体温、免受寒冷袭击，以及保护身体免受外来袭击的缓冲功能。但如果甘油三酯过量，囤积于皮下就会使身体肥胖，囤积于血管壁则造成动脉硬化，囤积于心脏就会导致心脏肥大，囤积于肝脏则会造成脂肪肝。

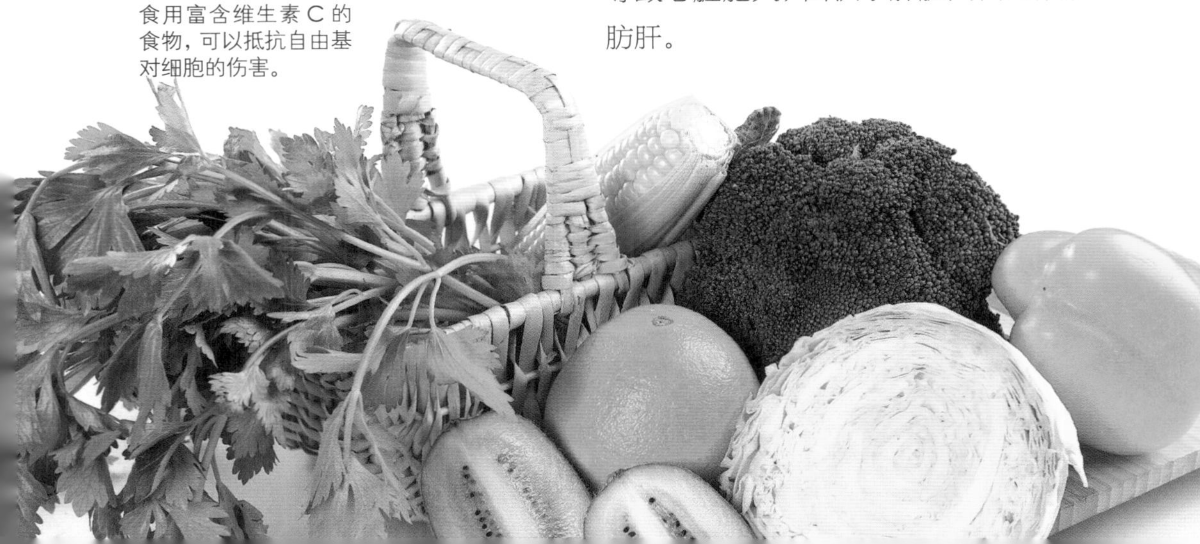

食用富含维生素 C 的食物，可以抵抗自由基对细胞的伤害。

常见的 6 大排毒方法

体内的毒素需要排出，任何有助于提高身体代谢的方法，都是好的排毒方法。现代人体内毒素积累多，身材越来越胖，皮肤越来越不好，这都是毒素惹的祸。日常排毒需要简单易行的方法，下面这些方法是最容易实施的，大家可根据自己情况选择适合自己的方法。

饮食排毒法

饮食排毒是比较简单且较为流行的排毒方法，吃吃喝喝就能排毒，也比较符合现代人养生的观念。饮食排毒除了要注意饮食卫生、食品安全外，还可以采用素食、生食等排毒方法。

素食排毒法

素食排毒是近年来比较流行的饮食排毒法，这和素食排毒的众多好处是分不开的。素食排毒会让人减少脂肪、蛋白质的摄入，有利于减肥。对于想要减肥的人来说，这无疑是一个福音。而且素食中仅仅含有少量的胆固醇，这样一来，饮食中胆固醇的摄入量大大降低，心脑血管疾病的发病概率也会随之降低，有益于身体健康。

但素食排毒也有很大的缺陷，即素食中普遍缺乏维生素 B_{12}，而且素食中的钙、锌等微量元素也很少，所以，在坚持素食排毒时，要注意营养均衡。

生食排毒法

生食排毒是指通过吃能够生食的蔬果，来达到排毒的目的。食物在经过高温加热后，会流失部分营养，而生食可以最大限度地保留食物中所含的营养，而且生食简单易行，方便操作。

生食排毒法能从源头上控制油脂、盐等的摄入，减轻身体代谢的负担，缓解体内压力，是较好的排毒方法。

但生食并不适合所有人，也并不是所有的蔬果都适合生吃。脾胃虚寒，或者有胃肠疾病的人，应吃温热的软食物，不适合生食。而且很多食物在没有经过加热时，既不容易被消化，其营养也不容易被吸收，如胡萝卜、红薯、南瓜、玉米等。此外，一些根茎类食物，如茭白、菱角、荸荠等，还含有一定的寄生虫，也不宜生食。

流汗排毒法

研究表明，汗液中含有 150 多种有害物质，流汗也是机体排出体内废物的一种方式。让身体排汗最健康的方法是运动。

正常情况下，儿童和青少年每天要保证 60 分钟以上的中等强度运动，成年人每周要保证 150 分钟以上的中等强度运动，老年人除了要保证每周 150 分钟中等强度运动外，还要加强平衡、防跌倒能力和肌肉力量的锻炼，有助于健康。

中等强度的运动是指运动中，有心率明显加快，身体微微出汗，呼吸略微有些喘，但是还能流畅说话的状态，快走、跳舞、慢跑等都能达到这种状态。

利尿排毒法

排尿也是排出身体内代谢废物的一种方式，尿液中含有大量机体无法吸收的氮、磷、钾等成分，通过食物调节，以及补充水分等方式，来增加尿液的排放，有助于排出体内积存的毒素。

可以尝试吃一些有利尿功效的食物，如冬瓜、红豆、薏米、梨、西瓜等。饮食也应以清淡为主，注意增加高维生素含量食物的摄入，少吃油腻、重口味以及辛辣刺激的食物。

精神排毒法

紧张、焦虑、烦闷等不良情绪严重影响生活质量和健康，不利于身体保持良好的代谢，现代人工作、生活压力大，经常产生精神压力，需要及时缓解，以避免更多的毒素给身体带来负担。

在面对问题时，要尽量寻找原因，不要一味逃避，而且要将工作、生活分开，在工作中遇到的问题不要带到生活中，并在生活中培养个人兴趣。这样即使再累、再辛苦，每天还能有做自己喜欢的事的期盼，心情会轻松很多。

压力大的人要找到压力的来源，认清危害，然后根据轻重缓急分等级，各个击破；心情抑郁时多与他人交流，可经常结伴外出旅行、购物、品尝美食等；焦虑、失眠的人要减少思考时间，多感受此时此刻的美好，把眼光放在当下；多发现生活的乐趣，学着去欣赏他人，阅读经典文学作品；精神疲惫的人则要放慢生活节奏，劳逸结合，睡前多听轻音乐。

不管什么时候，书籍、音乐、电影都有可能是唤醒心灵的良方。它们为我们展现了不同的时间和空间，也让我们看见，在这个世界中温暖、力量、爱的存在。所以，有时间就读读书、听听音乐、看看电影，缓解精神压力，利于排毒。

运动排毒法

热爱运动的人都有这样的感受，运动之后浑身舒服，感觉自己的身体比往常更轻快，人也觉得精神。通过运动，身体的免疫力提高了，气血运行通畅了，毒素自然被排出体外。运动时容易出汗，身体内的废物因此被代谢出去。同时，运动后往往要补充水分，可促进排便，通过排便也有利于毒素排出体外。

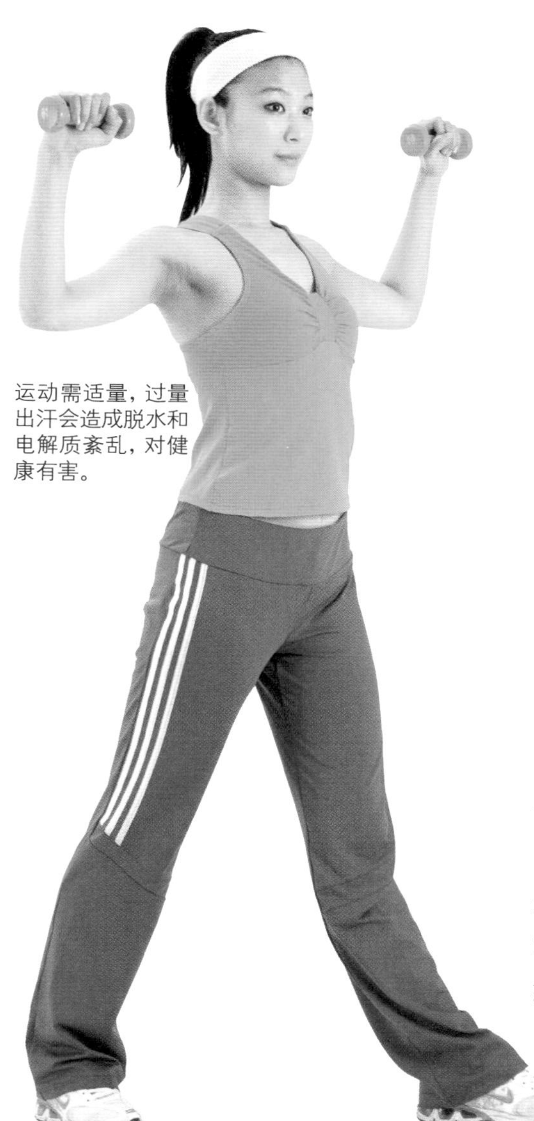

运动需适量，过量出汗会造成脱水和电解质紊乱，对健康有害。

通便排毒法

通便排毒是大家最为熟知的排毒方法，主要是通过治疗便秘来排肠毒。通便排毒的方法有很多，通过饮食调节，以及服用药物，甚至是灌肠等方法，都可以达到排便的目的。

服用药物、灌肠等促进排便的方法，对胃肠有一定的刺激，同时也会破坏肠道内菌群的平衡，经常这样做对身体健康不利。最好的方式依然是通过饮食调节来促进排便。

在饮食上宜多吃蔬菜、水果，并可以运用一些技巧，如空腹饮 1 杯酸奶或优酪乳，在两餐之间吃 1 个苹果等，都可以改善便秘，促进排便。便秘时多吃些可溶性膳食纤维含量高的食物，对加快排便、排出体内毒素、保持肠道健康大有裨益。

轻断食排毒法

研究发现，轻断食也有助于排毒。实验者发现，按照每周轻断食 1 天的规律，体重、BMI（即体重指数）、体脂率、腰围都有所降低，平常应酬较多，有高血压、高脂血症、高血糖，以及腹部肥胖的人可以试试轻断食排毒法。

什么是轻断食

轻断食是指通过轻微程度的断食来达到保持体内能量平衡的做法，一般是在 1 周内选择 1 天或 2 天来进行轻断食。轻断食期间只能摄入大约 600 千卡①的热

注①：为了方便读者阅读，热量均用千卡为单位。

量，食物主要以新鲜的蔬菜水果和优质蛋白质为主，如鸡蛋、水煮鸡胸肉配青菜、苹果等。在1周的其他时间里，可以保持原来的饮食习惯。

研究者发现，通过这样简单的轻断食方法，可以大大改善身体新陈代谢，减轻机体代谢负担，有助于将毒素排出体外。在轻断食开始实施的几个星期，实施者会发现很难忍住1天没有吃饱的状态，但是一般到断食日的第2天就会感觉身体非常轻松，感觉非常好。

不过，断食排毒时间不宜过长，建议控制在1~3天。如果超过3天，则需要循序渐进，慢慢减少食物的量，然后再慢慢恢复正常。

此外，轻断食排毒法也不适合每一个人。平时饮食比较油腻，经常大鱼大肉的人，以及身体肥胖、腰围较粗，或者有“三高”者，可以试试此方法。如果生活中本来吃得就不多，或者已有肉、蛋、奶摄入不足情况，身体表现出怕凉怕冷、消化不良等症状时，尽量不要用轻断食法。

常见断食排毒法推荐

轻断食并不适合所有人，而且不同人群可以根据自己身体状况，以及工作状态，采取不同程度的断食方式。常见的断食排毒法可参考下表。

刚开始尝试轻断食时，可以采取不完全断食法，即停止进食时可以适量饮水，或喝生菜汁、西梅汁、西红柿汁等低糖饮品。在高膳食纤维果汁里可以适当进食些天然坚果、红莓、蓝莓等健康零食，这些零食含丰富的维生素、不饱和脂肪酸、SOD超氧化物等，有利于促进新陈代谢。另外，苹果泥加醋含有丰富的果胶和酶，能够有效清洗消化道、排除毒素、控制及调节体重。

常见断食排毒法

名称	时间及频率	具体操作
一日断食法	每次1天，每月2次	在1天之内，只饮白开水或柠檬水
周末断食法	每周2天，每月1次	在周六、周日进行排毒，以食用清粥、蔬菜为主，总量应是平时的50%~70%
牛奶断食法	每次1~3天，每月1次	断食期间只喝牛奶，可根据自己的需求选择牛奶
果蔬汁断食法	每次1~3天，每月1次	断食期间只喝果蔬汁，可供选择的蔬菜和水果较多，如芹菜、黄瓜、胡萝卜、苹果、草莓等

你不知道的排毒误区

排毒的方法有很多，排毒食物也有多种，但如果排毒的方法不对，不仅不能排毒，可能还会导致不良后果。要排清体内毒素，就要了解排毒的误区，根据个人的体质和生活特点，选择适合自己的排毒方法，才能事半功倍。

排毒就是腹泻

日常生活中，有些人一旦出现排泄不畅或便秘的情况，心中便会焦虑不安，认为自己是由于上火而引起的身体失律。于是他们前往药店、超市购买泻药、凉茶，隔三岔五饮用或服用含有番泻叶、大黄、芦荟等药物成分的胶囊、茶饮，或者通过各种方法来达到腹泻的目的，以求“降火”，快速解决便秘问题。然而，腹泻虽然排出了宿便，但是故意导致腹泻这种行为会刺激胃肠道，导致肠道内有益菌群的失衡，影响胃肠的消化功能。

泻药、凉茶的药性大多寒凉，易损伤人体正气和“真火”，尤其是脾胃虚寒和虚证肺热的人群更不宜服用。否则脾胃受损，胃肠就不能充分吸收食物的营养，从而导致脾虚体寒，身体素质进一步下降。

如果长期服用泻下药茶来促进排便，心理上易产生依赖，身体会更加不遵守人体排毒的自然规律。所以，排毒就喝泻下药茶并非明智之举，多吃新鲜的水果和蔬菜，少吃刺激性食物，平时多运动，才是正确的排毒选择。

只吃素

吃素的好处有很多，比如可控制体重、预防疾病、美容护肤等，但这并非绝对。单纯吃素会引发营养不均衡，比如缺铁性贫血、缺钙、缺乏蛋白质等。如果想要健康排毒，最好荤素搭配。营养专家认为，经过科学安排的饮食搭配，再加上健康的生活方式，才能发挥更好的排毒效果，比素食更重要的是食物的结构，而不是素食本身。

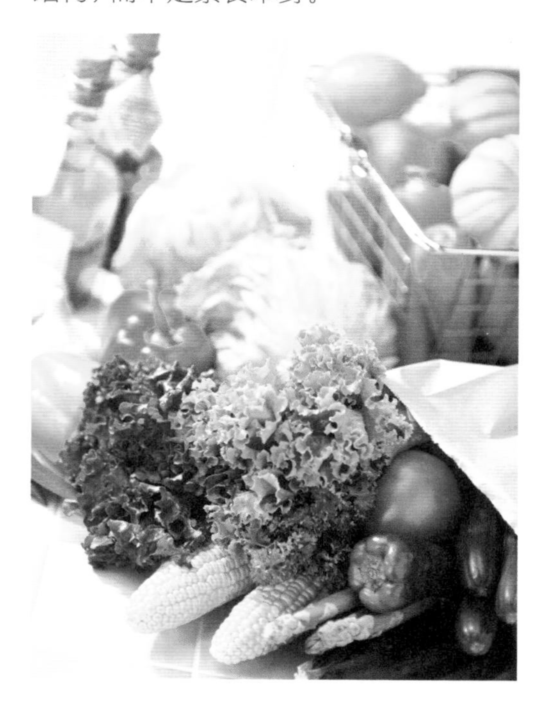

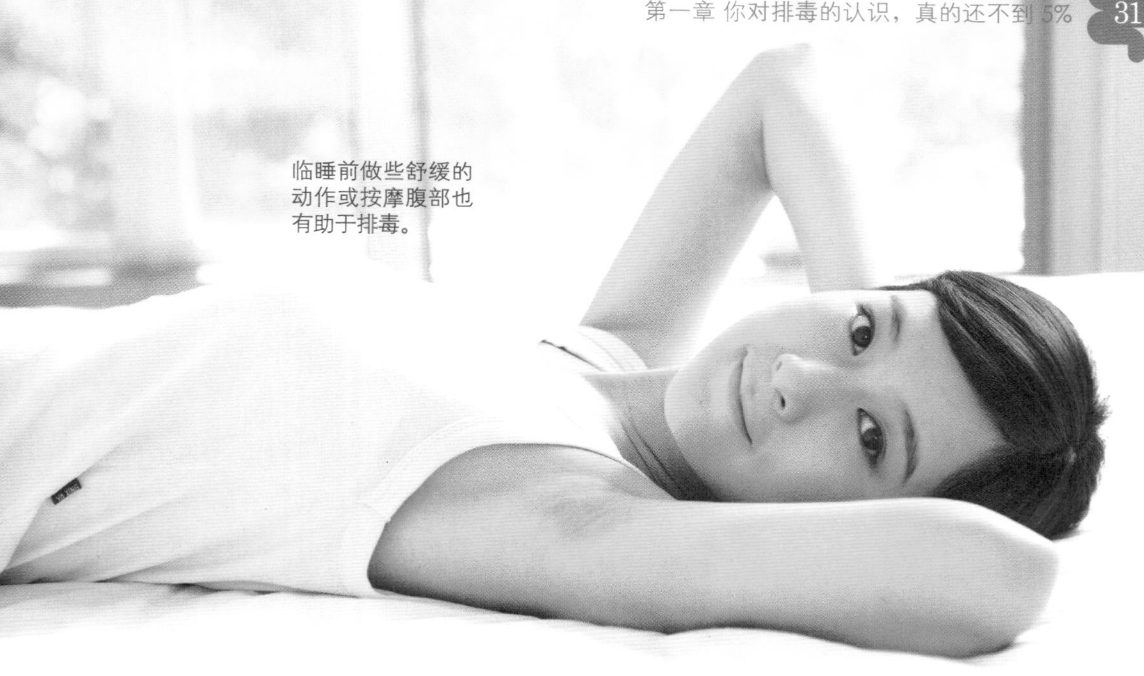
临睡前做些舒缓的动作或按摩腹部也有助于排毒。

多喝水就能排毒

我们经常听到，感冒了多喝水，运动时多喝水，坐在电脑前多喝水这样的话。多喝水可以排出体内毒素，已成为人们的共识。

毋庸置疑，水参与人体的各项新陈代谢，帮助消化食物、吸收营养、排出体内垃圾、参与调节体内酸碱平衡、维持体温，在各器官之间起润滑作用。然而，如果过量饮水会加大肾脏工作量。这会令血液中的钠元素过多地排出体外，血液中的盐分越来越少，细胞过多吸收水分，造成细胞水肿，引起身体其他功能紊乱，“水中毒”由此产生，可能还会出现头晕眼花、无精打采、心悸等症状，严重时甚至会出现痉挛、意识不清和昏迷等症状。因此，喝水排毒也要注意适量，每天合理的饮水量为1 500~2 000毫升。

排毒就得服用药物

有些人希望能通过药物及快捷的方式来进行排毒，并且觉得药物更有效。但事实上“是药三分毒”，而且排毒药物中多有大黄、白术、荷叶等大泄之物，为苦寒之药，不适合大量服用，易导致胃肠功能紊乱。其实，排毒完全可以通过调节饮食、改变生活习惯来实现。

随时随地都可以排毒

尽管几乎每个人都需要排毒，但是排毒并不适合随时随地进行，青少年时期、怀孕和母乳喂养时期以及非常疲劳时都不适合进行排毒，否则可能会产生恶心、腹泻等负面效果。此外，排毒也要根据个人情况选择，如生食蔬菜水果不适合脾胃虚寒者。所以排毒时，一定要根据自己的身体状况，选择适合自己的排毒时间和排毒方法。

四季排毒大不同

人体的五脏六腑与四季交相呼应，不同的季节人体会产生不同的状态，季节、天气的变化会影响人的情绪、身体状态、健康，甚至是容貌。了解身体运动特点，对应不同季节，掌握正确的排毒方法，让美丽由内而生。

春季排毒

春季里万物生发，体内阳气经过整个冬季的积累、堆积，也开始蠢蠢欲动，此时最适合通过运动来保健。中医理论认为，春季肝气运行，适合吃些绿色食物，以养肝、养肺。

多吃富含蛋白质的食物

春季天气乍暖还寒，身体需要消耗足够的能量来保暖，所以宜进食足够的优质蛋白，可适量多吃鱼、肉、豆制品等。

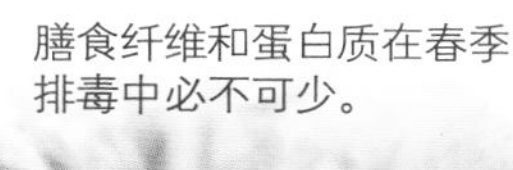

膳食纤维和蛋白质在春季排毒中必不可少。

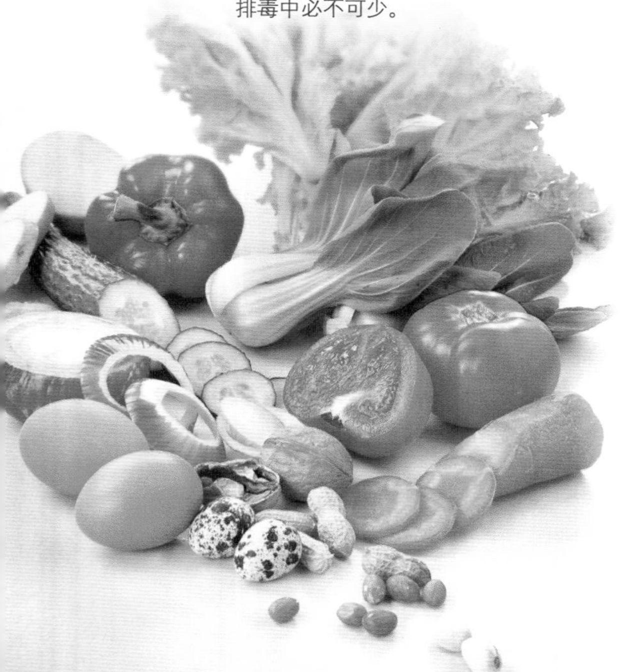

需要注意的是，摄取优质蛋白时也应有所选择，少吃动物肝脏等高脂肪的食物，应选择蛋、鱼肉、禽肉等优质蛋白。此外，春季天气转暖，细菌、病毒等微生物开始繁殖，侵犯人体而致病，所以此时宜补充足够的维生素和矿物质，以提高身体免疫力，抵抗病毒侵袭。油菜、小白菜、青椒、西红柿、柠檬、柑橘、猕猴桃等富含维生素 C 的食物，以及胡萝卜、南瓜、圆白菜、豆芽、芒果等富含胡萝卜素的食物，均可以保护和增强呼吸道黏膜和细胞活力，从而抵抗感冒病毒。

多吃富含膳食纤维的食物

生活中常见的富含膳食纤维的食物有绿叶蔬菜、粗粮，以及苹果、梨等水果，但要注意饮食均衡，不要过多摄入，每天食用新鲜蔬菜 500 克及水果 200 克左右即可。此外，春季天干物燥，还宜多饮水。

春季多运动

春季春暖花开，身体也需要运动，以助于体内阳气运行，可尝试慢跑、爬山、游泳、户外徒步等。

夏季排毒

炎热的夏季，人体水分蒸发快，很多人不愿意运动，也不愿意忍受炎热的天气，所以经常待在空调房间里享受凉爽，以致身体里的毒素淤积，不仅容易出现痘痘、肤色暗沉等皮肤问题，更容易导致多种健康问题，如肌肉酸痛、疲倦等。所以夏季也应坚持排毒。

少食冷食，多食热食

夏季天气热，很多人都喜欢吃凉凉爽爽的食物，殊不知此时最应吃些温热食物。中医认为，夏季有“伏邪”，即暑、湿之气，易渐渐侵入体内，导致秋冬季节的疾病，所以炎热的夏季要煮热汤吃，吃后出一身汗，身体非常爽快，也将深深藏于体内的“伏邪”发了出来，可以祛病。

可适当饮用新鲜蔬果汁

夏季人体水分流失快，需要及时补充水分，而夏季很多瓜果蔬菜都已成熟，更方便用来制作新鲜的果蔬汁。这种果蔬汁基本保留了蔬菜水果中原有的营养，而且含有丰富的膳食纤维、维生素和矿物质，可满足身体对营养的需求，也有助于加快身体新陈代谢，促进体内毒素的排出。

适量运动

运动不仅可以强身健体，还可以进行排毒。适量运动，让身体充分流汗，毒素也就跟着排出来了。夏季可以进行散步、游泳、瑜伽、羽毛球等有一定强度但又不剧烈的运动，有助于排汗。需要注意的是，不要在温度较高的午后去运动。

别忘记养肝

夏季很多人喜欢吃烧烤、冒菜、麻辣烫等，搭配着啤酒，觉得很舒服，然而这种吃法，不仅会伤害胃肠，对肝脏也有影响。烧烤、冒菜、麻辣烫等食物口味比较重，往往还含有大量的油脂，脂肪的代谢增加了肝脏的负担。因此，夏季也要注意养肝，不要熬夜，要正常休息，平时多吃酸奶、豆制品、蜂蜜等有清热解毒、健脾益气作用的食物，以利于养肝。

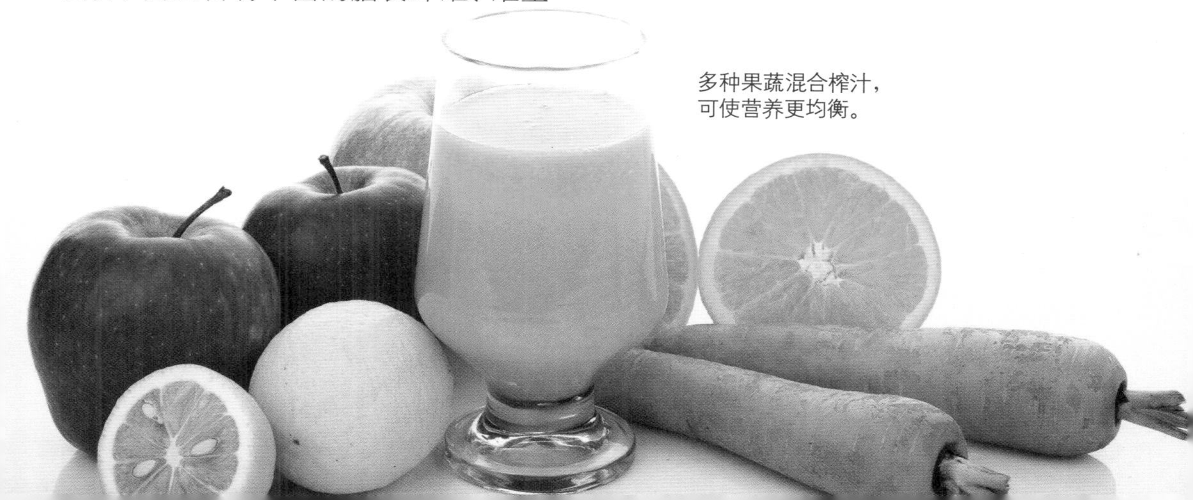

多种果蔬混合榨汁，可使营养更均衡。

秋季排毒

在经历了夏季的暑热煎熬之后，干燥的秋季随之而来。肌肤在夏秋季节交替之时，很容易出现暗黄、色斑等问题，也变得更容易出油。因炎热夏季积累的毒素易在此时爆发，所以很容易出现上呼吸道感染的情况。因此，秋季养生更要注意排毒。

多进行户外活动，做做深呼吸

秋高气爽，天气好的时候，多出去走走，可以进行爬山、徒步等强度不大的活动，呼吸新鲜空气的同时，也能令心情愉悦，提高身体素质。

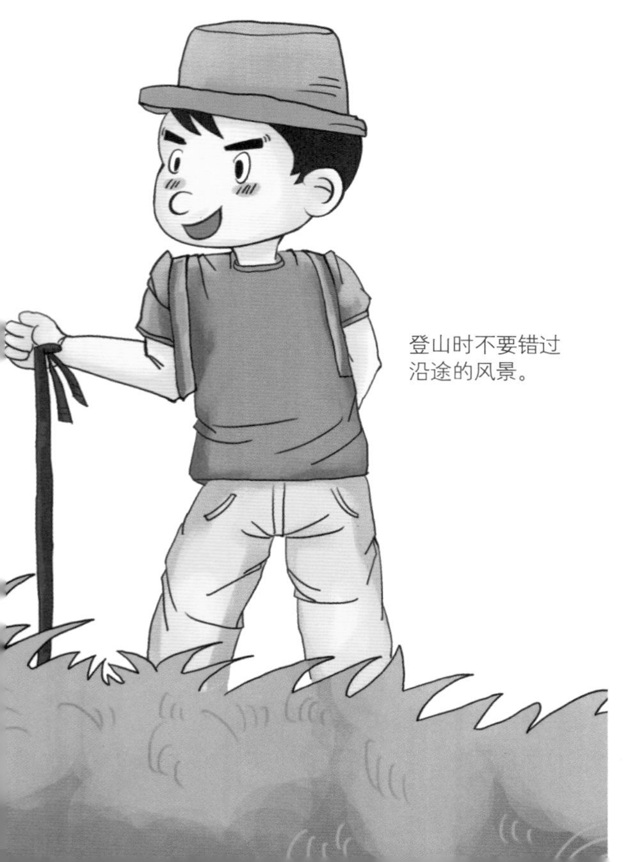

登山时不要错过沿途的风景。

秋季排毒宜先排后补

入秋后，可根据气候变化，饮食上宜遵从“减辛增酸”的原则，以润秋燥。这时宜多进食富含水分的蔬菜水果，可食冬瓜、芹菜、莲藕、萝卜、百合、葡萄、猕猴桃等，有润秋燥、滋养肺的功效。也可熬制红枣银耳汤、雪梨汤等，来排出燥气。

充足的睡眠

每天要保证足够的睡眠。人体处于睡眠状态时，是细胞进行修复并补充所需养分的时期，如果长期睡眠不足，受损细胞就无法得到修复。每天保证 8 小时的睡眠，并尽量在 23 点前进入深度睡眠状态，更有助于排毒细胞修复。

给生活舒舒压

尽量释放负面情绪，消除身体的情绪毒素。常听听音乐，和朋友倾诉心事，穿上喜欢的衣服出去走一走，或在健身房挥汗如雨，有助于补充正面能量，减轻精神压力。

按摩排毒

秋季的疲劳也可以通过按摩缓解。按摩可以增强血液循环和身体代谢，促进毒素的排出。自己进行按摩时，可以不必准确找穴位，搓热双手，用掌心压感觉疲劳的位置，慢慢上下搓动，就可以促进该部位血液循环，提高新陈代谢。如每天用手按压小臂部位，有助于提高小臂部位的新陈代谢，塑造修长小臂。

冬季排毒

冬季天气寒冷，大多数人都放弃了原来的运动计划，不运动，再加上摄入食物热量较高，身体新陈代谢自然变慢，所以很多人在冬季都会出现体重增加，长出小肚腩的情况，这些信号都是身体在告诉你：要排毒了。

助肾脏排毒

肾脏是身体重要的排毒器官，它过滤血液中的毒素和蛋白质分解后产生的废料，并通过尿液排出体外。冬季为养肾的好季节，宜适量多吃养肾补肾的食物，如黑豆、羊肉、土豆、胡萝卜等。

要保证蔬菜、水果的摄入

要注意降低糖、盐以及脂肪的摄入量。过量的脂肪、盐、糖以及淀粉，是容易让身体摄入过多热量的关键。因此坚持以新鲜蔬菜和水果作为食物的主要组成部分，能够降低对这类高热量食物的渴望。

有研究显示，每天摄取 3 份蔬菜和 3 份水果，对体重的控制也很有帮助。尤其是水果中丰富的膳食纤维，还能把体内的油脂废物排出来。1 份蔬菜保持在 150 克左右即可，水果可在 80~100 克，一般半个苹果就有 100 克左右。

适当按摩排肾毒

每天临睡前，或者洗澡后，双手微微用力，分别从两侧腰部，沿着髋部、大腿外侧、小腿外侧按摩至脚踝部位，每天 15~20 次，以按摩部位微微发热为宜。

蒸桑拿排毒养颜

如果有条件，每周蒸桑拿一次就可加快新陈代谢，起到排毒养颜的功效。蒸桑拿前饮一杯水可帮助加速排毒。蒸桑拿的过程中多喝点水，可使排毒效果更好。

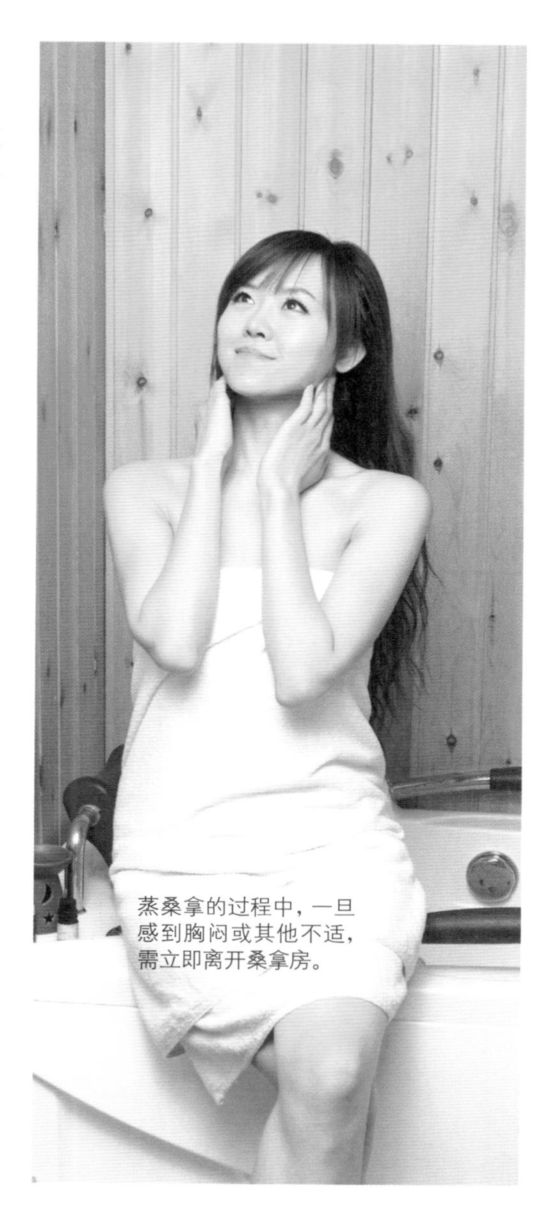

蒸桑拿的过程中，一旦感到胸闷或其他不适，需立即离开桑拿房。

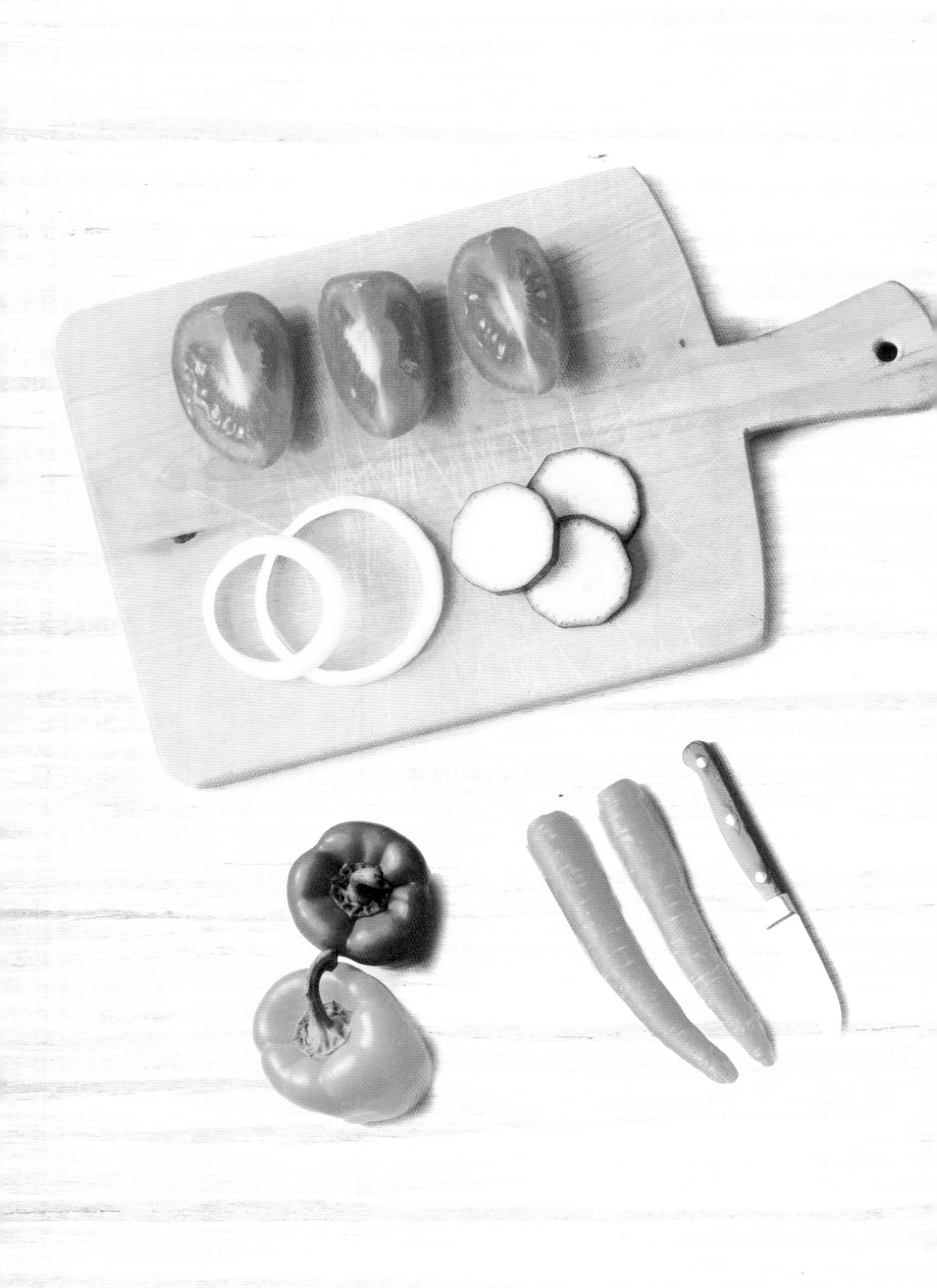

第二章

五脏排毒不生病

五脏即心、肝、脾、肺、肾五个脏器的合称。五脏的主要生理功能是生化和储藏精、气、血、津液和神，故又名五神脏。精、气、神是人体生命活动的根本。如果五脏中毒了，那就会加速五脏的衰老，然后由五脏供养的皮肤、筋骨、肌肉、神经也就跟着一起衰老了。所以要想不生病、逆生长，就要给五脏排排毒。

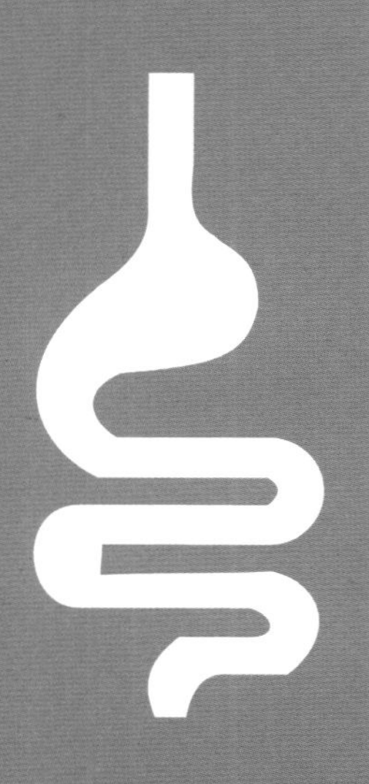

专家说：有助于五脏排毒的小习惯

人体就像是一个精密而神秘的机器，五脏就像是机器里的零部件，每天为了保证人体这部复杂的机器运转正常，它们昼夜轮流工作，因此，呵护好它们是非常重要的。除了保证平时作息规律、健康饮食外，也可以通过改变生活中的一些小习惯，来帮助五脏排毒，以便人们更轻松地达到排毒的效果。

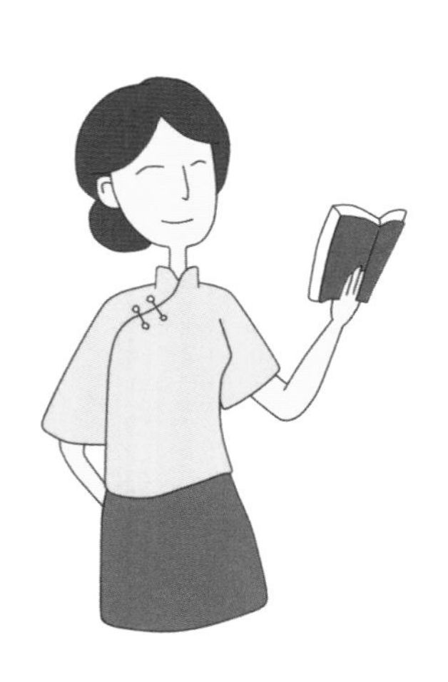

1 心排毒

中医认为保持心情平和是养心之道，平时应多做深呼吸和自己喜欢的事，每天可以按揉指尖位置的中冲穴，定期出门游玩，都可以起到一定作用。

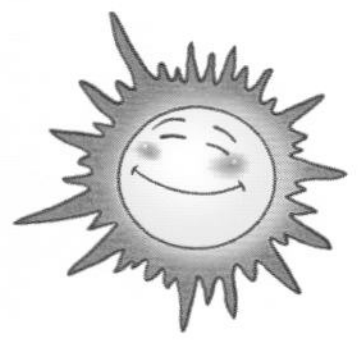

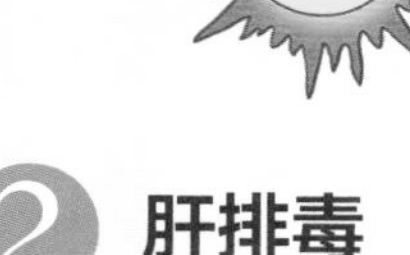

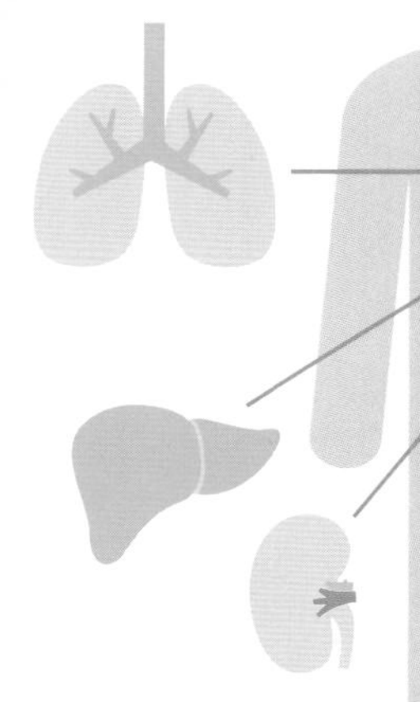

2 肝排毒

常见的肝毒是由长期饮酒引起的，因此，在日常生活中，一定要有意识的控制饮酒，如果需要频繁出门应酬，应当注意多吃些绿色蔬菜，帮助肝排毒。

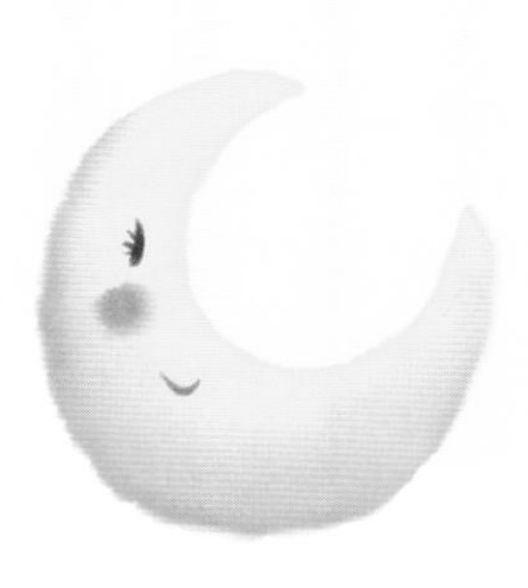

5 肾排毒

吃完饭就坐下，不仅会导致腹部脂肪堆积，而且也不利于脾脏工作，影响消化，因此，吃完饭后最好步速缓慢地散散步，或是贴墙站半个小时左右。

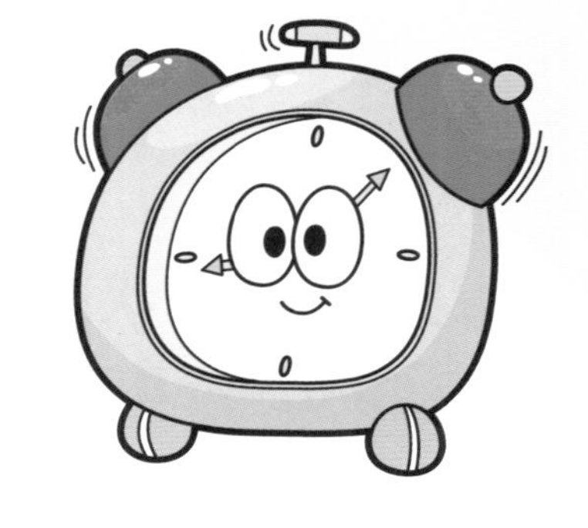

4 肺排毒

中医认为“肺喜润而恶燥”，每天喝足8杯水，有助于滋润肺部，促进肺排毒，另外，每天早睡早起，也有助于肺排毒。

3 脾排毒

足跟为少阴肾经起源之地，适度的按摩有助于帮助肾排毒，每周可以进行一两次足底按摩，也可躲在鹅卵石小道上走一走，但要注意足部保暖。

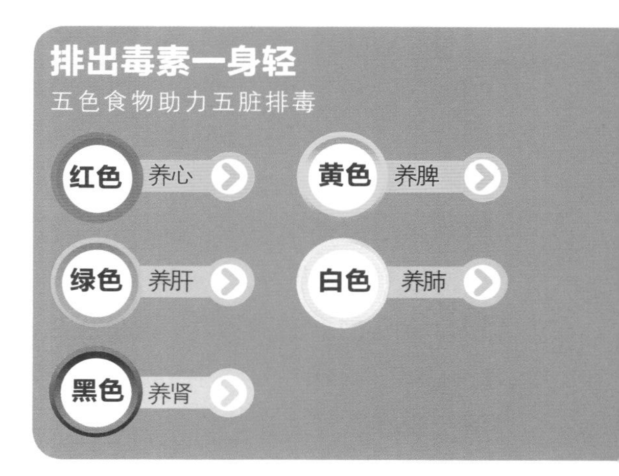

心排毒

在五脏之中，心属火，依靠阳气的和煦升腾，使身体各部得以滋养，蕴藏生机。心到底有多重要？举个最直白的例子，有心跳就证明人还活着。假如一个人活了100岁，那么，他的一生中约有40亿次心跳。所以想长命百岁，就需要做好心排毒，心好气血才足。

心有毒的常见症状

◎舌头溃疡：俗称上火，舌头有溃疡。

◎舌苔发生变化：舌头发红，舌苔不明显，是心虚火；舌苔厚，发黄，是心实火。

◎额头长痘：额头是心脏管辖的部分，心火旺额头就容易长痘痘。

◎失眠、心悸：心脏处于高强度工作中，就会睡不安稳、心慌。

◎胸闷、刺痛：遇到不顺心的事容易生闷气，会感到胸闷、刺痛。

心排毒吃什么

若是要排心毒，清心火，首先必须分清虚实、知其根源。如果高热、头痛、目赤、喜冷饮、烦躁、大便秘结、小便黄、舌红苔黄、鼻出血等，则为实火，清心时要平抑肝木、清泻小肠，多吃“苦”；如果咽喉干痛、颧红升火、心烦少寐，则为虚火，清心时要滋养肾水，减少汗液不必要的流失、保护好体内的津液，以润心阴、心血。

苦是心毒的天敌

苦味食品并不都是味道发苦的，苦味食品主要以蔬菜和野菜居多，如苦瓜、莴笋、丝瓜、苦菜、芹菜、苔菜等。多吃一些苦味食品，对实火患者，确实能起到清凉败火的作用。但过多地使用苦寒之药，一会伤害人的胃气，二会损耗体内的津液，特别是对虚火患者，更是毫无益处。而且根据中医“春夏养阳”的原则，夏季饮食宜温，过于寒凉，则会助湿生痰，困脾伤阳。故清泻心火时，应考虑环境气候特点和个人身体情况。

红色食物让你的心越来越年轻

中医认为，红为火、为阳，与心相通，故红色食物进入体内后，可入心、入血。心气不足、心阳虚弱者，经常食用一些红色食物十分有益。而且，很多红色食物具有极强的抗氧化性，具有抗衰老的作用，还能为人体提供蛋白质、矿物质、维生素以及微量元素，增强心脏和气血功能。红色食物如红枣、红豆、桂圆等可常吃，红茶和红酒可以适量饮用，但牛、羊、猪等红肉不宜多吃。

芹菜菠萝汁

原料：芹菜 50 克，菠萝 100 克。

做法：❶ 芹菜去叶留茎，洗净，切成小段。❷ 菠萝去皮，果肉切成小块，用盐水浸泡 10 分钟。❸ 将处理好的芹菜段和菠萝块倒入榨汁机中，加适量水榨汁即可。

排毒功效：芹菜味甘辛，能够清热解毒、镇静降压，尤其对于经常失眠的人来说，是非常好的睡前食物。

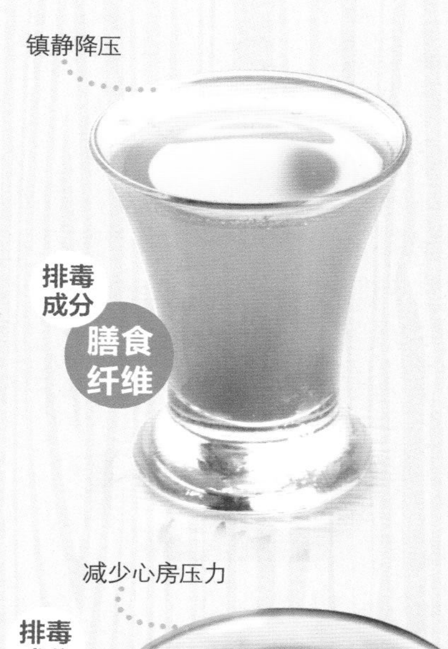

莴笋瘦肉粥

原料：莴笋、猪瘦肉各 30 克，大米 50 克，盐适量。

做法：❶ 莴笋洗净，切丝；猪瘦肉洗净，切末；大米淘洗干净。❷ 将莴笋丝、猪肉末和大米放入锅中，加适量水熬煮。❸ 煮至米烂汁黏时，加盐，再稍煮片刻即可。

排毒功效：经常心悸、失眠的人要多吃莴笋，因为莴笋富含钾，常吃能减少心房的压力，消除紧张情绪，帮助睡眠。

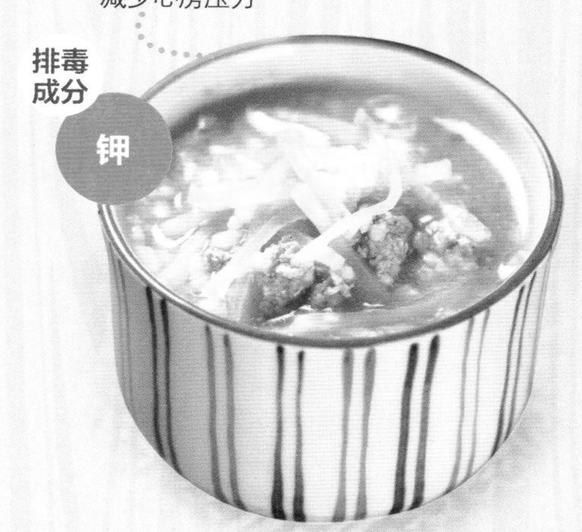

苦瓜煎蛋

原料：苦瓜 150 克，鸡蛋 2 个，盐适量。

做法：❶ 苦瓜洗净，切成薄片，用盐水焯一下，捞出沥干，留 3 片待用，其余的切成碎丁。❷ 鸡蛋加盐打散，放入苦瓜碎丁，搅拌均匀。❸ 油锅烧热，倒入苦瓜蛋液，小火煎至两面金黄关火，用铲切成小块，放上预留的苦瓜片点缀即可。

排毒功效：苦瓜煎蛋可以消暑热、降火气，对常见的上火症状如长痘、口腔溃疡有很好的食疗作用，能帮助身体有效排毒。

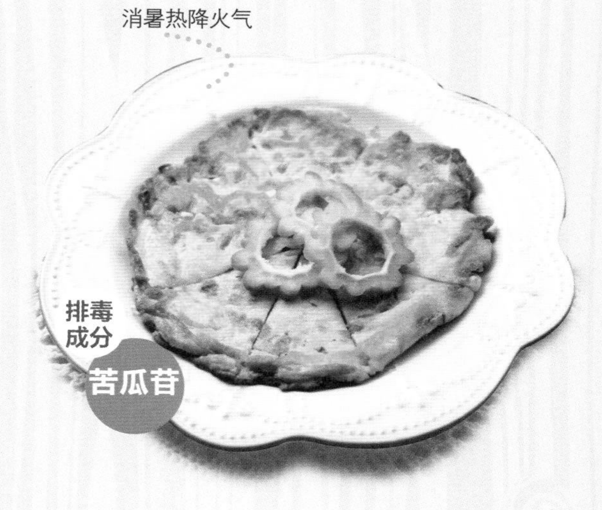

清炒豌豆苗

原料：豌豆苗100克，辣椒1个，葱花、姜丝、红椒丝、盐各适量。

做法：❶ 豌豆苗洗净，用开水焯烫，捞出。❷ 油锅烧热，放入葱花、姜丝、辣椒爆香，再放豌豆苗翻炒片刻，加盐调味，盛盘，加红椒丝点缀即可。

排毒功效：豌豆苗口感好，常吃能降低体内甘油三酯的含量，降低心脏病的发病率。

降低心脏病发病概率

排毒成分 维生素

冬瓜荷叶薏米汤

原料：鲜荷叶半张，冬瓜200克，薏米30克，盐适量。

做法：❶ 鲜荷叶洗净，撕块；薏米淘洗干净。❷ 冬瓜洗净，去皮，切成菱形薄片。❸ 将薏米、荷叶块、冬瓜片同放锅内，加适量水煮沸。❹ 转小火炖半小时左右，加盐调味即可。

排毒功效：冬瓜利水消肿、清热解毒，这款汤羹既能利水排心毒，又能瘦身美容。荷叶、薏米是性味寒凉的食物，女性在月经期间不宜吃。

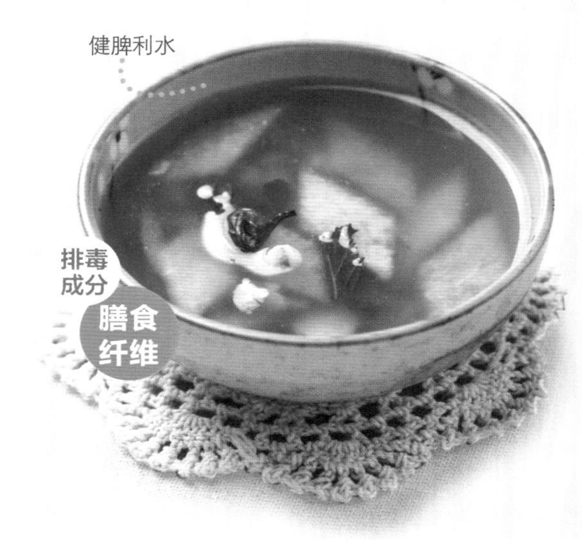

杏仁豆浆

原料：黄豆50克，杏仁10克，松仁5克，冰糖适量。

做法：❶ 黄豆用清水浸泡10~12小时，捞出洗净。❷ 将黄豆、杏仁、松仁放入豆浆机，加水启动。❸ 完成后滤出，加适量冰糖搅拌均匀即可。

排毒功效：杏仁中的苦杏仁苷可预防心脏病发作，有助于保持正常的血压水平。

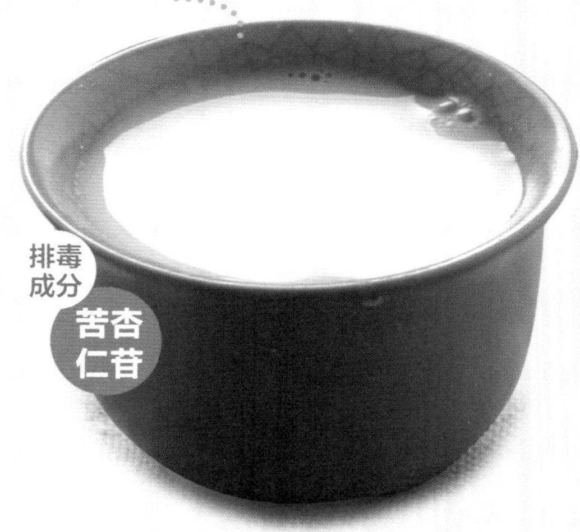

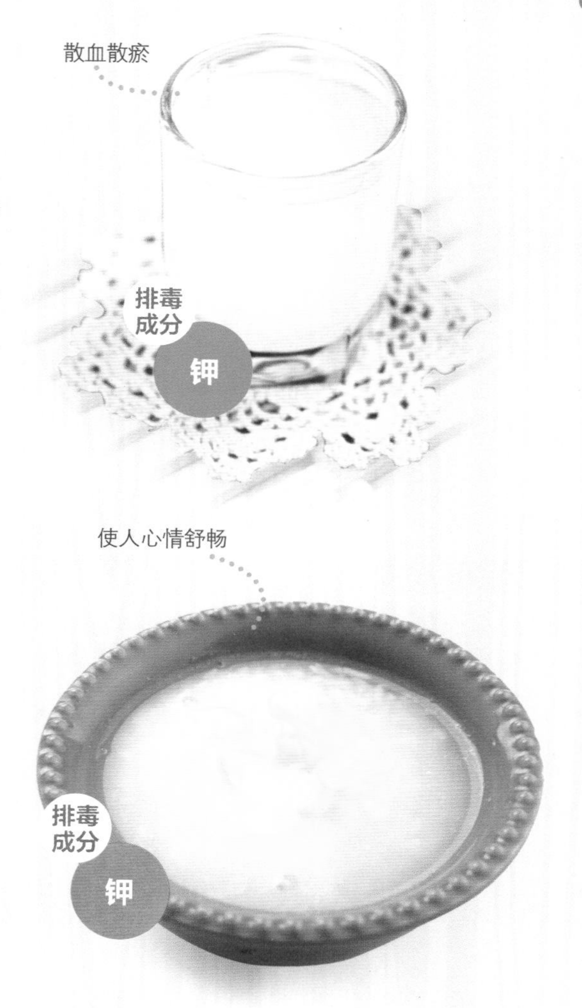

白萝卜莲藕汁

原料：白萝卜、莲藕各 100 克，蜂蜜适量。

做法：❶ 白萝卜、莲藕洗净，分别捣烂，取汁。❷ 将白萝卜汁与莲藕汁混合，加蜂蜜搅拌均匀即可。

排毒功效：莲藕性寒，具有清热除心烦、凉血止血、散血散瘀的功效，但脾胃不好的人应少食。

百合粥

原料：鲜百合 30 克，大米 50 克，冰糖适量。

做法：❶ 鲜百合掰瓣，洗净；大米淘洗干净。❷ 将大米放入锅内，加适量水，大火烧开。❸ 转小火煮，快熟时放入鲜百合瓣、冰糖，煮至黏稠即可。

排毒功效：心理压力大、失眠、心悸都是心毒的表现，多吃一些百合能祛火除燥，使人心情舒畅，远离焦躁、忧虑的负面情绪。

甜椒炒牛肉

原料：甜椒 200 克，牛里脊肉 100 克，鸡蛋、料酒、淀粉、姜丝、酱油、高汤、甜面酱、盐各适量。

做法：❶ 鸡蛋取蛋清；牛里脊肉洗净，切丝，加盐、蛋清、料酒、淀粉搅拌均匀。❷ 将甜椒洗净、切丝；将酱油、高汤、淀粉调成芡汁。❸ 油锅烧热，甜椒丝炒至八分熟，备用。❹ 另起油锅烧热，放牛肉丝炒散，放甜面酱、甜椒丝、姜丝翻炒，倒入芡汁，炒均即可。

排毒功效：牛肉具有补脾和胃、益气补血、健脾养胃的功效，能帮助排心毒，尤其适合贫血、血虚、身体虚弱的人食用。

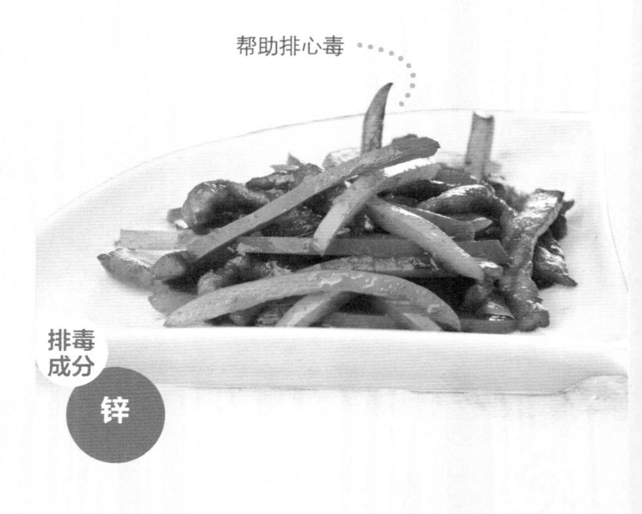

枸杞大米糊

原料：大米60克，红枣2颗，枸杞子、姜各8克。

做法：❶大米洗净，用水浸泡2小时。❷枸杞子洗净，温水浸泡。❸红枣洗净，去核；姜切块。❹将所有材料放入豆浆机中，加水至上下水位线之间，启动程序即可。

排毒功效：枸杞子能够安神补虚，对于更年期妇女和情绪急躁的人来说，是排心毒、补气血的优质食物。

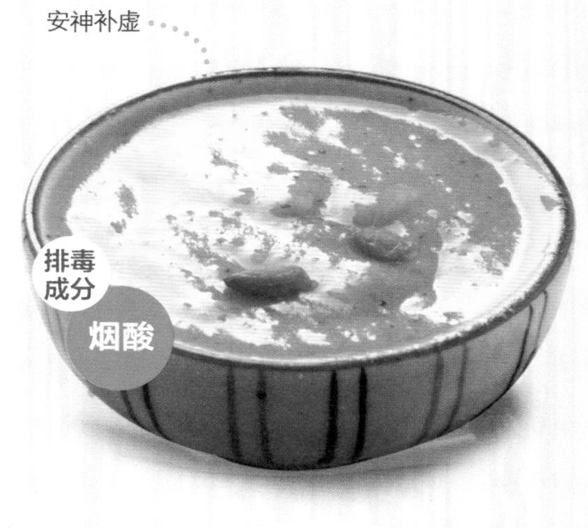

姜枣红糖茶

原料：姜10克，红枣10颗，红糖20克。

做法：❶红枣洗净，去核；姜切细丝。❷将红枣、姜丝、红糖放入锅中，加适量水熬煮。❸喝汤吃枣，每日2次即可。

排毒功效：这款食疗方不仅能补益中气，预防感冒，增强心脏血液循环，还能改善女性小腹冷痛、气血虚弱等症状。

银耳樱桃粥

原料：银耳50克，樱桃30克，大米80克，糖桂花、冰糖各适量。

做法：❶银耳泡发，去蒂洗净；樱桃洗净。❷大米淘洗干净，浸泡30分钟。❸大米加水煮沸，放入冰糖，转小火熬煮成粥。❹放入银耳、樱桃、糖桂花，略煮片刻后搅拌均匀即可。

排毒功效：银耳能益气和血，樱桃能养颜补血。二者搭配，能滋阴养颜，帮助排出体内的垃圾，是一款专为女性打造的调养佳品。

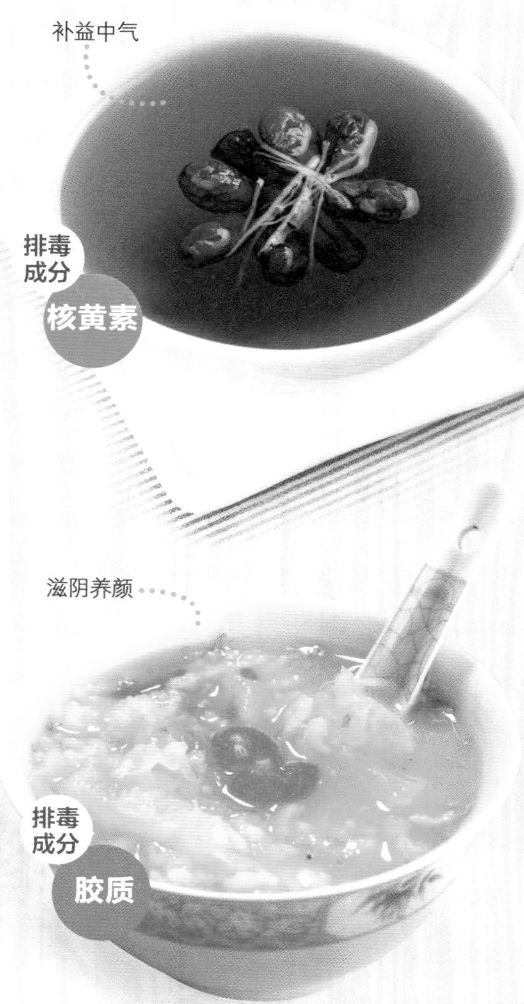

银耳桂圆莲子汤

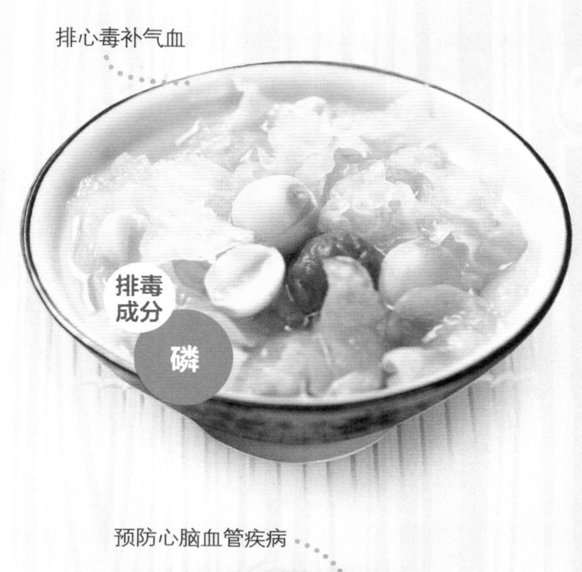

原料：银耳、桂圆肉各 50 克，莲子 15 颗，冰糖适量。

做法：❶ 将莲子洗净，浸泡 2~4 小时；银耳泡发，洗净，去蒂，撕成小片；桂圆肉用温水浸泡 5 分钟后，冲去杂质，备用。❷ 将银耳、莲子、桂圆肉倒入锅内，加适量水煮开。❸ 放冰糖，转中小火继续炖煮 90 分钟即可。

排毒功效：桂圆有益心脾、补气血、安心神的功效，是传统的补血、养心佳品，对心悸、神经衰弱等心毒症状有很好的治疗作用。

花生红薯汤

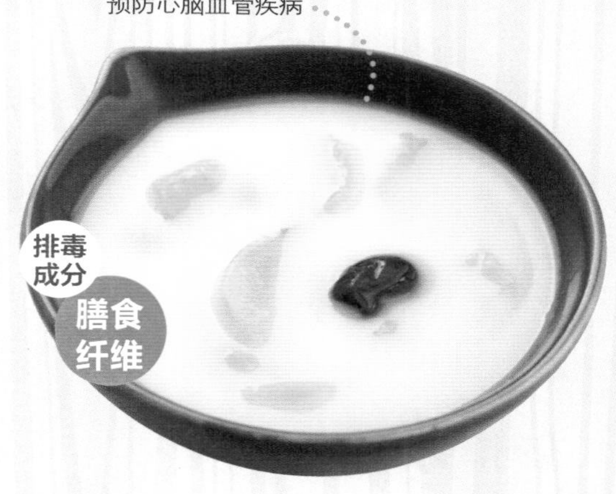

原料：红薯 1 个，鲜牛奶 1 杯，花生、红枣各适量。

做法：❶ 花生、红枣洗净，用水浸泡 30 分钟；红薯洗净，去皮，切块。❷ 锅中放入花生、红薯块、红枣，加水没过 2 厘米。❸ 小火烧至红薯变软，关火。❹ 盛出煮好的汤，倒入鲜牛奶即可。

排毒功效：常吃红薯能帮助降低胆固醇，防止体内毒素沉积，预防动脉粥样硬化，从而降低心脑血管疾病的发病率。

红枣粥

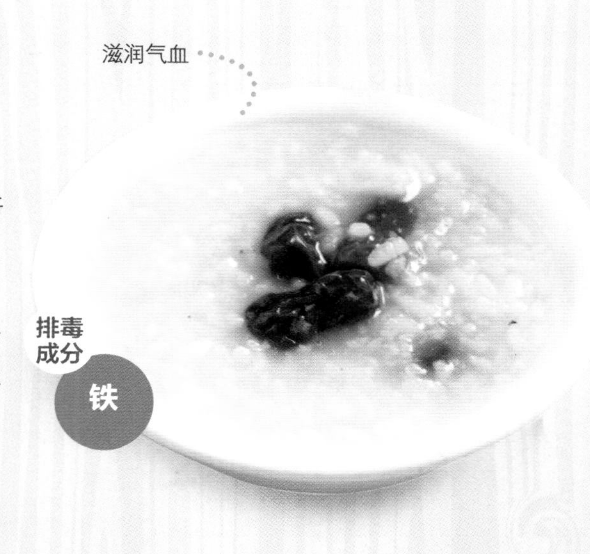

原料：大米 30 克，红枣 6 颗。

做法：❶ 大米淘洗干净；红枣洗净。❷ 将所有材料放入锅中，加适量水。❸ 大火煮开后，转小火熬煮成粥即可。

排毒功效：红枣是补养佳品，食疗药膳中常加入红枣补养身体，滋润气血。平时多吃红枣，还能抵御外邪等毒素侵袭。

肝排毒

五脏之中肝属木，就像自然界中的植物，喜欢无拘无束、随意地生长。养肝就要保持柔和、舒畅的心情，维持其正常的疏泄功能，但是现代人很难做到，因为现实压力比较大，很多人又忙于应酬，酗酒、熬夜、大鱼大肉，这些都会让肝不堪重负。

肝有毒的常见症状

◎指甲上有竖纹：指甲表面不光滑，出现一条条竖纹。

◎情绪抑郁、暴躁：肝脏调控人的情绪，肝有毒时自然情绪不佳。

◎手掌充血：大拇指和小拇指根部的大小鱼际处出现片状充血或红斑点。

◎眼睛不适：眼睛干涩、刺痛、见风流泪。

◎月经不调：肝气郁结，则血流不畅，易出现月经不调甚至闭经。

肝排毒吃什么

养肝最重要的是调节情绪，饮食上，根据中医的原理，可以吃一些清肝、补肝的食物进行调理，适当减轻肝的负担。

寒性食物泻火，酸甘食物生津

常见的头痛口苦、眼屎增多、情绪暴躁，大多为肝火上炎所致，属于实火，当以泻为主；而头晕目眩、潮热盗汗、腰膝酸软，失眠多梦，大多由肝肾阴虚所为，属于虚火，应以补为主。

根据中医理论，清泻肝中实火，无论药疗食疗，多以苦寒或甘寒之品为主，如夏枯草、野菊花、苦瓜、绿豆等；而滋补肾水肝血，所用之物以咸寒、甘寒、酸甘为多，如生地、龟板、鳖甲、西瓜等。

中医认为酸味入肝，具有收敛、固涩、止汗、止泻等作用；现代临床研究发现，酸味食物有增强人的消化功能和保护肝脏、降血压、软化血管之功效，如乌梅、石榴、山楂、橙子等。因辛甘可助阳生火，所以肝火旺盛之人应尽量避免食用辛辣、油炸、肥甘、厚味、温热、湿腻的食物；而酸甘则能化阴生津，平时可多食用一些既酸又稍带甜的食物，如草莓、西红柿、乌梅等，以化津生液，补阴血、退虚火。

让青色食物给你的肝“减负”

肝主青（绿）色，酸味补肝。因此，在五色食物中，绿色食物最养肝。绿色食物在体内常扮演着“清道夫”和“守护神”的角色，起着清热解毒、疏肝强肝的作用，同时还能减轻和消除各种毒素对人体健康的损害，增强机体的免疫力，消除疲劳，如绿豆、菠菜、西蓝花、黄瓜、丝瓜、芹菜、青椒、茼蒿、莴笋、荠菜、油菜、四季豆、空心菜、苦瓜等。

绿豆荞麦糊

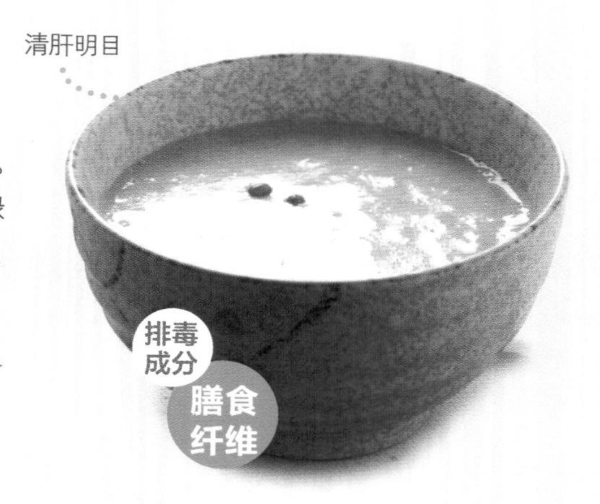

原料：荞麦 70 克，绿豆 50 克。

做法：❶ 绿豆洗净，用水浸泡 10~12 小时。❷ 将荞麦洗净，浸泡 3 小时。❸ 将荞麦、绿豆放入豆浆机中，加水至上下水位线之间，启动程序即可。

排毒功效：绿豆能清热解毒，荞麦能软化血管，都是清肝明目的好食物。

蒜蓉油麦菜

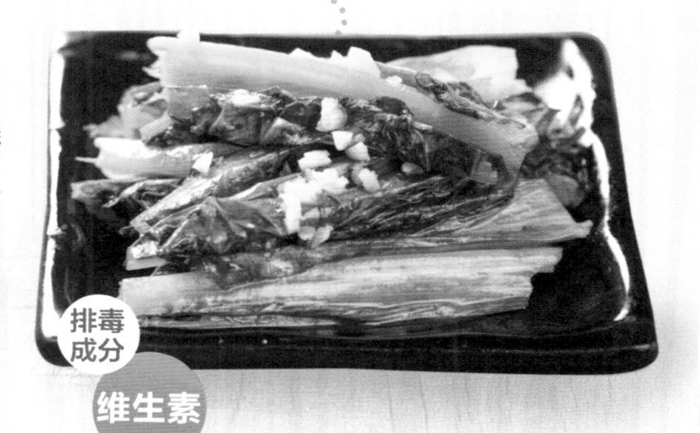

原料：油麦菜 300 克，蒜蓉、盐各适量。

做法：❶ 油麦菜洗净，手撕成段。❷ 油锅烧热，放油麦菜段和蒜蓉，迅速翻炒。❸ 炒至油麦菜颜色翠绿时，加盐调味即可。

排毒功效：油麦菜具有清肝、利胆的功效，可以改善肝脏功能，助肝排毒，还能促进消化液的分泌，增加食欲。

什锦西蓝花

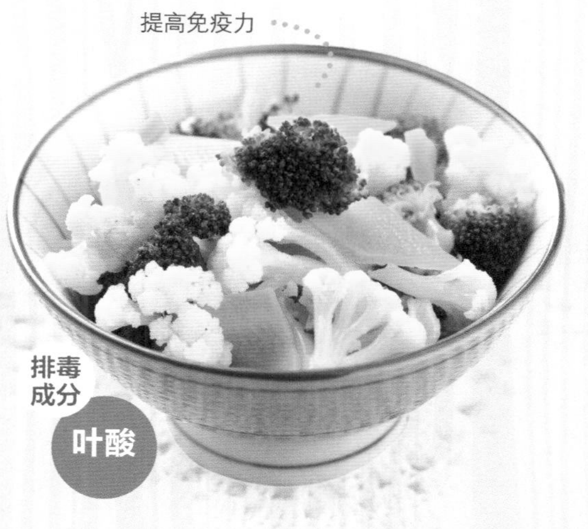

原料：西蓝花、菜花各200克，胡萝卜100克，白糖、香油、盐各适量。

做法：❶ 西蓝花、菜花分别洗净，掰成小朵；胡萝卜去皮，切片。❷ 所有蔬菜放入开水中焯熟，盛盘晾凉。❸ 加白糖、香油、盐，搅拌均匀即可。

排毒功效：常吃西蓝花和菜花能增强肝脏的解毒能力，提高机体免疫力，预防感冒和坏血病的发生。

石榴蜂蜜汁

原料：石榴 1 个，蜂蜜适量。

做法：❶ 将石榴洗净，去皮留子。❷ 将石榴子放入榨汁机中，加适量温开水榨汁。❸ 制作完成后过滤，加适量蜂蜜调味即可。

排毒功效：石榴具有清热解肝毒、补血、活血和止泻的功效，非常适合久泻患者以及经期过长的女性食用。

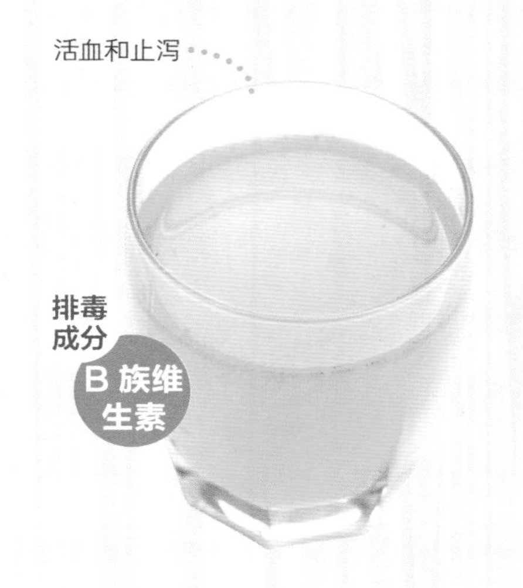

凉拌苦瓜

原料：苦瓜 100 克，香油、盐各适量。

做法：❶ 苦瓜洗净，切片，放入开水中焯烫。❷ 将苦瓜片放入凉开水中，浸泡片刻后捞出。❸ 加入适量香油、盐，搅拌均匀即可。

排毒功效：凉拌苦瓜既能祛暑降火，又能最大限度地保留苦瓜清脆的口感，很适合在上火、食欲缺乏的时候食用。

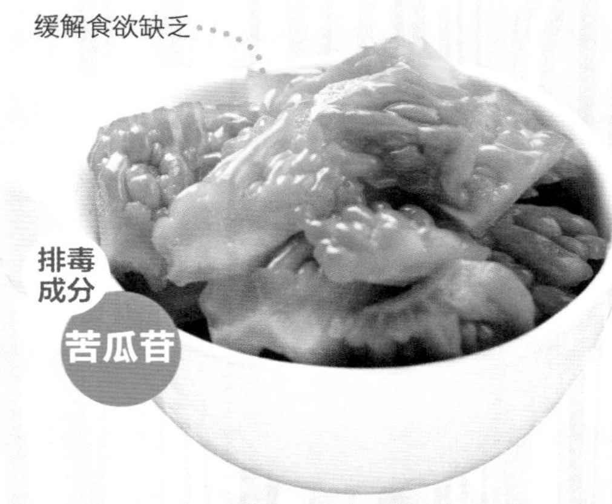

山楂冰糖茶

原料：山楂 30 克，绿茶茶叶 5 克，冰糖适量。

做法：❶ 山楂洗净切片，冰糖捣碎。❷ 砂锅内加适量水，放入山楂片。❸ 煎煮 10~15 分钟后，放入绿茶茶叶，稍煮片刻，滤去绿茶茶叶，再调入冰糖即可。

排毒功效：山楂是降压降脂、健脾开胃、消食化滞、活血化瘀的良药，能排出体内的瘀毒，净化血液。

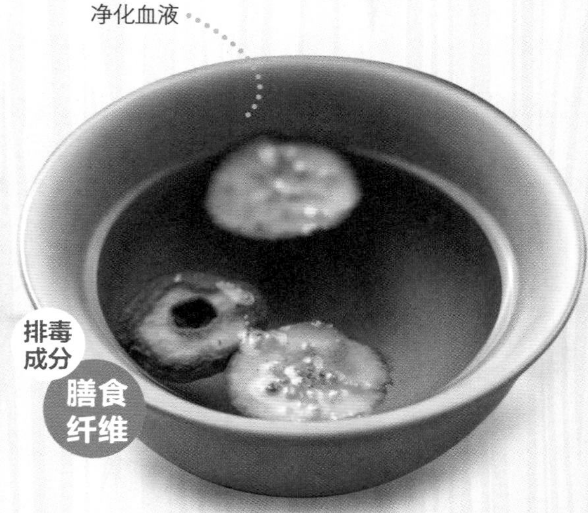

胡萝卜橙汁

原料：橙子2个，胡萝卜100克。

做法：❶ 橙子洗净，去皮，掰开。❷ 胡萝卜洗净，去皮，切块。❸ 将橙子瓣、胡萝卜块放入榨汁机中，榨汁即可。

排毒功效：橙子味甘酸，能和中开胃、宽膈健脾。经常在外应酬的人可以在餐前或餐后喝一些橙汁，以减轻肝的排毒负担。

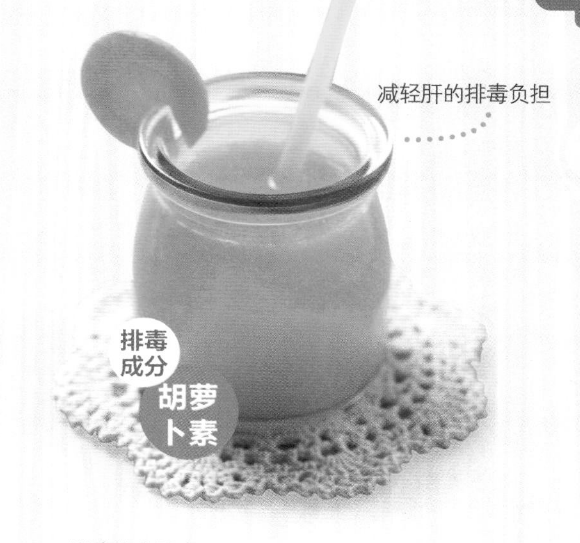

凉拌空心菜

原料：空心菜250克，蒜、香油、盐各适量。

做法：❶ 蒜切末；空心菜洗净，切段。❷ 水烧开，放入空心菜段焯烫片刻，捞出。❸ 将蒜末、盐与少量水调匀后，再淋入香油，做成调味汁。❹ 将调味汁和空心菜段搅拌均匀即可。

排毒功效：空心菜具有清热凉血、利尿除湿的功效，能有效排出人体内的湿毒。

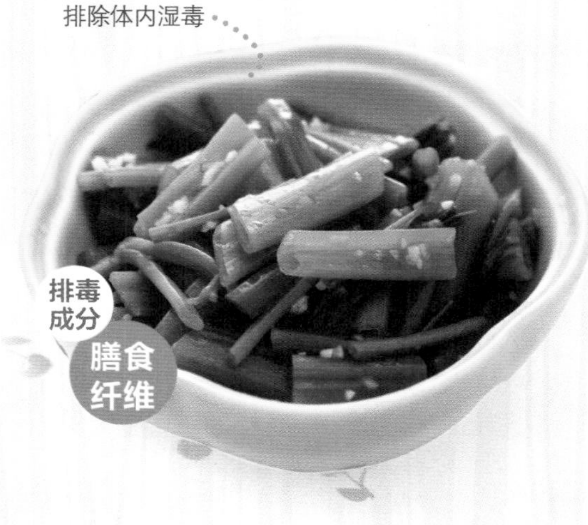

西红柿炖牛腩

原料：牛腩250克，西红柿2个，洋葱1个，盐适量。

做法：❶ 牛腩切成小块，用开水汆一下，捞出备用。❷ 西红柿、洋葱分别洗净，切块，一同放入汤锅中。❸ 加适量水，大火煮开后，放入牛腩，转小火继续煲80分钟。❹ 加盐，用大火再煲10分钟即可。

排毒功效：西红柿清热止渴、养阴凉血，加热后番茄红素的活性会有所提高，有利于排出体内多余的自由基，延缓衰老。

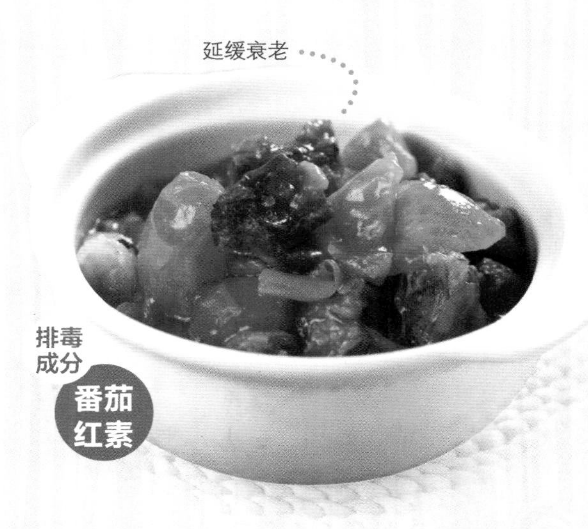

山药枸杞豆浆

原料：山药120克，黄豆40克，枸杞子10克。

做法：❶ 将山药去皮，洗净，切块。❷ 黄豆洗净，浸泡10~12小时；枸杞子洗净，泡软。❸ 将山药块、黄豆、枸杞子放入豆浆机中，加水至上下水位线之间，启动程序，完成后倒入杯中，点缀2粒枸杞子即可。

排毒功效：山药有健脾补虚、补肝益肾、固肾益精、益心安神等功效，不仅能排出人体内的毒素，还能消除人们的精神毒素。

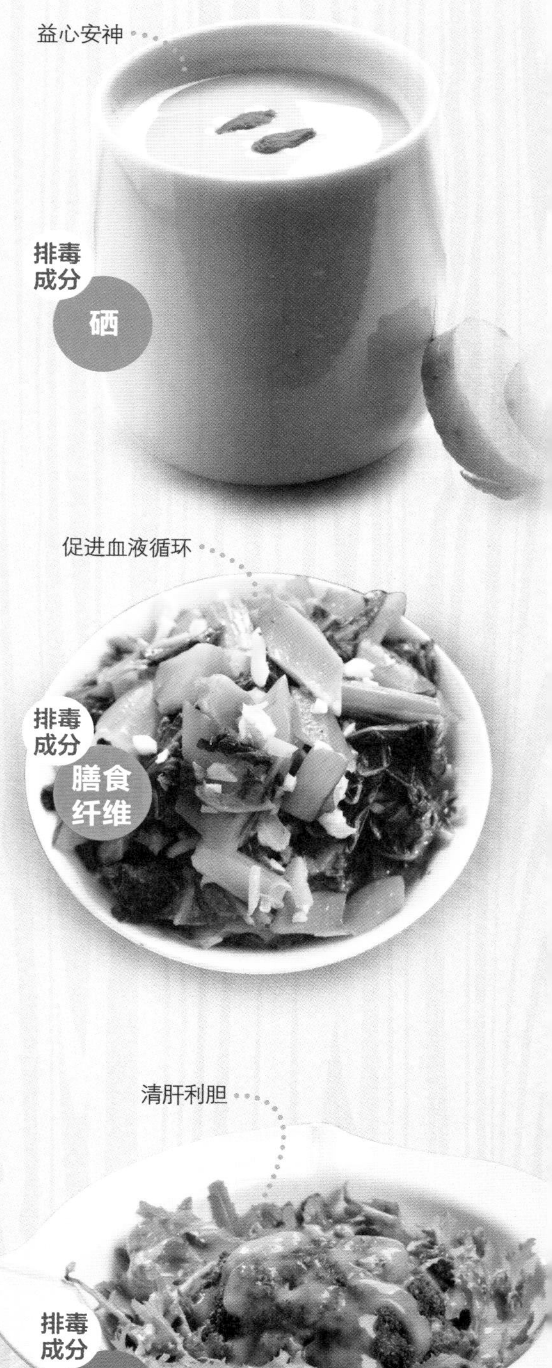

清炒油菜

原料：油菜250克，姜、蒜、生抽、蚝油、盐各适量。

做法：❶ 姜切丝；蒜切末；油菜洗净，切段。❷ 油锅烧热，放姜丝、蒜末爆香。❸ 倒入油菜段，炒至油菜变软，加入生抽、蚝油、盐调味即可。

排毒功效：油菜可行滞活血、消肿解毒，能促进血液循环，增强肝脏的排毒功能。

奶汁烩生菜

原料：生菜200克，西蓝花100克，鲜牛奶125毫升，淀粉、高汤、盐各适量。

做法：❶ 将生菜、西蓝花洗净，切成小块。❷ 油锅烧热，倒入切好的生菜块、西蓝花块翻炒至熟，加盐、高汤调味，盛盘。❸ 煮鲜牛奶，加高汤、淀粉熬成浓汁，浇在菜上即可。

排毒功效：生菜，顾名思义，适合生吃，有清肝利胆、消炎杀菌的功效，对人体排毒十分有益。

陈皮海带粥

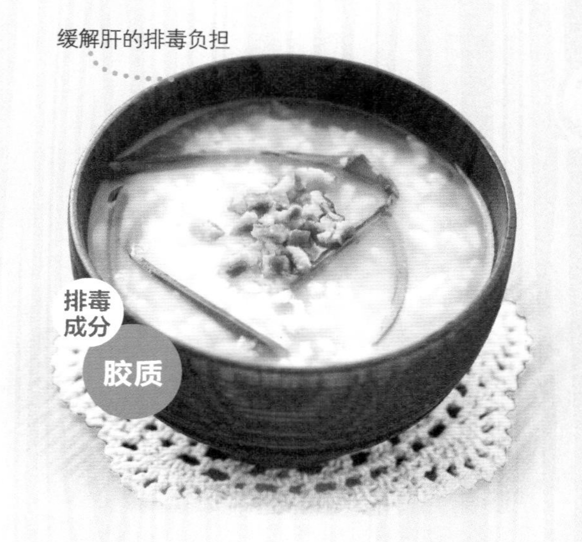

原料：海带、大米各 50 克，陈皮、白糖各适量。

做法：❶ 陈皮洗净，切成碎末；海带洗净，用水浸泡 2~4 小时，切丝。❷ 大米淘洗干净，放入锅中，加适量水煮沸。❸ 放入陈皮末、海带丝，不停地搅动，用小火煮至粥将熟，加白糖调味即可。

排毒功效：经常食用陈皮海带粥能排除体内的毒素，缓解肝的排毒压力。

西芹腰果

软化血管

排毒成分

钙

原料：西芹 200 克，腰果 50 克，彩椒丝、盐各适量。

做法：❶ 西芹洗净，切段。❷ 油锅烧热，放入腰果，炒熟，盛出。❸ 放入西芹段翻炒，加适量盐，待西芹炒熟后，放入腰果，翻炒几下，放入彩椒丝点缀即可。

排毒功效：西芹是降血压、软化血管功效最强的食物之一，还能助肝排毒。它还含有大量的钙质和钾，对身体十分有益。

猪肝菠菜粥

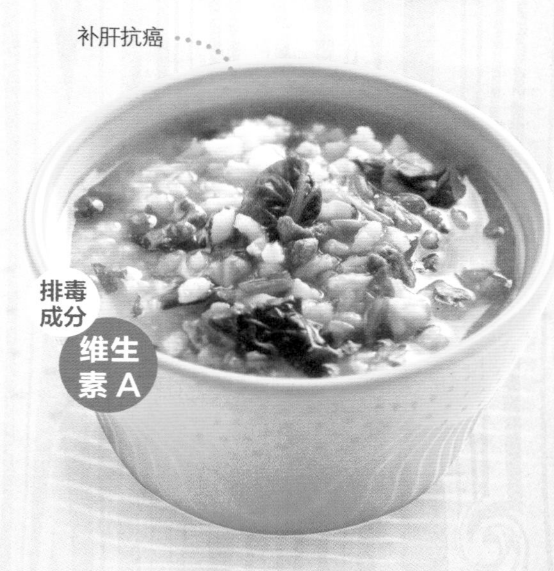

原料：鲜猪肝 20 克，大米、菠菜各 30 克。

做法：❶ 鲜猪肝洗净，切末；大米淘洗干净。❷ 菠菜洗净，切段，用开水焯烫。❸ 将大米放入锅中，小火煮至七成熟。❹ 再放入猪肝末、菠菜段，煮至熟透即可。

排毒功效：中医理论有以脏补脏的说法，肝不好的人可以吃些猪肝、鸡肝，帮助肝排毒，还能补肝明目、养血抗癌。

脾排毒

《素问·灵兰秘典论》中有“脾胃者，仓廪之官，五味出焉”，将脾胃比喻成人体中的仓廪之官。设想一下，假如一个人总是取钱，很少存钱，将来如何生活？人体也一样，如果总是在损害健康，不注意保养，那么这副躯壳迟早要被掏空。

脾有毒的常见症状

◎舌苔白滑，有齿痕：脾虚导致湿瘀滞于舌，舌体肥大。

◎身体水肿：脾运化水功能失常，就会导致体内水液滞留，形成水肿。

◎白带过多：体内湿气过多，超过了脾的吸收范围，会出现白带增多。

◎唇色苍白，周围长痘痘：气血虚少，唇舌就会苍白，痘痘也会冒出来。

◎脸上长斑：斑就是瘀血，脸上长斑常和气滞血瘀有关。

脾排毒吃什么

气血、津液、精髓等都化生于脾胃，脾胃健旺，化源充足，脏腑功能才能强盛；脾胃又是气机升降运动的枢纽，脾胃协调，可促进和调节机体新陈代谢，保证生命活动的协调平衡。

甘味食物最补脾

我们吃米饭、喝米粥、吃玉米的时候，会觉得嘴里有淡淡的甜味。一些补药如人参、桂圆、红枣、山药等，吃起来也会有些甜。其实，五谷皆生于土，属于甘味食物，最养脾胃。我国的主食以米、面为主，搭配杂粮食用，很养脾胃。

人体的脏腑中，脾的作用主要是运化。饮食通过脾胃的腐熟，变为水谷精微，即人体消化吸收的营养物质，再由脾将水谷精微输送到全身。而甘味食物具有滋养、补脾、缓急、润燥的功效，能帮助脾运化。

体质虚弱、气血不足的人，平时多吃甘味的食物，能逐步改善体质，强身壮体。但过犹不及，如果过度进食甘味，反会使颜面发黑，肾气失去平衡，同时会使骨骼疼痛，头发脱落。

黄色食物让你的脾胃舒舒服服

五行中黄色为土，五脏中脾为土，因此根据中医理论，黄色与脾土对应，所以黄色食物摄入体内后，主要作用于中土（脾胃）区域。小米、玉米、南瓜、黄豆等黄色食物，都是健脾养胃之佳品。

现代研究发现，黄色食品中的B族维生素、维生素D、胡萝卜素的含量十分丰富。虽然从营养学角度而言，维生素并不含有能量，但人体的消化吸收、新陈代谢，大多离不开维生素的辅助和促进作用。

黄花菜炒鸡蛋

原料：鸡蛋 2 个，干黄花菜 50 克，葱、姜、盐各适量。

做法：❶ 干黄花菜用温水泡 2 小时后，洗净；葱、姜切丝；鸡蛋打入碗中，加适量盐，打散。❷ 油锅烧热，倒入蛋液，炒散成块。❸ 锅中留适量底油，放入葱丝、姜丝炒香，然后放入黄花菜翻炒。❹ 加盐，倒入炒好的鸡蛋块，翻炒熟透即可。

排毒功效：黄花菜味甘，不仅能排脾毒，还能健胃消食，滋润皮肤，增强皮肤的韧性和弹力。

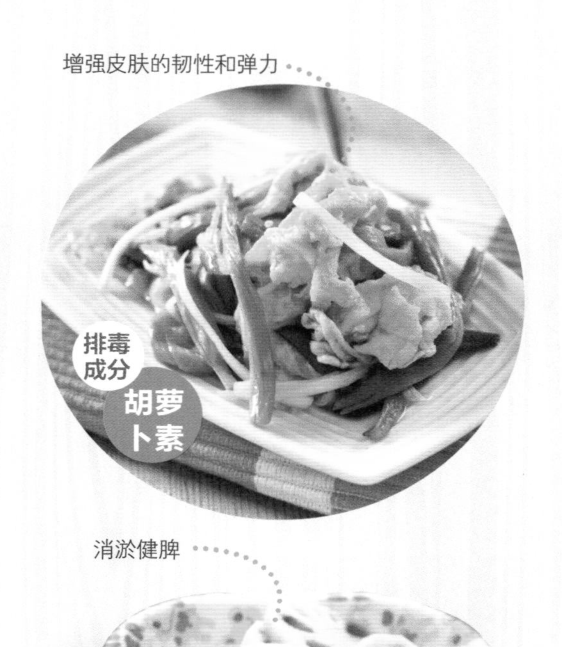

凉拌藕片

原料：莲藕 250 克，姜、白醋、盐各适量。

做法：❶ 姜切丝。❷ 莲藕洗净，去皮，切片。❸ 莲藕用热水焯熟，放入姜丝、白醋、盐，食用时搅拌均匀即可。

排毒功效：莲藕具有很高的营养价值，生藕以消瘀凉血、清热除烦为主；熟藕健脾益气、养心补血。

消淤健脾

排毒成分

钾

银耳花生汤

原料：银耳 15 克，花生 50 克，红枣 10 颗，白糖适量。

做法：❶ 银耳用温水浸泡，洗净；红枣洗净，去核。❷ 锅中加水煮沸，放入花生、红枣。❸ 花生熟烂时，放入银耳煮熟后，加白糖调味即可。

排毒功效：花生能助脾排毒，可以煮食、炖食。营养不良、食欲缺乏的人可以经常食用。

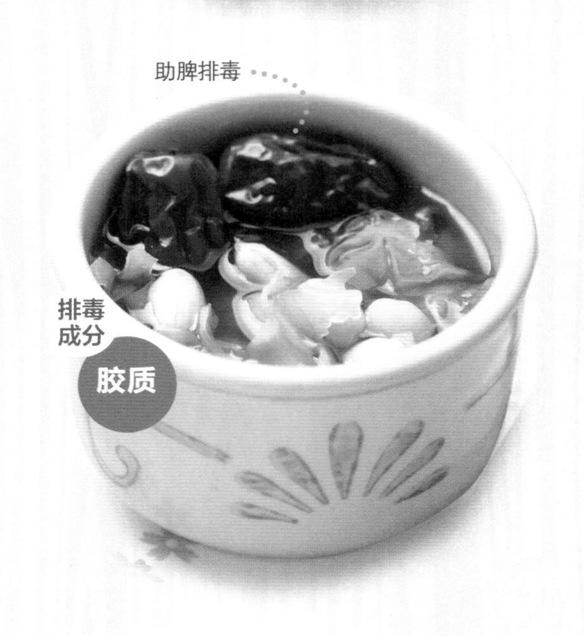

山药扁豆糕

原料：山药、红枣各 200 克，扁豆 50 克，陈皮、糯米粉各适量。

做法：❶ 山药洗净，去皮，切成薄片；红枣去核，对半切开；陈皮切丝；扁豆煮熟透，碾成泥状，备用。❷ 将山药片碾碎，和扁豆泥、糯米粉加水搅拌成黏稠的糊状，放入碗中；将红枣、陈皮丝均匀撒入碗中，大火蒸 15~20 分钟。❸ 待山药扁豆糕微温后，取出切块即可。

排毒功效：食欲缺乏的人应该多吃山药，以健脾利湿，排出湿毒。

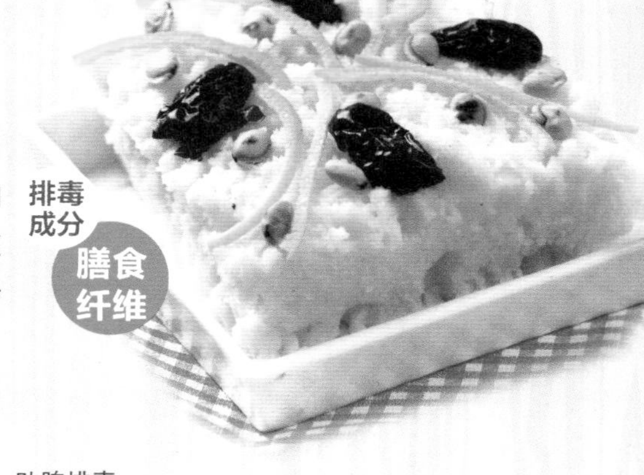

人参莲子粥

原料：人参 10 克，莲子 10 颗，大米 100 克，黑芝麻、冰糖适量。

做法：❶ 用水将人参浸润，切成薄片。❷ 莲子去心，淘洗干净，用水浸泡 3 小时左右。❸ 大米淘洗干净，和人参片、莲子一同加水熬煮。❹ 待粥熟后，加适量冰糖化开，搅拌均匀，撒入黑芝麻即可。

排毒功效：此粥具有大补元气、开窍益智的功效，不仅能助脾排毒，还能促进儿童智力发育。但人参是大补之物，不宜过多食用。

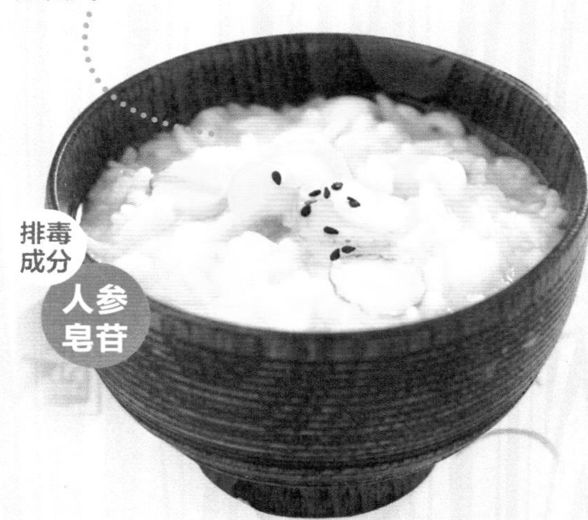

小米红枣粥

原料：小米 50 克，红枣 6 颗，蜂蜜适量。

做法：❶ 红枣洗净；小米洗净。❷ 红枣放入锅中，加水煮至水完全沸腾后放入小米，转小火煮至粥熟。❸ 粥微温后加一些蜂蜜，味道会更好。

排毒功效：小米和红枣都是非常好的补血食材，粥熬好后，表面漂浮的形如油膏的油状物质即“米油”，能排寒毒。

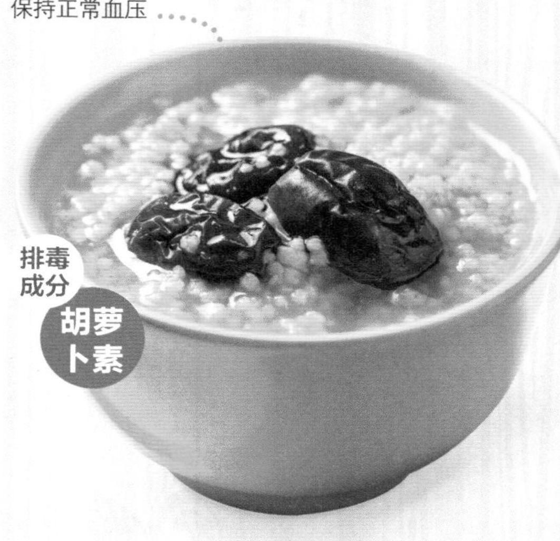

苹果土豆泥

原料：苹果、土豆各 1 个，核桃仁适量。

做法：❶ 土豆洗净，上锅蒸熟后去皮，切成小块。❷ 苹果洗净，去核，切成小块。❸ 将土豆块、苹果块倒入豆浆机，加适量水搅打细腻。❹ 核桃仁掰碎，撒在苹果土豆泥上即可。

排毒功效：常吃土豆对脾胃虚弱、便秘的患者很有帮助。这款苹果土豆泥还富含膳食纤维，是排脾毒、排肠毒的理想食疗菜谱。

蛋香玉米羹

原料：玉米粒 100 克，鸡蛋 2 个，葱、白糖、盐各适量。

做法：❶ 鸡蛋打散，备用；葱切末。❷ 将玉米粒用搅拌机打成玉米蓉，放入锅中，加适量水，大火煮沸，转小火再继续煮 20 分钟。❸ 慢慢淋入蛋液，不停搅拌，大火煮沸后，加葱末、白糖、盐调味即可。

排毒功效：玉米有益肺宁心、润肠通便的功效，能排出体内毒素，延缓衰老，有长寿食品的美称。

炒红薯泥

原料：红薯 2 个，白糖适量。

做法：❶ 红薯洗净，上锅蒸熟后，趁热去皮，捣成薯泥，加白糖调味。❷ 油锅烧热，晃动油锅，使油均匀铺满锅底，以防止红薯泥粘锅。❸ 倒入红薯泥，快速翻炒，待红薯泥翻炒至变色即可。

排毒功效：红薯的暖胃、养胃效果很好，在寒冬季节吃一些炒红薯泥，既能暖胃，又能排寒毒。

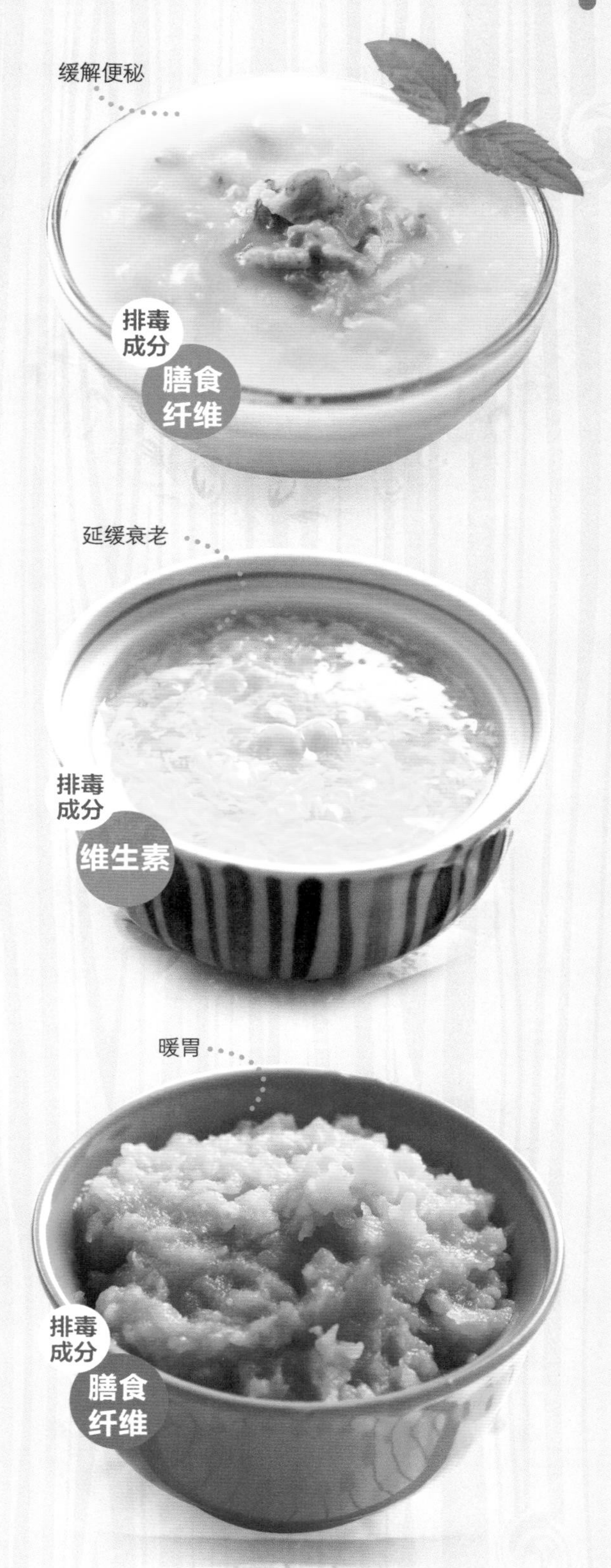

生姜橘皮饮

原料：生姜、橘皮各 10 克，红糖适量。

做法：❶ 生姜切丝（留 1 片做点缀）；橘皮切碎。❷ 生姜丝、橘皮中加红糖调味，搅拌均匀。❸ 加适量水煮成糖水，倒入杯中，放生姜片点缀，当作茶饮即可。

排毒功效：生姜能温胃散寒，橘皮能开胃顺气，二者搭配，能让人的脾胃得到很好的调养，开胃健脾、促进消化。

调养脾胃

排毒成分 膳食纤维

紫菜包饭

原料：糯米 100 克，鸡蛋 1 个，海苔 1 张，火腿、黄瓜、沙拉酱、米醋各适量。

做法：❶ 糯米蒸熟，倒入米醋，搅拌均匀，晾凉。❷ 将黄瓜洗净，切条，加米醋腌制；火腿切条。❸ 油锅烧热，倒入打散的鸡蛋，摊成饼状，切丝。❹ 将糯米平铺在海苔上，均匀摆上黄瓜条、火腿条、鸡蛋丝，抹上沙拉酱，卷起，切成 2 厘米左右的厚片即可。

排毒功效：糯米能温暖脾胃、补益中气，经常食用，不仅滋补营养，而且可以强壮身体，抵御外邪侵袭。

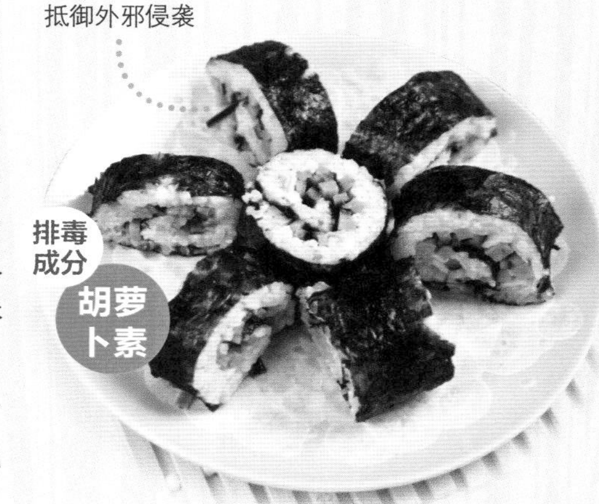

鲜奶木瓜炖雪梨

原料：鲜牛奶 250 毫升，雪梨、木瓜各 100 克，蜂蜜适量。

做法：❶ 雪梨、木瓜分别用水洗净，去皮，去核，切块。❷ 将雪梨、木瓜放入炖盅内，倒入鲜牛奶和适量水。❸ 大火烧开后加盖，转小火炖煮。❹ 待雪梨块、木瓜块软烂后，关火盛出，晾温后加适量蜂蜜调味即可。

排毒功效：木瓜有健胃消食、舒筋通络的功效，搭配雪梨、蜂蜜，还能润肺止咳，是夏秋两季的排毒佳饮。

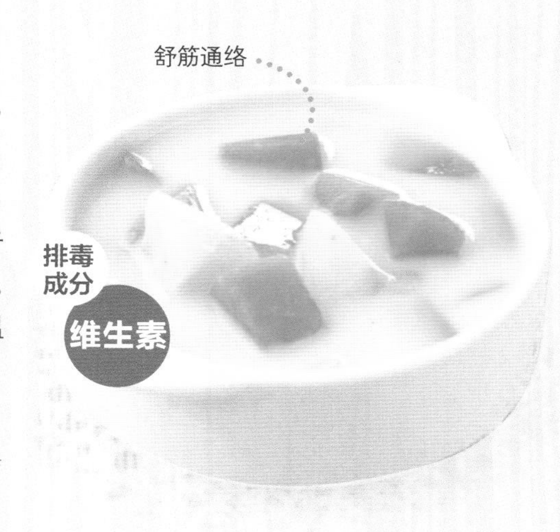

芒果西米露

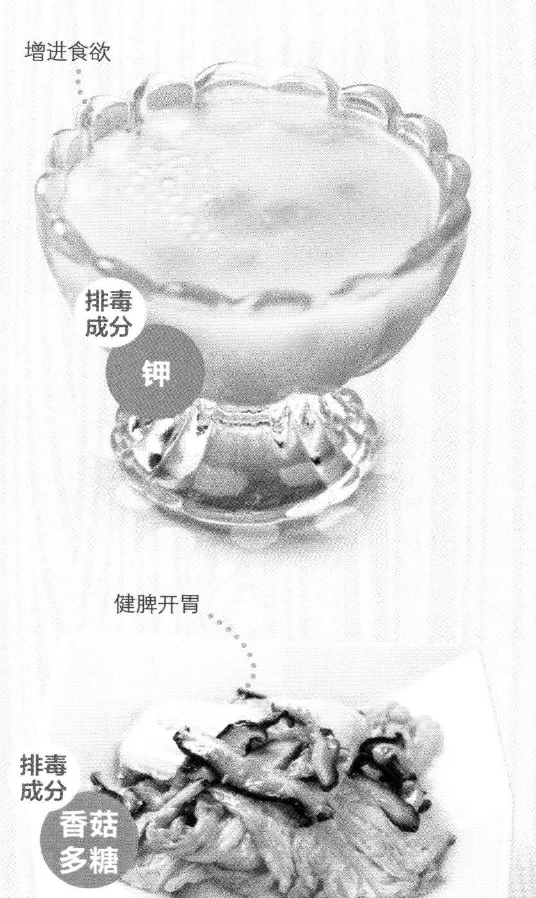

原料：芒果 1 个，鲜牛奶 200 毫升，西米、蜂蜜各适量。

做法：❶ 锅中加水煮沸，放入西米，用大火煮 10 分钟后，关火闷 15 分钟，取出冲凉。❷ 锅中换水煮沸，放入冲凉的西米。❸ 大火煮 5 分钟后，关火再闷 15 分钟。❹ 芒果洗净，切丁，和蜂蜜、西米、鲜牛奶搅拌均匀即可。

排毒功效：这款芒果西米露适合消化不良、神疲乏力、毒素沉积的人食用，也是夏季的美味甜点。

香菇娃娃菜

原料：娃娃菜 300 克，香菇 30 克，蒜、白糖、盐各适量。

做法：❶ 娃娃菜洗净，去根；蒜切碎，剁成蒜蓉。❷ 香菇洗净，去蒂，切块，备用。❸ 油锅烧热，爆香蒜蓉和香菇块，放入娃娃菜翻炒。❹ 转小火，加适量水焖煮，然后加入盐、白糖调味即可。

排毒功效：香菇味甘，性平，有扶正补虚、健脾开胃、祛风透疹、化痰理气的功效。此外，香菇还含有香菇多糖等成分，能抑制肿瘤、降低血脂。

百合薏米糊

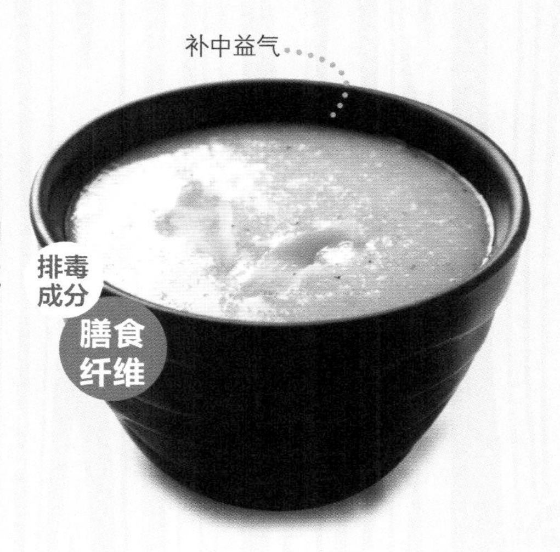

原料：薏米 50 克，百合 20 克，白糖适量。

做法：❶ 百合、薏米提前 3 小时用水浸泡，捞出，备用。❷ 将薏米、百合一起放入豆浆机中，加水到上下水位线之间，启动程序。❸ 制作完成后，按个人口味加白糖调味即可。

排毒功效：薏米具有健脾益胃、清热润肺等功效；百合具有补中益气、清热解毒等功效。

肺排毒

胃纳脾化的精谷之气要经脾脏的“升清”向上送达心肺，经过呼吸作用，与肺吸入的自然之气混合，形成气血，才能被运用以维持新陈代谢。而雾霾天、二手烟，甚至厨房的油烟都有可能使人的肺受到严重的损害，所以应多吃有利于肺排毒的食物。

肺有毒的常见症状

◎咳嗽、咳痰：肺部很娇嫩，吸入不干净的空气会造成咳嗽、咳痰。

◎皮肤灰暗、头发脱落：肺主皮毛，肺气不足，皮肤也会出现问题。

◎声音低怯、嘶哑：肺气充足的人声音洪亮，而肺气虚弱的人声音低怯。

◎易患感冒：肺部容易收到外邪侵犯，经常感冒。

◎便秘：肺使津液输布至各个脏腑经络，如果肠道得不到津液就会便秘。

肺排毒吃什么

平时吃些清肺、润肺的食物，少吃辛辣的食物，就能帮自己好好养肺。

多酸少辛最适宜

酸味收敛肺气，辛味发散泻肺，所以饮食养肺要多酸少辛。特别到了秋天，当空气中湿度下降，肺、皮肤、大肠等部位就会出现以“燥”为特征的疾病。所以秋天应吃些滋润的食物，比如酸味的果蔬，山楂、柠檬、柚子、苹果等。

白色食物让你呼吸顺畅睡得香

五行中，白属金，入肺，质轻不黏，偏重于益气行气。按照中医“肺为水之上源”“肺与大肠相表里”，以及五行中火能克金，金可耗火的理论，白色食物如荸荠、银耳、莲藕、百合、冰糖、鸭肉，大多具有清热、利水、通便、化痰等功效。

最常见也最有效的白色食物莫过于白萝卜和梨。我国民间称“十月萝卜小人参”。中医认为，白萝卜味辛甘，性凉，入肺、胃经，具有宽胸舒膈、健胃消食、除痰止咳、润燥生津、解毒散瘀、通利二便等功效，尤其适合肺气肿患者和肺热的人食用。

吃梨清肺已经有相当长的历史了。中医认为，梨性寒、味甘，入肺、胃经，有生津解渴、润肺去燥、止咳化痰、养阴降火、利咽生津等功效。民间称梨“生者清六腑之热，熟者滋五脏之阴”，因此，梨榨汁或生吃能清热泻火，治疗咽喉疼痛、便秘尿赤等症。梨加冰糖蒸熟吃，可滋阴润肺，止咳祛痰，保护咽嗓。

生姜红枣粥

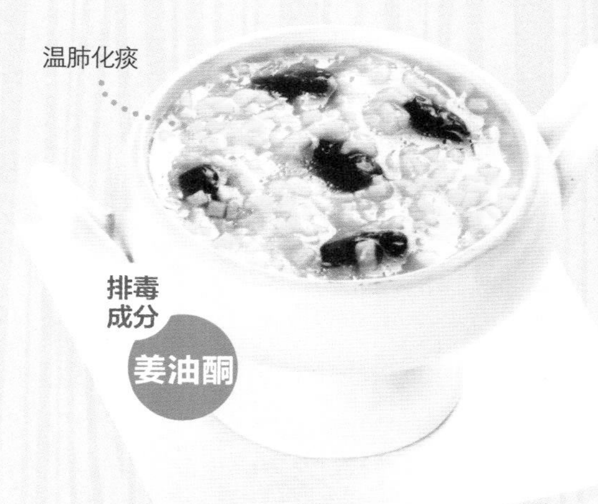

原料：生姜10克，大米50克，红枣5颗。

做法：❶ 大米淘洗干净；生姜切碎。❷ 红枣洗净，去核。❸ 将所有食材放入锅中，加适量水熬煮成粥即可。

排毒功效：此粥能有效地缓解因寒凉食物摄入过多引起的腹胀、腹痛、腹泻、呕吐等症状，还具有温肺化痰的作用。

蒜蓉茄子

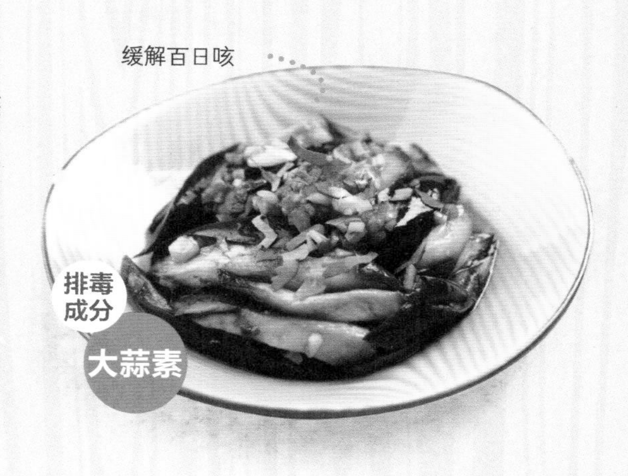

原料：茄子400克，香菜15克，蒜、酱油、香油、白糖、盐各适量。

做法：❶ 香菜洗净，切末；蒜切碎，剁成蒜蓉。❷ 将茄子放入盐水中浸泡5分钟，捞出。❸ 将茄子切成条，油锅烧热，放入茄条炸软，捞出。❹ 另起油锅烧热，放入蒜蓉翻炒均匀，放入茄条、酱油、白糖、盐，烧至入味后，淋上香油，撒上香菜末即可。

排毒功效：大蒜具有温中消食、暖胃健脾的功效，对腹痛、百日咳等症状有明显的缓解作用。

香菜拌黄豆

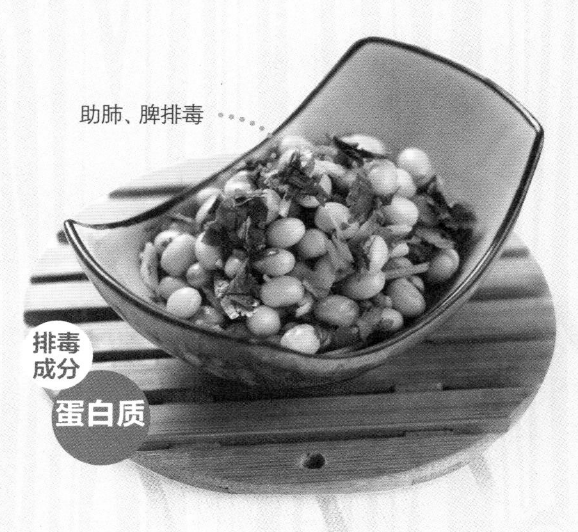

原料：香菜20克，黄豆50克，花椒、姜、香油、盐各适量。

做法：❶ 黄豆洗净，泡6小时以上；姜切末。❷ 泡好的黄豆加花椒、盐煮熟，晾凉。❸ 香菜洗净，切段，拌入黄豆中，加姜末、香油调味即可。

排毒功效：香菜味辛，具有辛香升散的功效，能助肺、脾排毒。在家常菜中加一点香菜就能提味，常吃能促进食欲，有助于开胃醒脾。

葡萄柚芹菜汁

原料：芹菜 1 根，葡萄柚 1/2 个，胡萝卜 50 克。

做法：❶ 芹菜洗净，切段。❷ 胡萝卜、葡萄柚分别洗净，去皮，切成小块。❸ 将芹菜段、胡萝卜块、葡萄柚块放入榨汁机，加适量温开水榨汁即可。

排毒功效：研究发现，每天饮用葡萄柚汁的人很少出现呼吸系统疾病。尤其出现感冒、喉咙疼痛等肺毒症状时，此饮更能起到缓解作用。

银耳羹

原料：银耳 50 克，樱桃、草莓、核桃仁、冰糖、淀粉各适量。

做法：❶ 将银耳泡发后洗净，撕小朵；樱桃、草莓分别洗净。❷ 银耳加水用大火烧开，转小火煮 30 分钟，放入冰糖、淀粉，稍煮片刻。❸ 放入樱桃、草莓、核桃仁，煮开晾凉即可。

排毒功效：银耳具有强精补肾、滋阴润肺、补气和血、延年益寿的功效。

黄瓜苹果玉米汤

原料：黄瓜半根，苹果 2 个，玉米 1 根，盐适量。

做法：❶ 黄瓜、苹果分别洗净，切成小块；玉米洗净，切段。❷ 把黄瓜块、苹果块、玉米段放入锅中，加适量水，大火煮开。❸ 转小火煲 40 分钟，加盐调味即可。

排毒功效：苹果味甘，微酸，具有生津止渴、润肺除烦、健脾益胃、养心益气、润肠止泻等功效，能助肺排毒，使皮肤变得滋润有弹性。

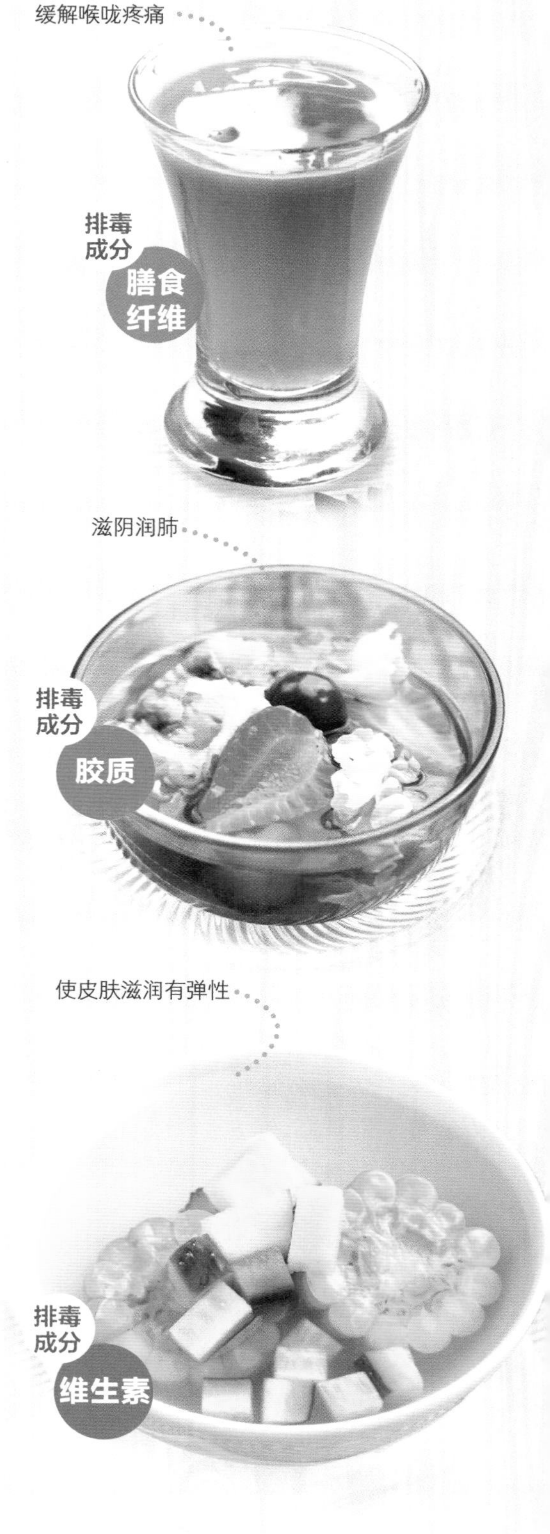

芒果橙子汁

原料：芒果、橙子各1个。

做法：❶芒果洗净，去皮，去核。❷橙子洗净，去皮，去子。❸将芒果肉、橙子肉切成小块，放入榨汁机，制作完成后倒出即可。

排毒功效：中医认为，橙子味甘、酸，入肺经，具有生津止渴、开胃下气的功效。对于支气管炎患者来说，橙子是很好的排肺毒食物。

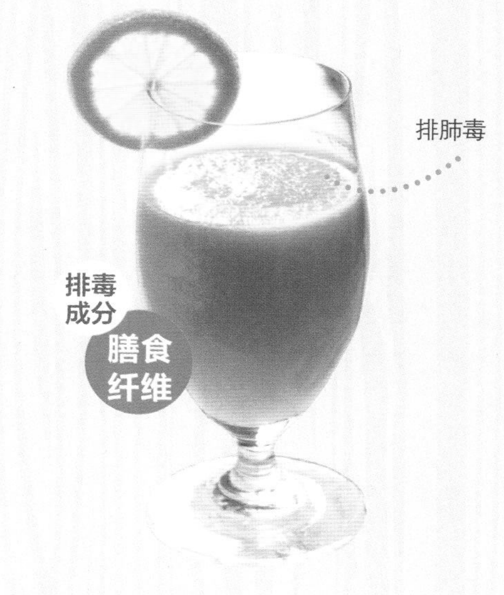

牛奶洋葱汤

原料：鲜牛奶300毫升，洋葱1个，盐适量。

做法：❶洋葱去蒂，洗净，切丝。❷油锅烧热，放入洋葱丝炒香，加水，小火熬煮。❸待洋葱软烂后，放入鲜牛奶，煮沸后加盐调味即可。

排毒功效：牛奶能补虚损、健脾益胃、生津润肠，能排出肠道内的毒素。

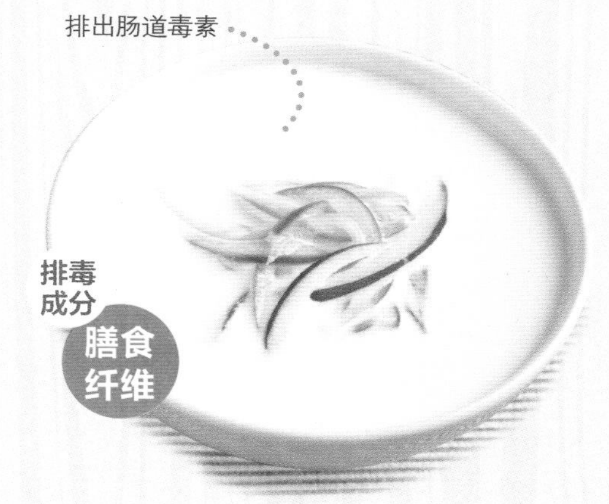

冰糖藕片

原料：莲藕1节，枸杞子20克，菠萝、冰糖各适量。

做法：❶莲藕洗净，去皮，切片；菠萝去皮，切块，用清水浸泡10分钟左右；枸杞子洗净。❷将莲藕片、菠萝块、冰糖放入锅中，加适量水熬煮。❸快熟时倒入枸杞子，煮熟即可。

排毒功效：莲藕生食能清热润肺、凉血行瘀，是排肺毒、瘀毒的佳品。感冒、咳嗽的人不妨试试冰糖藕片，尤其是不爱吃药的儿童。

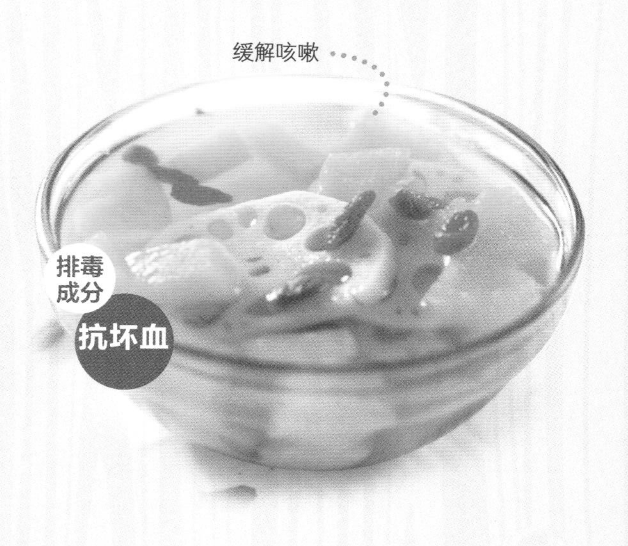

山药鸡肉粥

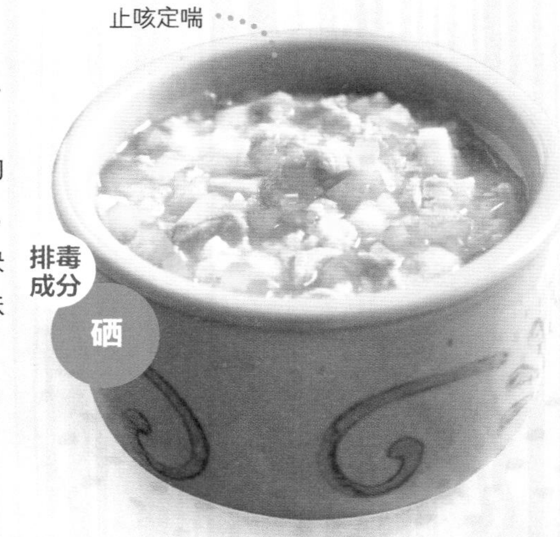

原料：山药、大米、鸡胸肉各100克，芹菜、料酒、盐各适量。

做法：❶ 山药洗净，去皮，切丁；芹菜洗净，切成小粒，备用。❷ 鸡胸肉剁碎，加适量料酒搅匀，备用。❸ 大米淘洗干净，加适量水熬煮；粥快熟时，放入山药丁、芹菜粒、鸡肉碎，加盐调味即可。

排毒功效：山药能健脾益气、止咳定喘，感冒多发的秋冬季节，多吃山药可有效排肺毒。

燕麦糙米糊

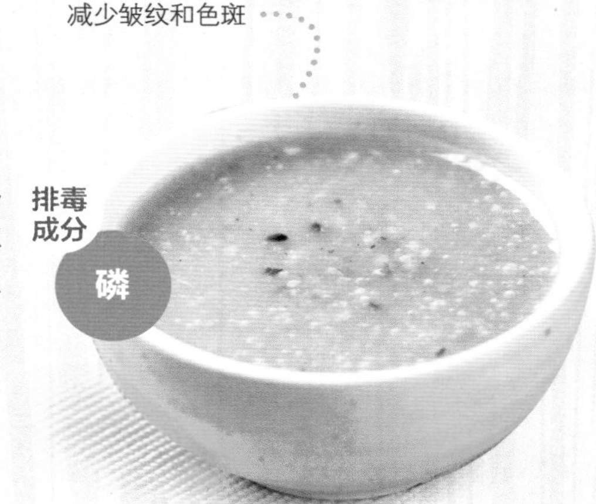

原料：燕麦40克，糙米30克，黑芝麻粉20克，红枣15克，枸杞子、冰糖各适量。

做法：❶ 糙米淘洗干净，浸泡10小时。❷ 枸杞子、燕麦分别洗净；红枣洗净，去核。❸ 除冰糖外的所有食材倒入豆浆机中，加水至上下水位线之间，启动程序。❹ 倒出，加冰糖即可。

排毒功效：燕麦具有很高的营养价值和很好的美容效果，能增加皮肤活性、延缓衰老、减少皱纹和色斑等毒素沉积症状的形成。

冬瓜鲤鱼汤

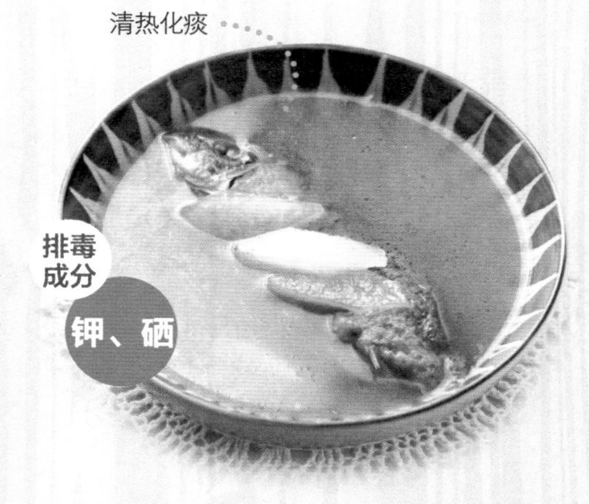

原料：鲤鱼1条，冬瓜100克，姜、盐各适量。

做法：❶ 将冬瓜洗净，切块；鲤鱼收拾干净，在鱼身上划几刀；姜切片备用。❷ 锅中加水烧开，放入鲤鱼和姜片，烧开后撇去浮沫。❸ 放入冬瓜块，加盖，中火焖煮10分钟左右。❹ 取出姜片，放入盐再煮2分钟即可。

排毒功效：冬瓜具有清热化痰、除烦止渴、消除水肿的功效。

猪肉萝卜汤

原料：猪肉 500 克，白萝卜 250 克，葱末、姜片、盐各适量。

做法：❶ 猪肉、白萝卜洗净切块。❷ 油锅烧热，爆香葱末、姜片，放入猪肉块煸炒，加盐调味。❸ 加适量水烧开后，转小火将猪肉块炖烂。❹ 放入白萝卜块，炖至熟烂即可。

排毒功效：冬天常有燥热痰多、咳嗽不止等肺毒症状出现，喝些猪肉萝卜汤既能润肺止咳，又能暖身滋补。

润肺止咳

排毒成分

蛋白质

柠檬饭

原料：大米 200 克，柠檬半个，盐适量。

做法：❶ 柠檬洗净，切成两半，一半切末，一半切成薄片。❷ 大米淘洗干净，放入适量水和盐焖煮。❸ 饭熟后，装盘，撒上柠檬末，放上柠檬片装饰即可。

排毒功效：痰多咳嗽、咽喉不适时，将柠檬饭作为主食加以调养，能有效排出湿毒。

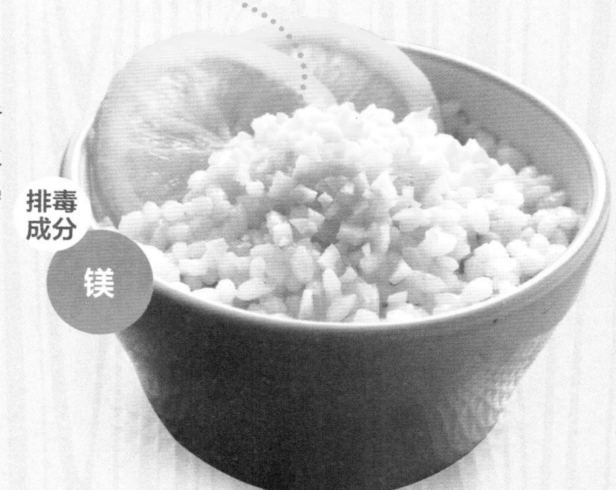

葱爆酸甜牛肉

原料：牛里脊肉 350 克，葱 150 克，姜、白糖、醋、料酒、酱油各适量。

做法：❶ 葱、姜切丝，少许葱叶切末，备用；牛里脊肉剔去筋膜，洗净，切片。❷ 牛里脊肉片加料酒、酱油、白糖抓匀。❸ 油锅烧热，放入牛里脊片、葱丝、姜丝，滴入醋，翻炒至熟，出锅撒上葱叶末即可。

排毒功效：葱具有发表通阳、解毒调味的功效。常吃葱能排除体内的病毒，还能增强食欲。

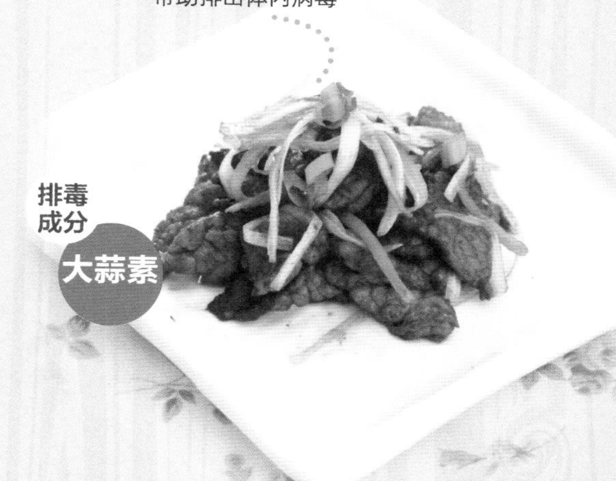

肾排毒

五脏之中肾属水，为生命之根。大树再茂盛也要藏住根，藏得住，用的时候才拿得出，所以肾主封藏。人体的先天之精源于父母，后天之精是脾胃等脏器化生水谷精微所得，而这一切都封藏于肾，用于人的生长、发育、生殖。做好肾排毒，人就能青春不老，厚积薄发。

肾有毒的常见症状

◎眼圈发黑，脸上水肿：肾主水运，水液运行不畅，会出现黑眼圈和水肿。

◎精神不好：长时间的无精打采。

◎月经量少、时间短、颜色暗：肾脏中有毒素，月经就会变暗、变少。

◎大量脱发：毛发生长有赖于肾气。

◎腰酸：如果腰酸兼有耳鸣、头晕，要及时去看医生。

◎小便异常：小便中出现泡沫、小便颜色发红、夜间排尿次数明显增多。

肾排毒吃什么

不少人一听说自己肾不好了就开始吃药，但“是药三分毒”，中医讲究药食同源，吃对食物就能排毒补肾。

咸味入肾，但要少吃

肾有调节水液代谢的作用。摄入适量的咸味食物，能增强人的肾气。咸味食物能调节人体细胞和血液渗透压平衡及水盐代谢，增强体力和食欲，防止痉挛。在呕吐、腹泻及大汗后，适量补充点淡盐水，有利于调节体内矿物质的平衡。

世界卫生组织建议，盐的摄入量每人每天应保持在6克。若过食咸味，会导致肾气、骨骼的受损，出现肌肉萎缩无力、胸闷心悸等异常。一旦人的肾阳受损，心火受到压抑，气血、津液的循环就会出现紊乱与失调，滋生疾病。此时，就应减咸增苦，以平衡水火两脏；或食辛热，以宣肺气、通水道、充实肾气。

长期高盐饮食还会导致心脑血管疾病、糖尿病、高血压等。

黑色食物让你大脑灵活精力旺

黑色主水，入肾，因此常食黑色食物可补肾。黑芝麻、木耳、紫菜等的营养保健和药用价值都很高，它们可明显减少动脉硬化、冠心病、脑中风等疾病的发生概率，对流感、慢性肝炎、肾病、贫血、脱发等均有很好的疗效。

黑豆味甘、性平，可入脾、肾两经，具有补肾强身、健脾利水、调中下气、活血消肿、乌发润肤、抗衰老等多种功效，特别适合肾虚者或脾肾两虚者食用。对学生、白领等脑力工作者来说，黑芝麻是很好的食物。

牡蛎豆腐汤

原料：牡蛎、豆腐各 200 克，葱、蒜、水淀粉、盐各适量。

做法：❶ 牡蛎取肉，洗净，切成片；豆腐洗净，切小块；葱切丝；蒜切片。❷ 油锅烧热，放入蒜片煸香，加水烧开。❸ 加入豆腐块、盐烧开；加入牡蛎肉片、葱丝煮熟。❹ 用水淀粉勾薄芡即可。

排毒功效：牡蛎是补肾佳品，对于阴虚引起的失眠、头晕、头痛等肾毒症状有很好的缓解作用。

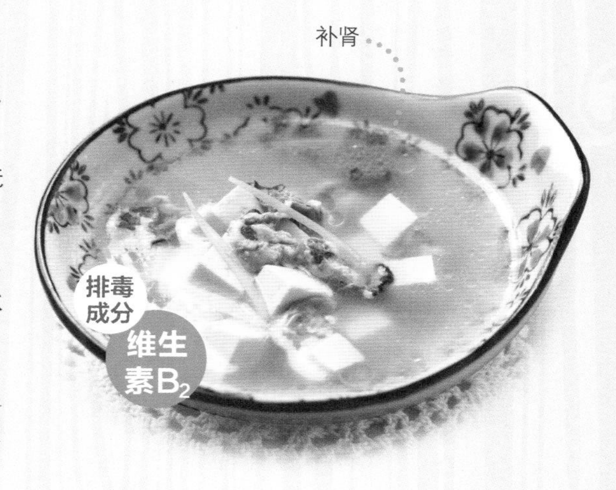

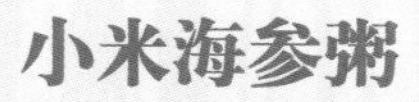

小米海参粥

原料：海参干 20 克，小米 80 克，枸杞子、盐各适量。

做法：❶ 海参干泡发，去内脏，洗净，切小段。❷ 小米淘洗干净，浸泡 4 小时，加适量水煮粥。❸ 待粥快煮熟时，放入海参段和枸杞子，小火略煮片刻，加盐调味即可。

排毒功效：海参中微量元素钒的含量居各种食物之首，可参与血液中铁的输送，净化血液中的毒素，是老少皆宜的滋补食物。

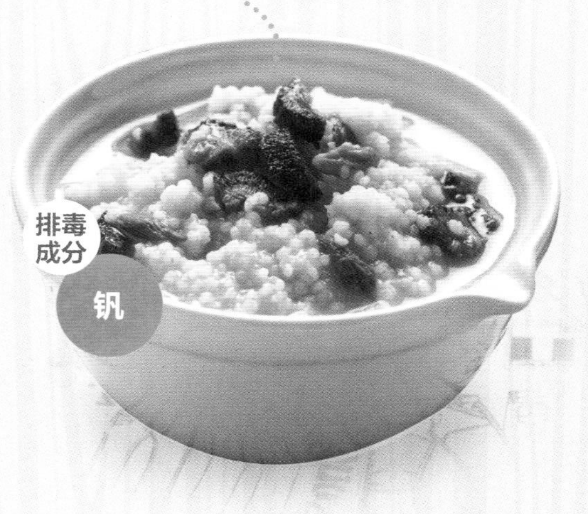

凉拌海蜇

原料：海蜇皮 300 克，醋、香油、盐各适量。

做法：❶ 海蜇皮洗净，切丝，泡 2 小时。❷ 用五六成热的热水将海蜇丝汆一下，捞出过凉。❸ 海蜇丝挤干水分，放在盘里。❹ 将醋、香油、盐放入碗中，调匀，浇在海蜇丝上面即可。

排毒功效：海蜇具有高碘、高蛋白、低脂肪、低热量的特点，有利于瘦身。经常喝酒的人多吃些，可排肾毒，减轻酒精对身体的损害。

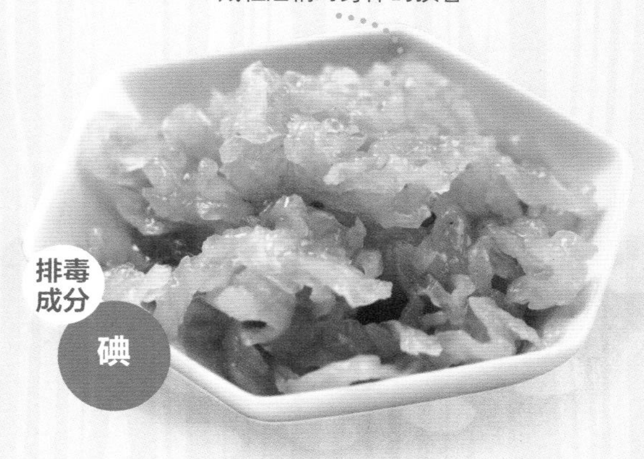

松仁海带汤

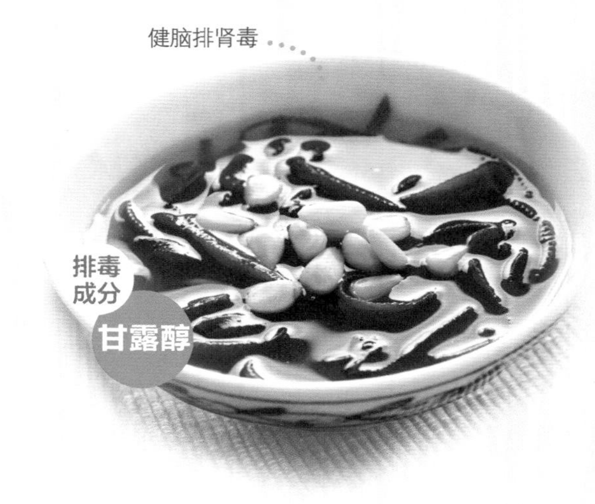

原料：松仁 50 克，黄豆 20 克，海带 100 克，鸡汤、盐各适量。

做法：❶ 松仁洗净；黄豆洗净，用水浸泡 8 小时左右。❷ 海带洗净，浸泡 2~4 小时，切成细丝。❸ 锅中放入鸡汤、松仁、黄豆、海带丝，用小火煨熟，加盐调味即可。

排毒功效：海带中的含碘量较高，能健脑益智。海带还含有大量消肿利尿的甘露醇，能排肾毒。

黑芝麻栗子糊

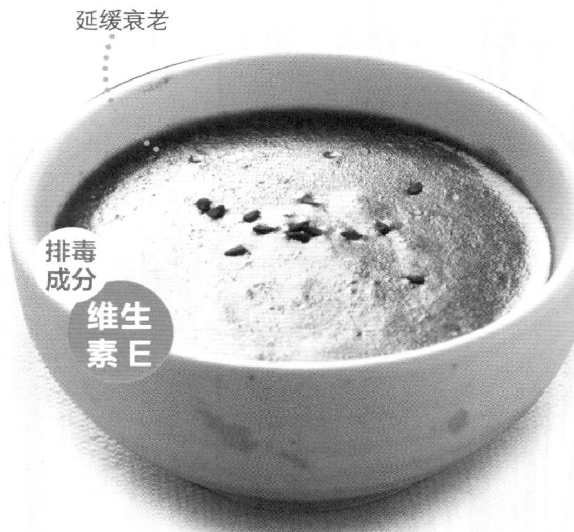

原料：黑芝麻 40 克，熟栗子 120 克。

做法：❶ 将熟栗子去壳，去皮，切成小块。❷ 黑芝麻放入锅中，小火炒香。❸ 将所有食材倒入豆浆机中，加水至上下水位线之间，启动程序，制作完成后撒少许熟黑芝麻即可。

排毒功效：《本草纲目》中对黑芝麻有“服至百日，能除一切痼疾。一年身面光泽不饥，二年白发返黑，三年齿落更生”的评论。

韭菜薹炒鱿鱼

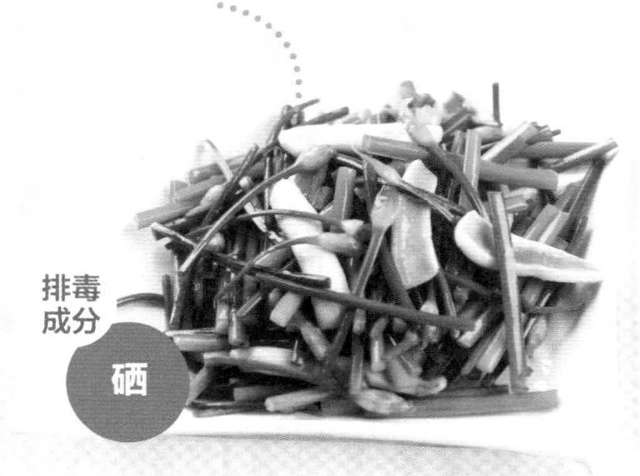

原料：鲜鱿鱼 1 条，韭菜薹 100 克，酱油、盐各适量。

做法：❶ 鲜鱿鱼剖开，收拾干净，切成粗条；韭菜薹洗净，切段。❷ 将鱿鱼条放入开水中汆烫一下，捞出。❸ 油锅烧热，放入韭菜薹段翻炒，然后放入鱿鱼条。❹ 加适量酱油、盐，翻炒均匀即可。

排毒功效：鱿鱼具有补虚养气、滋阴养颜的功效，能降低血液中胆固醇的浓度，调节血压，对预防老年痴呆症等有一定功效。

芥菜干贝汤

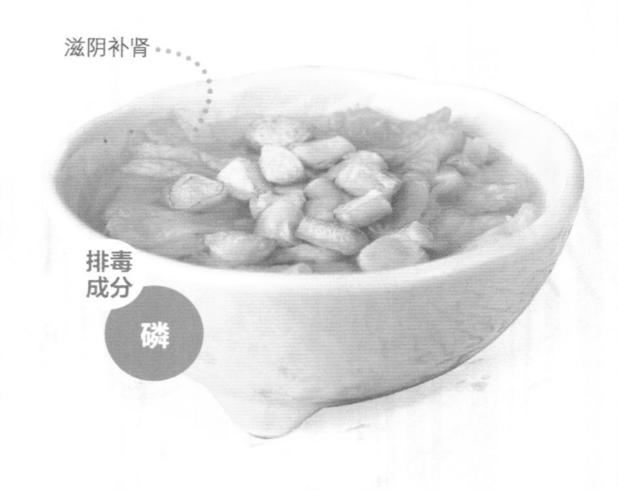

原料：芥菜 250 克，干贝 5 个，鸡汤、香油、盐各适量。

做法：❶ 芥菜洗净，切段。❷ 干贝用温水浸泡 12 小时以上，备用。❸ 干贝洗净，加水煮软，拆开干贝肉。❹ 锅中加鸡汤、芥菜段、干贝肉，煮熟后加香油、盐调味即可。

排毒功效：干贝能滋阴补肾、和胃调中，对头晕目眩、脾胃虚弱等肾毒症状有很好的排毒效果。

黑米糊

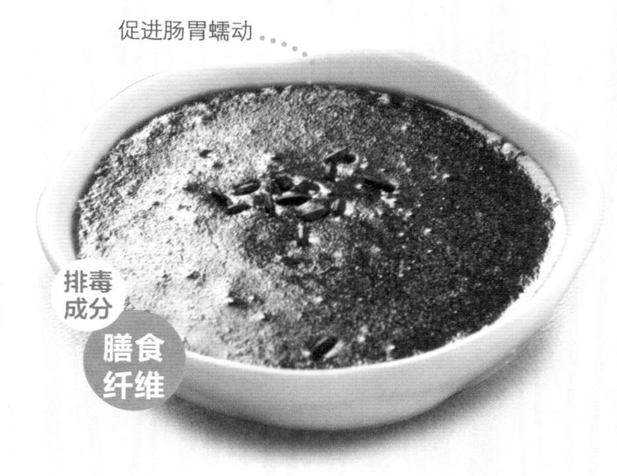

原料：黑米 50 克，红豆 30 克，栗子 25 克，白糖适量。

做法：❶ 红豆浸泡 10 小时；栗子去壳洗净。❷ 黑米淘洗干净，浸泡 2 小时。❸ 将红豆、栗子、黑米一同放入豆浆机，加水至上下水位线之间。❹ 煮熟后倒出，加适量白糖调味即可。

排毒功效：黑米富含膳食纤维，能促进肠胃蠕动，排出毒素。而且黑米补血效果十分显著。

柠檬荸荠水

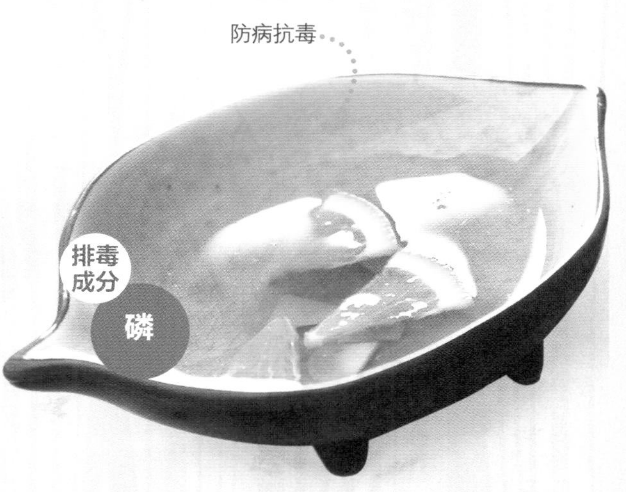

原料：柠檬 1 个，荸荠 10 个。

做法：❶ 柠檬洗净，切片。❷ 荸荠洗净，去皮，切片。❸ 锅中加适量水，放入柠檬片和荸荠片，煮 5~10 分钟即可。

排毒功效：荸荠具有益气安中、开胃消食的功效，还是很好的防病抗毒食品。

乌梅银耳红枣汤

原料：乌梅、银耳各20克，红枣100克，冰糖适量。

做法：❶乌梅、红枣浸泡好后洗净。❷银耳用温水浸泡2小时左右，去蒂，洗净。❸锅中倒水，将乌梅、红枣、银耳放入锅中，小火炖60分钟，放冰糖调味即可。

排毒功效：乌梅不仅是年轻人爱吃的小零食，也是排毒解酒的好食物，对清除口气也有很好的效果。

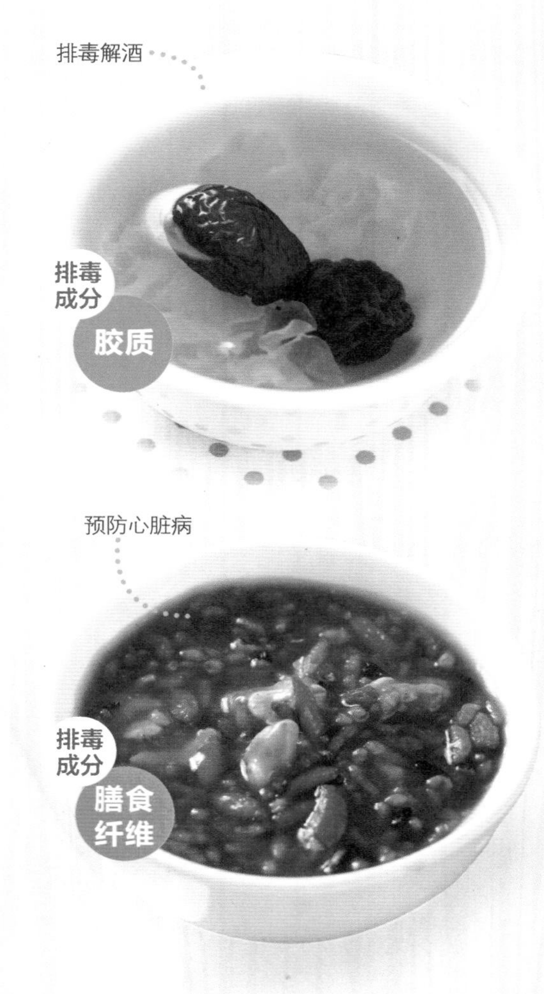

核桃仁紫米粥

原料：紫米、核桃仁各50克，枸杞子10克。

做法：❶将紫米淘洗干净，浸泡30分钟。❷核桃仁掰碎；枸杞子拣去杂质，洗净。❸将紫米放入锅中，加适量水。❹大火煮沸后，转小火继续煮30分钟。❺放入核桃仁碎与枸杞子，继续煮15分钟即可。

排毒功效：紫米和黑米都有补肾的功效，但紫米更好消化和吸收，而且紫米富含膳食纤维，能够降低血液中胆固醇的含量，有助于预防心脏病。

桑葚粥

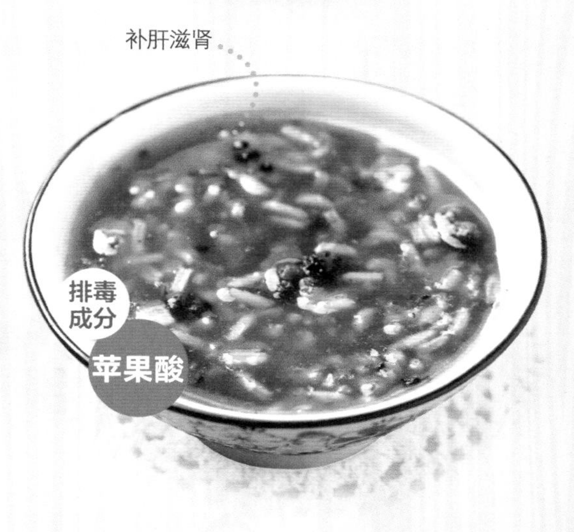

原料：桑葚50克，糯米100克，冰糖适量。

做法：❶桑葚洗净；糯米洗净，浸泡2小时。❷锅置火上，放入糯米和适量水，大火烧沸后改小火熬煮。❸待粥煮至熟烂时，放入桑葚，稍煮。❹放入冰糖，搅拌均匀即可。

排毒功效：桑葚能补肝滋肾、益血明目、祛风湿、解酒毒，对肝肾阴虚所致的视力减退、耳鸣、身体虚弱、神经衰弱等症有很好的疗效。

虾皮紫菜汤

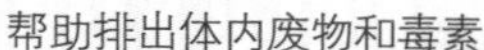
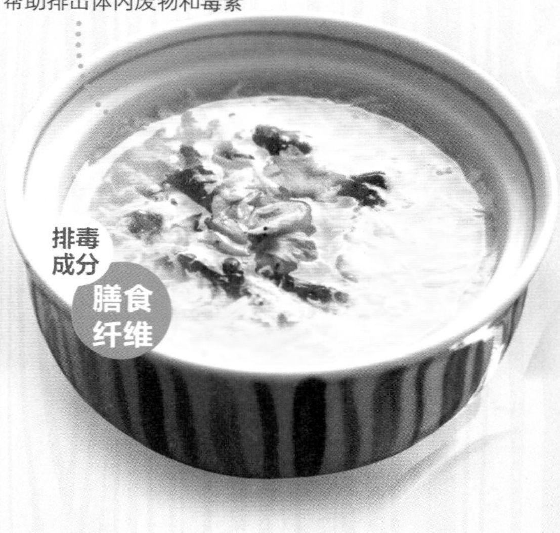

原料：紫菜10克，鸡蛋1个，虾皮、香菜、葱、姜、香油、盐各适量。

做法：❶ 虾皮洗净；紫菜撕成小块；鸡蛋打散。❷ 香菜择洗干净，切段；葱、姜切末。❸ 油锅烧热，放入姜末、虾皮略炒，加适量水煮沸。❹ 淋入蛋液，放入紫菜块、香菜段、盐、葱末、香油即可。

排毒功效：紫菜中含有丰富的膳食纤维及矿物质，能帮助排泄身体内的废物及毒素。

芦笋蛤蜊饭

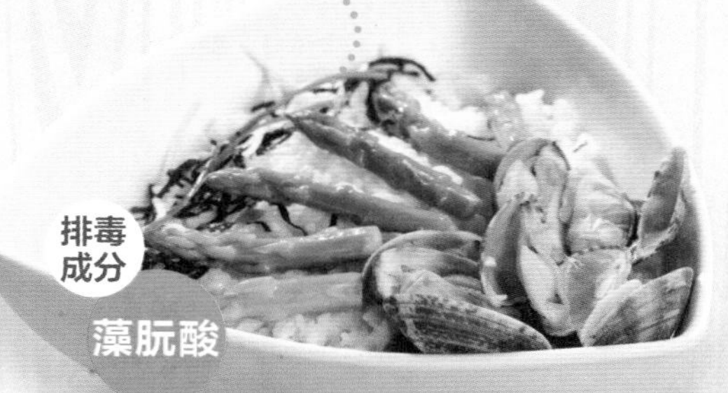

原料：芦笋6根，蛤蜊150克，海苔、大米、姜、红椒丝、白糖、醋、香油、盐各适量。

做法：❶ 芦笋洗净，切段；海苔、姜切丝，备用。❷ 蛤蜊泡水，吐净泥沙后用水煮熟。❸ 大米淘洗干净，放入电饭煲中，加适量水。❹ 将海苔丝、姜丝、红椒丝、白糖、醋、盐搅拌均匀，倒入电饭煲中；把芦笋段铺在上面，一起煮熟。❺ 将煮熟的米饭盛出，放入蛤蜊，加香油搅拌均匀即可。

排毒功效：蛤蜊味咸，有助津液、润五脏、止消渴、开胃、治水肿、化痰积的功效，能排湿毒。

黄瓜木耳汤

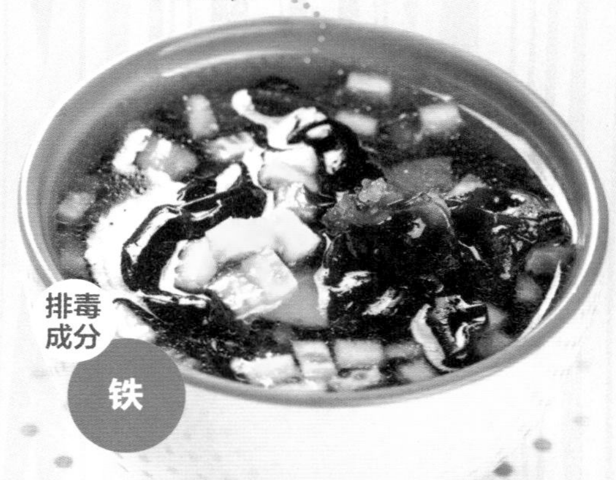

原料：黄瓜150克，木耳、盐各适量。

做法：❶ 黄瓜洗净，切成丁。❷ 木耳用凉水浸泡6小时左右，洗净，去蒂，撕小块。❸ 油锅烧热，放入木耳块翻炒，加适量水煮沸。❹ 倒入黄瓜块，加适量盐调味即可。

排毒功效：木耳富含铁，被营养学家认为是最天然、最有效的补铁食物，具有净化血液、排出毒素的作用。

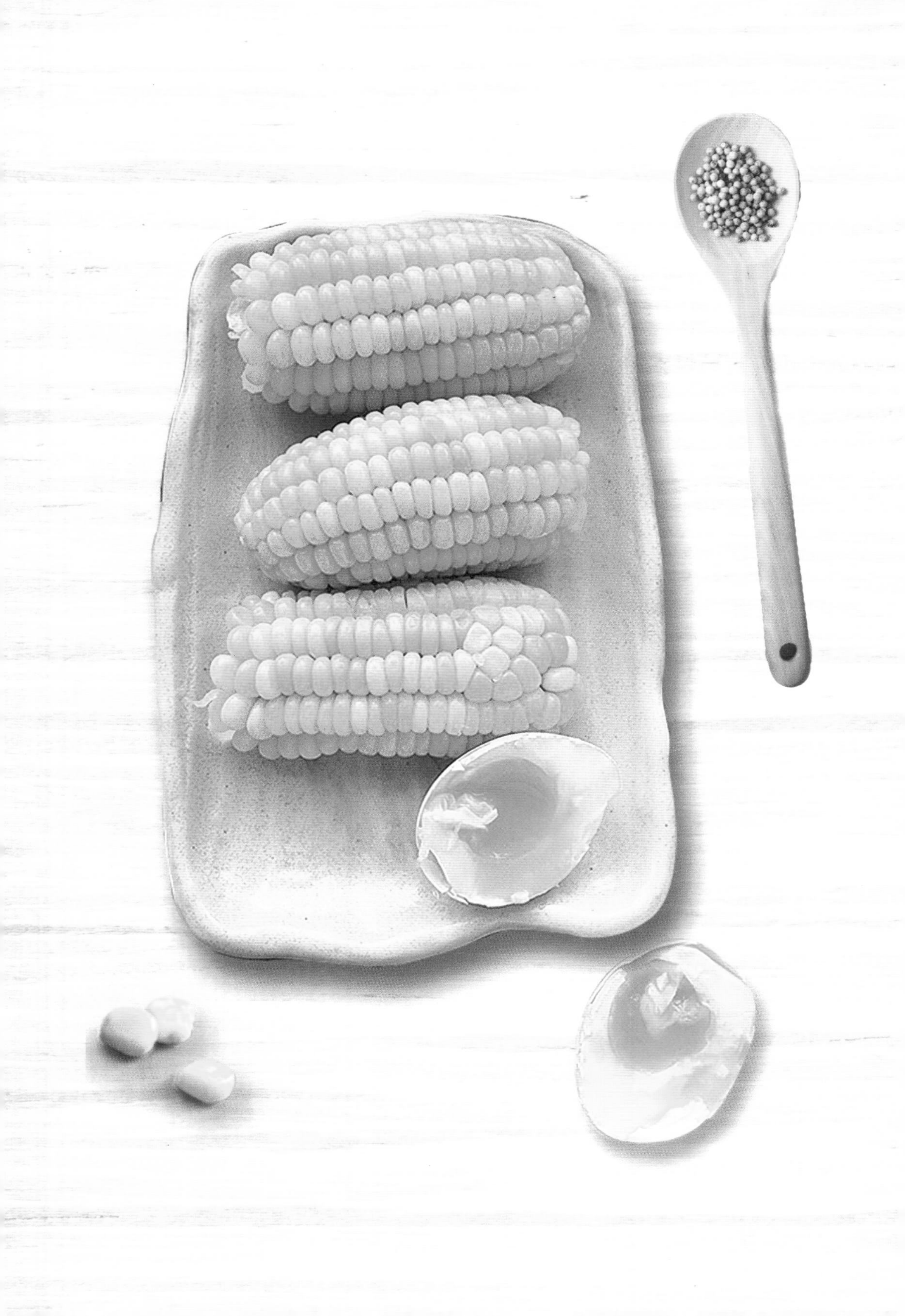

第三章

清肠排毒一身轻

肠毒是最为普遍的毒素，生活中大多数人都曾经或正在经受着便秘的苦恼，所以清肠排毒成为大家最深切的需求，可谓排出肠毒，一身轻松。清肠排毒的方法有很多，但服用泻药的方式不利于健康，常吃一些具有排毒功能的食物，可帮助清理体内垃圾，有助于身体健康。

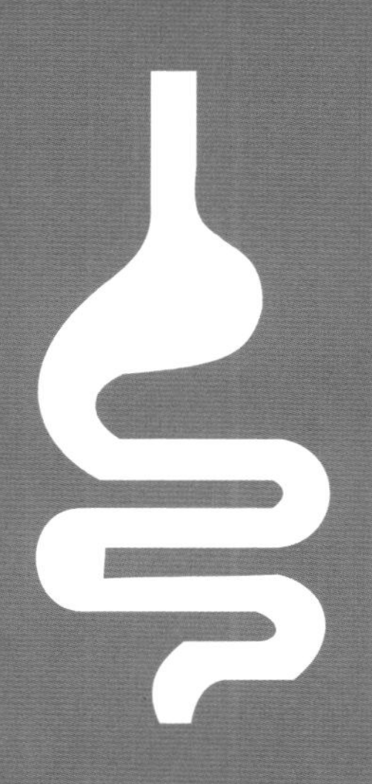

专家说：清宿便小妙招

饮食喜油腻、三餐不规律、缺乏适当的运动……这些都会引起便秘，使肠道产生毒素，久而久之，就会影响气色、身材甚至其他器官。清肠排毒当然可以采用药物，但好多药物是有毒副作用的，所以最好的方法就是通过改变生活习惯和进行食物疗法，在不知不觉中排出肠毒。下面为大家介绍几种清宿便的小妙招，对排除多余宿便和清理肠道是非常有好处的。

1 晨起喝水

早上起床后喝杯水，不仅能及时排除粪便，还能排出夜晚代谢废物，让身体舒畅一整天。

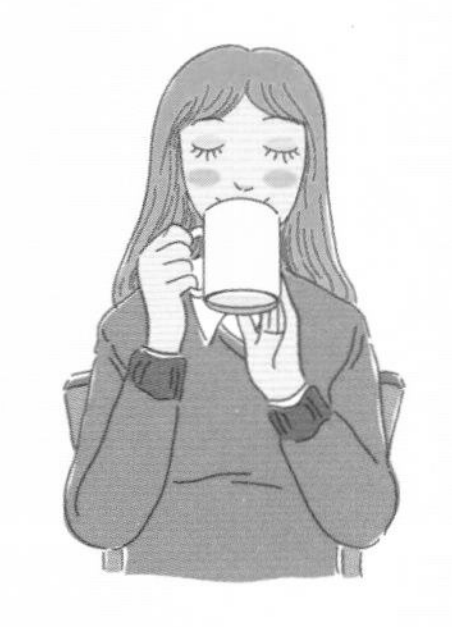

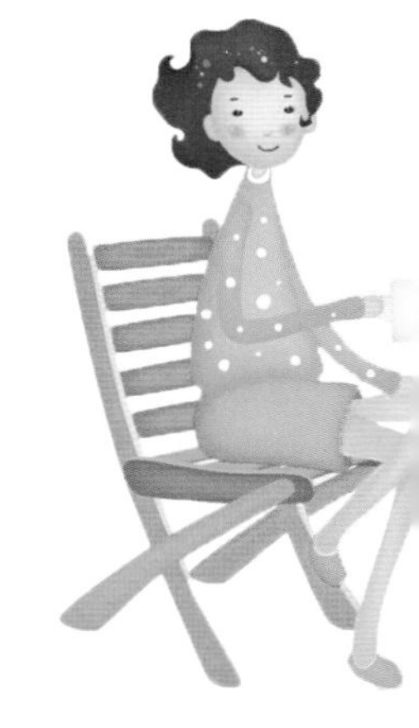

2 多吃蔬果

平时要多吃含膳食纤维的蔬菜和水果，如芹菜、菠菜、苹果、香蕉等。

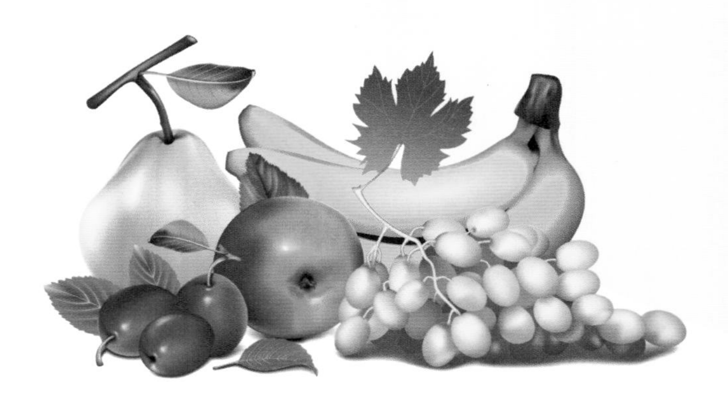

7 保持好心情

要有愉悦的情绪。肠道是人的“第二大脑”，情绪的好坏关乎肠道的安危和消化功能的健全。

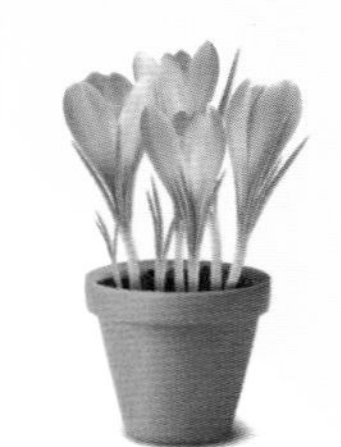

6 适度运动

坚持适度的运动，能促进肠道蠕动，使肠道内菌群保持平衡，防止肠道老化。

5 少吃辛辣

辣椒的辛辣味道会刺激胃肠黏膜，长期食用会导致胃肠功能紊乱，影响胃肠蠕动，进而导致便秘。

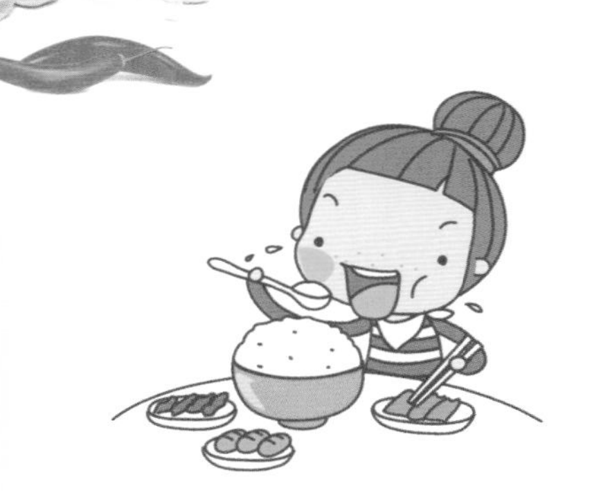

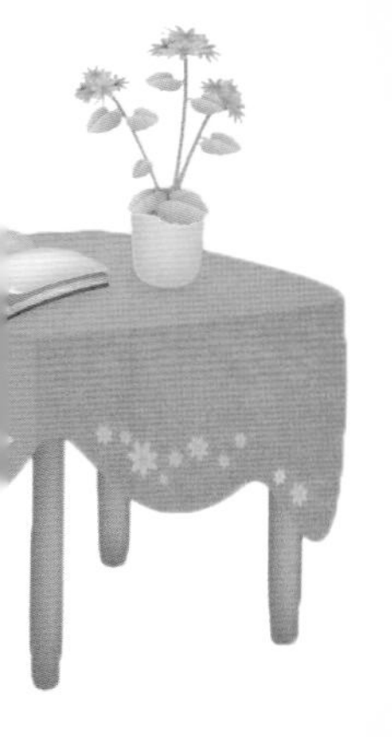

4 粗细粮搭配

精加工米面中大部分维生素已经流失，剩下的几乎都是碳水化合物。碳水化合物进入胃肠道需要大量的水，易导致便秘。

3 按时排便

每天晨起或早饭后或睡前按时解大便，不管有无便意都要按时去厕所。只要长期坚持，就会养成按时排便的习惯。

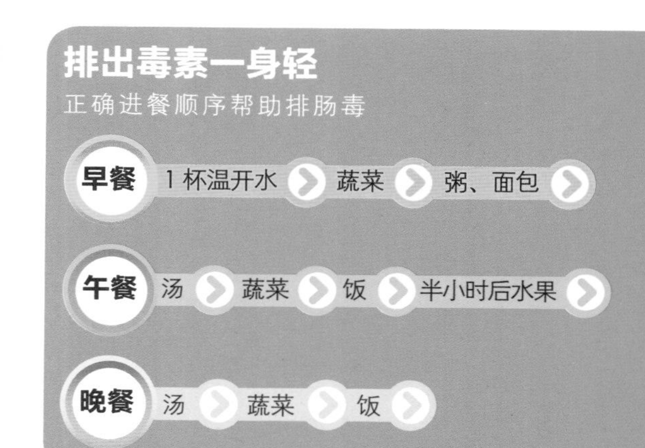

肠排毒信号 1：便秘

便秘是肠排毒的重要信号，也是非常普遍的一种症状，可以影响各个年龄段的人。生活中很多食物对非功能性便秘都有调节作用，便秘者不妨试试。

燕麦

燕麦富含膳食纤维、B 族维生素、维生素 E 以及氨基酸。其富含的可溶性膳食纤维可加快肠胃蠕动，帮助排便，还有助于排出胆固醇。其含有的皂苷可调节肠胃功能。

这样做最排毒

未经加工的燕麦虽然口感一般，但营养价值高，用小火煮出的燕麦粥，有利于吸收和排毒。上班族可以喝燕麦片，简单快捷，是不错的选择。

燕麦排毒宜注意

燕麦不要作晚餐食用，最好作早餐食用，因为早上是排毒的最佳时机。每次食用量不宜过多，以 40 克为宜，小孩或者老人还应更少，以免引起胃肠不适。将燕麦片与奶粉按照 2:1 的比例冲调，口味更好。

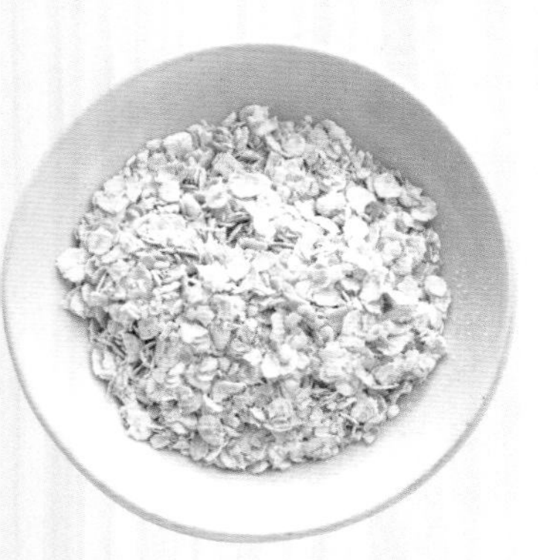

搭配宜忌

宜 牛奶 适合早餐食用 补钙清肠

忌 红薯 容易导致胃部不适 影响消化

燕麦南瓜粥

原料：燕麦、大米各 50 克，南瓜 30 克。

做法：❶ 南瓜洗净削皮，切成小块；大米、燕麦洗净，浸泡半小时。❷ 锅中放大米、燕麦及适量水，大火煮沸后换小火煮 20 分钟；然后放入南瓜块，继续用小火煮 10 分钟至熟烂即可。

排毒功效：燕麦是公认的防治便秘的食材，与南瓜搭配，营养价值更高。

酸奶

酸奶中对人体有益的脂肪酸和果聚糖含量极高，可以提高人体免疫力。果聚糖有助于保持肠道内菌群的平衡，改善便秘、腹泻、肠炎等情况。酸奶富含B族维生素，常喝酸奶能提高人体抵御辐射损伤的能力。

这样做最排毒

饭后半个小时到两个小时之间喝酸奶，能有效促进胃肠蠕动，抵抗有害菌，改善胃肠环境。

不同时间喝酸奶对健康的影响不同。早餐后喝酸奶最排毒，晚上喝酸奶最补钙。

酸奶排毒宜注意

不要空腹喝酸奶。酸奶中有益身体的乳酸菌不耐受胃液，空腹喝酸奶，胃酸会使乳酸菌失去活性，使酸奶失去排肠毒的效果。

每天喝一两杯即可。酸奶不宜多喝，每天早上一杯，晚上再喝一杯，这样的搭配最为理想，可以调节肠道菌群。

搭配宜忌

宜
香蕉
促进肠胃蠕动
润肠
通便
忌
香肠
容易生成
亚硝酸胺
影响
健康

提高肠胃菌群
活跃度
排毒
成分
果聚糖

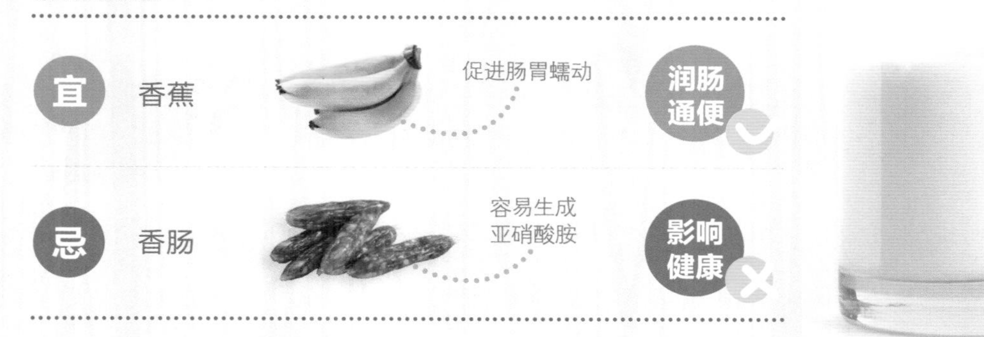

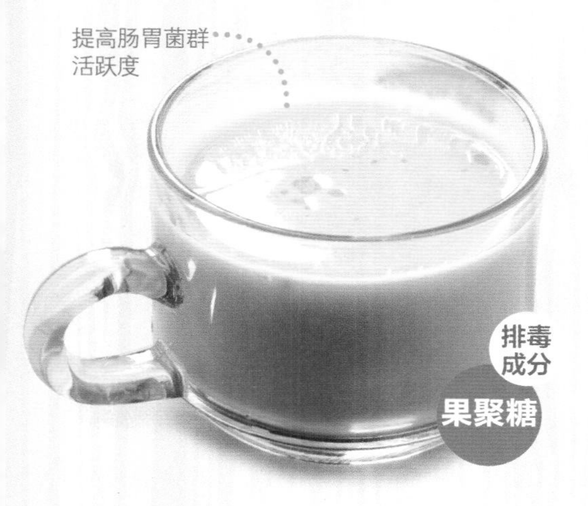

香蕉酸奶汁

原料：香蕉1根，酸奶200毫升。

做法：❶ 香蕉去皮，切成小块。❷ 将香蕉块、酸奶放入榨汁机中，加水至上下水位线之间，榨汁即可。

排毒功效：香蕉具有清热润肠的功效，能促进肠胃蠕动；酸奶中的果聚糖能提高肠胃菌群的活跃度，缩短排泄物在结肠内的停留时间，预防毒素沉积。

苹果

苹果是一种低热量食物，其所含的膳食纤维多为可溶性膳食纤维，易被身体吸收。苹果中还含有丰富的维生素 C，能提高机体免疫力，增强细胞的抗氧化能力，对于保护消化道黏膜健康有重要意义。

这样做最排毒

苹果中的维生素、果胶、抗氧化物质等营养成分多含在皮和近核部分，把苹果洗干净食用，尽量不要削去表皮。每天吃一个即可。

苹果排毒宜注意

晚餐后吃水果不利于消化。吃苹果最好选择在下午前，可在饭前半小时，或者两餐之间食用。苹果促进胃肠蠕动的效果非常明显，便秘者可以偶尔有一两天空腹吃一个苹果。

搭配宜忌
宜 胡萝卜
补虚
润燥
润肺又润肠
宜 南瓜
清肠、强健心脏
保护
心脏

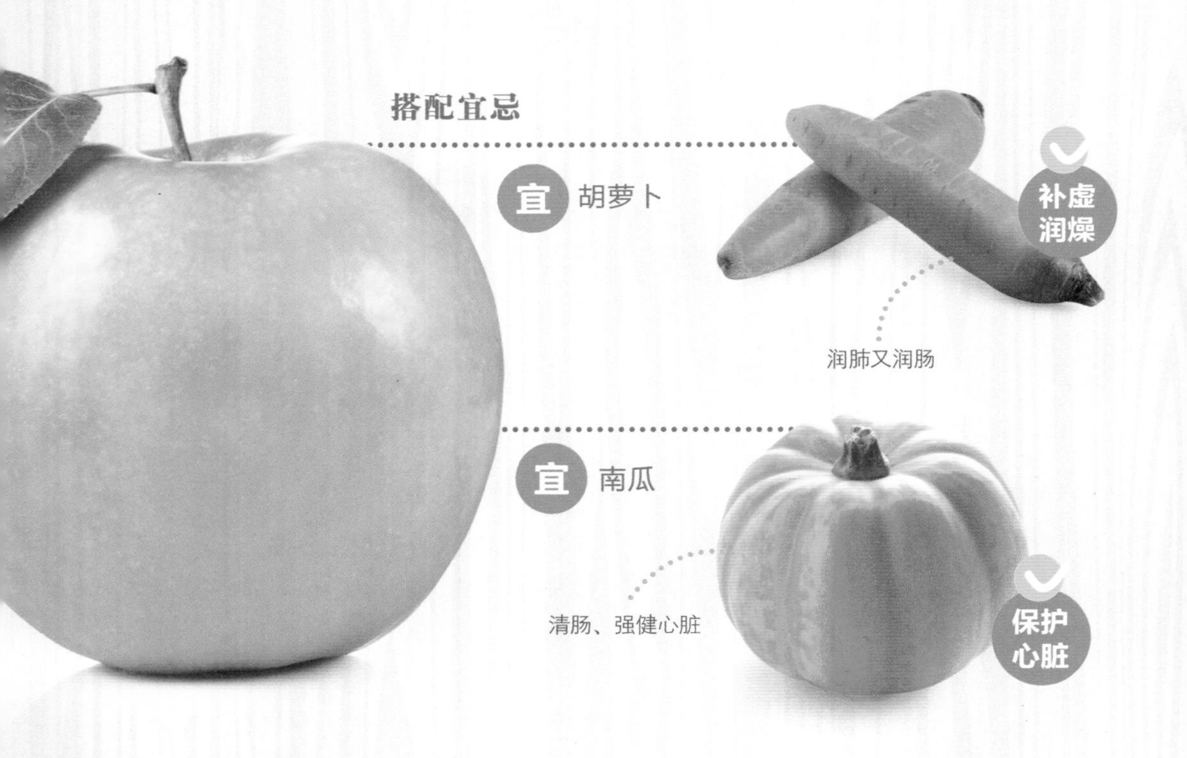

苹果能促使脂肪分解，经常食用苹果可以防止肥胖。

减肥的人，可以吃一些苹果帮助改善身体状况。

葡萄干苹果粥

原料：大米 50 克，苹果 1 个，葡萄干 20 克，蜂蜜适量。

做法：❶ 大米洗净沥干，备用；苹果洗净去皮，切成小方丁，立即放入清水锅中，以免氧化后变成褐色。❷ 锅内再放入大米，加适量清水大火煮沸，改用小火熬煮 40 分钟，晾温后加入蜂蜜、葡萄干搅匀即可。

排毒功效：苹果和葡萄干中含有膳食纤维、果胶及果酸，有助于排毒排便，缓解便秘。

苹果芹菜汁

原料：苹果 1 个，芹菜 50 克。

做法：❶ 芹菜择洗干净，切成小段。❷ 苹果洗净，去皮，去核，切成小块。❸ 将芹菜段、苹果块放入榨汁机中，加适量温开水，榨汁即可。

排毒功效：苹果和芹菜搭配，膳食纤维含量更加丰富，能够带走肠道内大部分毒素。

苹果玉米汤

原料：苹果 2 个，玉米 1 根。

做法：❶ 苹果、玉米切段。❷ 把玉米、苹果放入汤锅中，加适量水，大火煮开，再转小火煲 40 分钟即可。

排毒功效：此汤含有丰富的钾、铁及膳食纤维，有利于预防和缓解便秘和高血压。

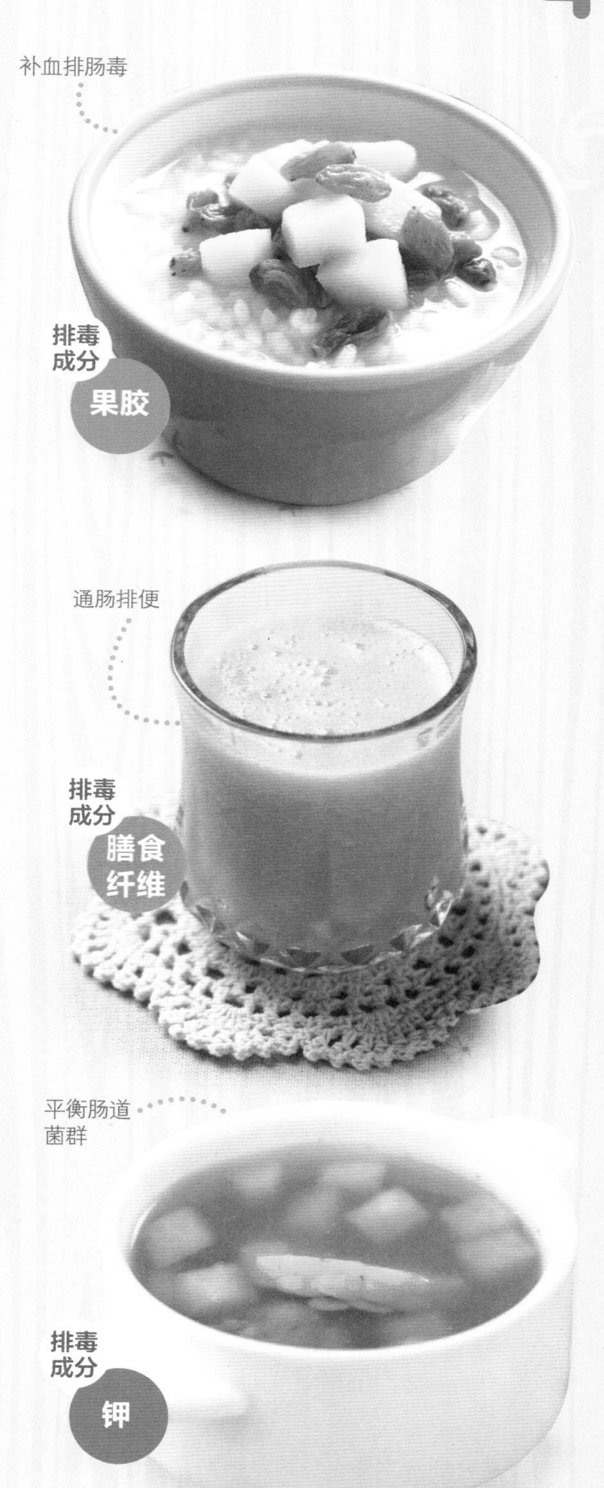

白菜

白菜中起到排肠毒效果的营养成分为膳食纤维和水分，这是便秘人群最易缺乏的两种营养。与白菜同科属的蔬菜，如小白菜、油菜等，都含有膳食纤维，便秘者可适当轮换食用。白菜几乎没有禁忌，大部分人都可以食用。

这样做最排毒

白菜适合煮汤，其含有的膳食纤维和矿物质在经过烹煮以后，更容易被胃肠吸收。午餐或晚餐时，先喝 1 碗白菜汤，再吃饭，能促进大便排出。生食白菜可以最大限度地保存白菜中的维生素，能缓解胃肠细胞所受的伤害，保护胃肠黏膜。

白菜排毒宜注意

白菜性微寒，脾胃虚寒者不宜生吃，容易加重脾胃虚寒症状。适当吃些白菜根，有清热利水的功效。将白菜根洗净，切片，与姜、葱白等煎汤服用，可缓解胃热阴伤型便秘。

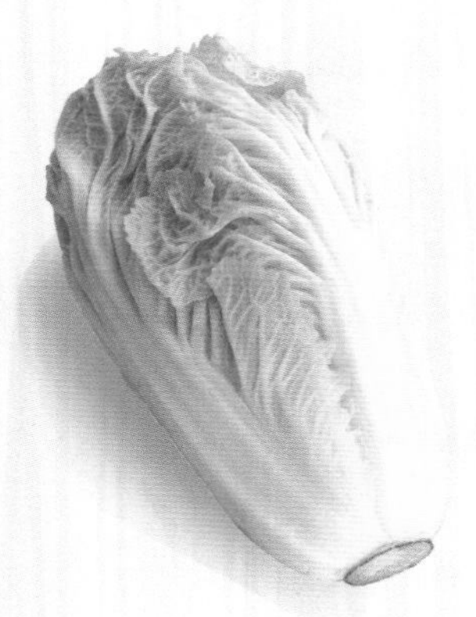

搭配宜忌

宜 豆腐

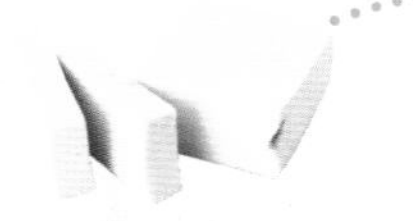

补钙又清肠

清理肠胃

忌 山竹

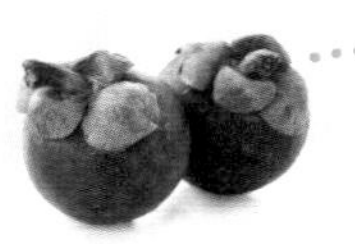

易出现肠胃不适

刺激肠胃

白菜炖豆腐

原料：白菜、豆腐各 200 克，葱段、姜片、蒜片、盐、白胡椒粉、枸杞子各适量。

做法：❶ 白菜洗净，切片；豆腐洗净，切块。❷ 油锅烧热，放葱段、姜片、蒜片炒香，加适量水，放豆腐块、白菜片、枸杞子，炖至熟透。❸ 加入盐、白胡椒粉调味即可。

排毒功效：白菜富含膳食纤维，与豆腐搭配能弥补所含蛋白质不足的问题，而且豆腐可利于清肠胃。

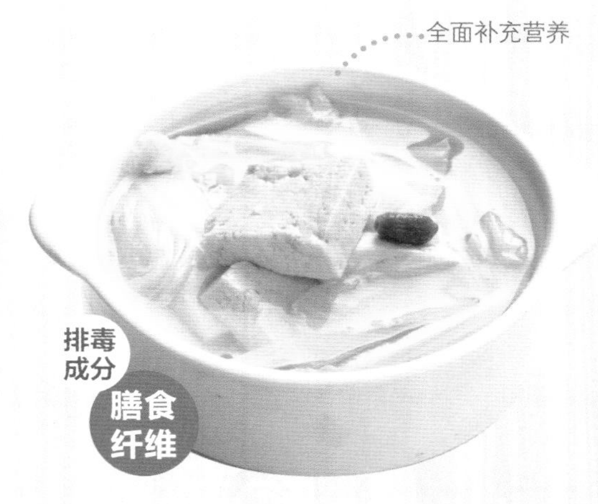

全面补充营养

排毒成分 膳食纤维

白萝卜

白萝卜有通气、润燥的作用，而且含有丰富的水分，可促进肠蠕动。白萝卜中，尤其是萝卜叶还含有丰富的芥子油，能够增强食欲，所含的膳食纤维还能促消化。白萝卜可生食，也可以炒、煲汤，能入肝、胃、肺、大肠经，是排肠毒、润肺的食疗佳品。

这样做最排毒

生白萝卜中的芥子油成分有一定的刺激性，而炖煮后的白萝卜保留了大部分营养，去除了刺激性，更适合通利肠道。白萝卜与雪梨一起榨汁饮用，可改善结肠干燥引起的便秘。

白萝卜排毒宜注意

白萝卜味辛辣，不要空腹食用，容易对胃肠黏膜产生刺激，导致胃肠不适。不过，在摄入了大量肉类后，可以生吃两片白萝卜，会非常清爽，也有助于肉类的消化。

搭配宜忌

宜
海带
帮助排出
肠毒
润燥
生津
忌
人参
会抵消人参的功效
降低
营养

补中益气
排毒
成分
芥子油

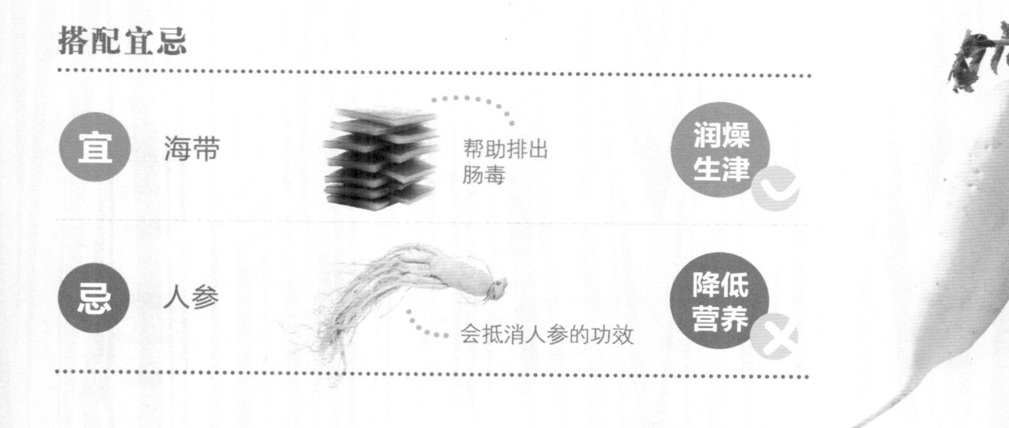

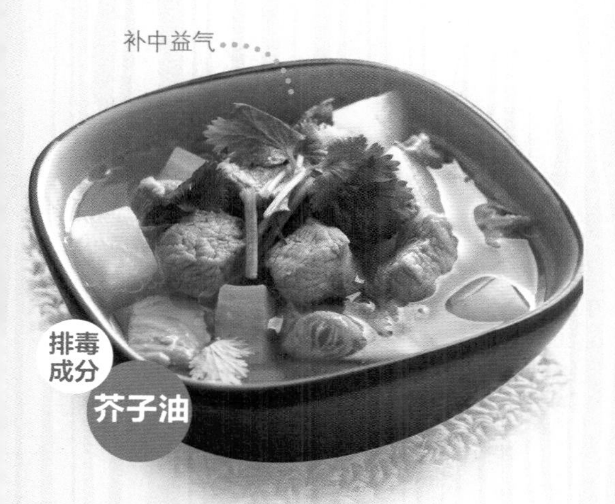

白萝卜炖羊肉

原料：白萝卜500克，羊肉250克，葱段、姜片、八角、料酒、盐、香菜段各适量。

做法：❶ 将羊肉洗净，切块；白萝卜洗净，去皮，切块。❷ 油锅烧热，加葱段、姜片翻炒，放羊肉块继续翻炒。❸ 加适量水，大火烧开，加料酒后用小火慢炖。❹ 羊肉块六成熟时加白萝卜块炖至食材烂熟，加盐调味，撒上香菜段即可。

排毒功效：有补中益气的功效。

竹笋

竹笋包括冬笋、春笋等，都含有丰富的膳食纤维、磷、钾等营养素，能够促进胃肠蠕动，而且鲜嫩清香，很适合搭配肉类一起食用。竹笋适合大部分人食用，每次以不超过 200 克为宜，以免肠蠕动过于剧烈，引起胃肠不适。

这样做最排毒

竹笋适合与肉类搭配，因为其草酸含量非常高，单独食用有苦涩味，而与肉类同炒，味道特别鲜美。竹笋做汤最排毒，与肉类搭配煮汤，既能促进胃肠蠕动，又有助于补充肠道水分，有利于排肠毒。

竹笋排毒宜注意

竹笋中含有丰富的草酸，烹制前先用沸水焯 5 分钟，可去除草酸。竹笋要现买现吃，竹笋的生长力非常强，被采摘后依然会生长，保留时间越长，其中不能被消化吸收的木质素越多。

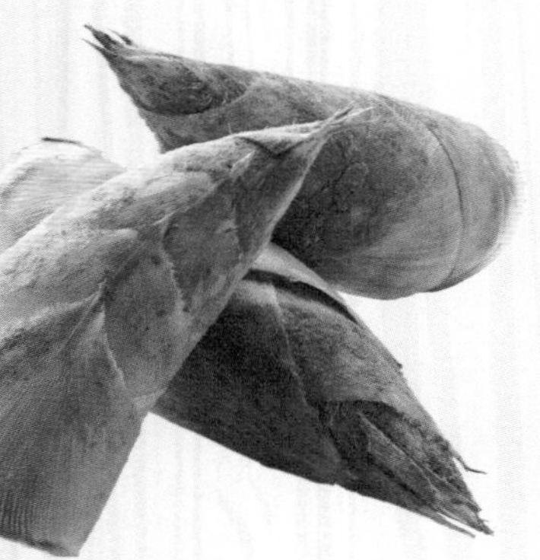

搭配宜忌

牡蛎

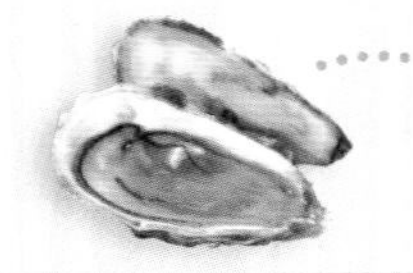

维护消化系统健康

清除肠毒

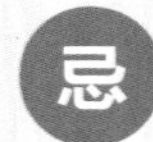

辣椒

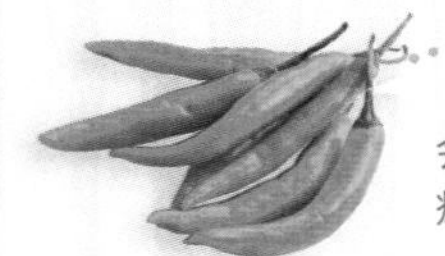

会增加上火症状

竹笋芹菜肉丝汤

原料：竹笋、芹菜各 100 克，牛肉 50 克，盐、高汤各适量。

做法：❶ 将竹笋洗净，切丝，放入沸水中焯 5 分钟；芹菜择洗干净，切段；牛肉洗净，切丝。❷ 油锅烧热，放入牛肉丝翻炒至变色，加入竹笋丝、芹菜段翻炒。❸ 加入高汤，小火炖 20 分钟，加盐调味即可。

排毒功效：竹笋与牛肉搭配，既能补充蛋白质，又能提供充足的膳食纤维，营养更均衡。

营养均衡排肠毒

排毒成分 膳食纤维

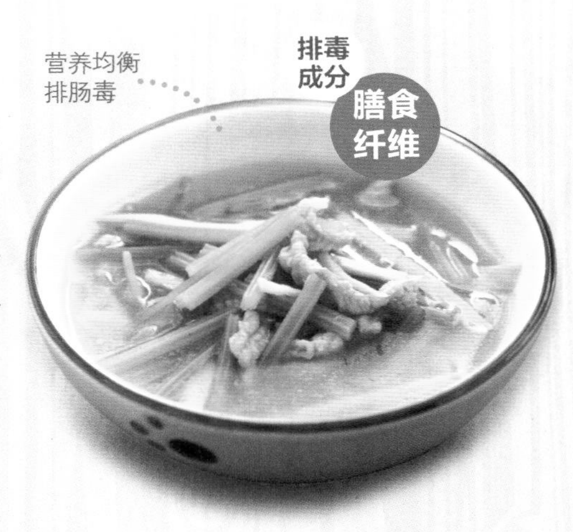

坚果

坚果包括很多品种，如葵花子、核桃、杏仁、花生等，所有坚果所含膳食纤维都很高。坚果中的膳食纤维与油脂共同作用，有很好的润肠效果，对防治便秘非常有益。坚果每天不必吃太多，一小把即可，否则容易摄入过多热量。

这样做最排毒

饭中吃坚果最佳，这样有利于增加饱腹感，特别是像杏仁、榛子等富含膳食纤维的坚果。可以通过煮粥、做坚果糕点等方式摄入。果仁和大米搭配煮粥，最养胃肠。每天喝一碗，暖胃又养身。

坚果排毒宜注意

一定要注意食用量，不宜吃太多，核桃、碧根果等每天吃四五个即可，葵花子、花生等小果仁每天可吃 1 小把。

搭配宜忌

宜
酸奶
维护消化系统健康
清除肠毒
忌
浓茶
增加肠胃负担
消化不良

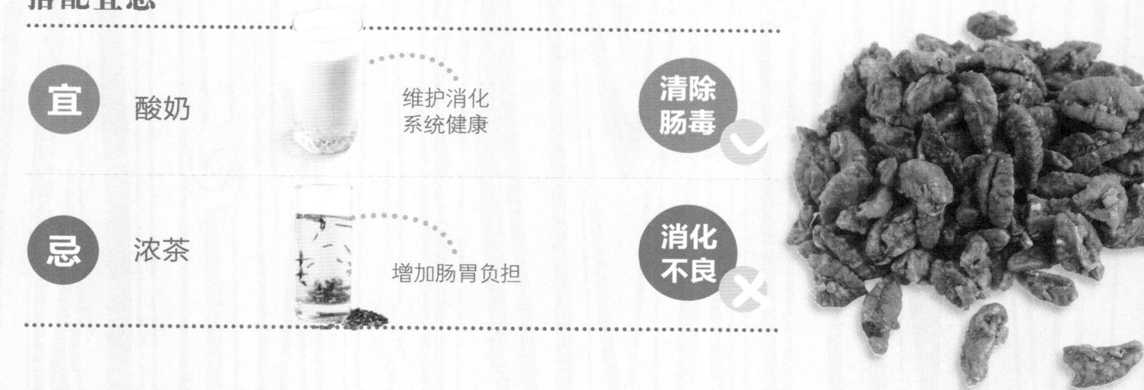

五仁大米粥

原料：大米 100 克，黑芝麻、核桃仁、杏仁、花生、葵花子仁、冰糖各适量。

做法：❶ 黑芝麻、核桃仁、杏仁、花生、葵花子仁混合后碾碎；大米洗净。❷ 大米煮成稀粥，加入冰糖，待其溶化后起锅，将五仁碎屑撒在粥上即可。

排毒功效：坚果润肠通便，可以帮助身体排出体内多余的废物，起到治疗便秘的作用。

润肠排毒
排毒成分
油脂

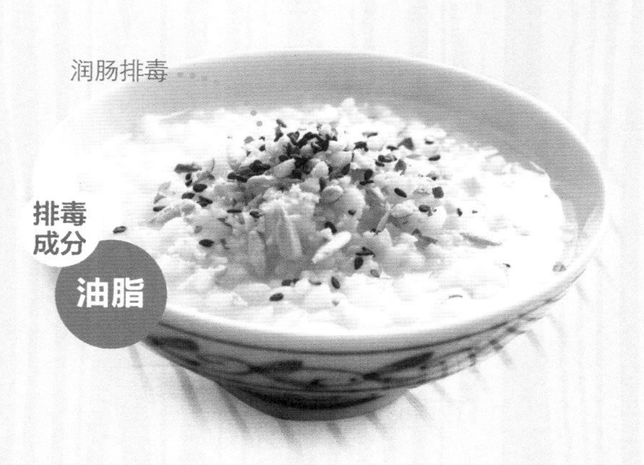

绿叶蔬菜

绿叶蔬菜是所有绿色带叶蔬菜的统称，如菠菜、油菜、油麦菜、韭菜等都属于绿叶蔬菜。绿叶蔬菜中含有丰富的膳食纤维、维生素 C、胡萝卜素，以及矿物质和水，是人类饮食结构中不可或缺的一部分。每个人每天最好摄入 500 克蔬菜，其中有一半是绿色蔬菜最好。

这样做最排毒

绿叶蔬菜可生食，也可以烹制后再食，这样胃肠更容易接受，蔬菜也更容易被消化，而且也有助于杀菌。蔬菜生食能最大限度地保留其原有营养，但是在生食之前，最好将洗好的蔬菜放到淡盐水中浸泡 10~15 分钟以清除菜叶上残留的有害物质。

绿叶蔬菜排毒宜注意

绿叶蔬菜中的维生素大多是水溶性维生素，在烹制过程中可能会流失，所以要大火快炒，才能最大限度地减少营养素的流失。

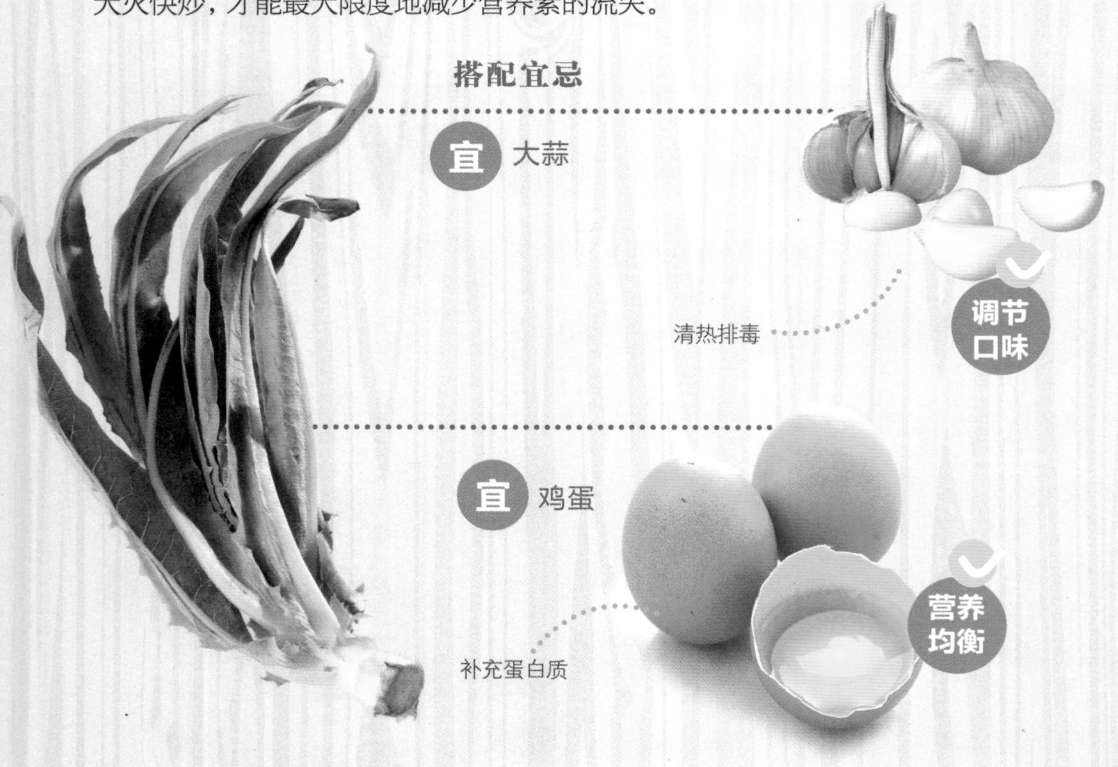

绿叶蔬菜富含膳食纤维，对控制体重大有裨益。

减肥者可以多吃清炒的绿叶蔬菜。

韭菜炒鸡蛋

补营养促排便

排毒成分 膳食纤维

原料：鸡蛋 2 个，韭菜 300 克，盐适量。

做法：❶ 韭菜洗净，切小段。❷ 鸡蛋磕入碗中，打散。❸ 油锅烧热，倒入鸡蛋液，炒至成形时，倒入韭菜翻炒均匀。❹ 出锅前加盐调味即可。

排毒功效：韭菜富含膳食纤维，能促进排便，与鸡蛋搭配可补充氨基酸和矿物质，容易被肠胃接受。

麻酱油麦菜

平衡肠道菌群

排毒成分 维生素C

原料：油麦菜 200 克，盐、蒜末、芝麻酱各适量。

做法：❶ 将油麦菜洗净，放入淡盐水中浸泡 3~5 分钟，再冲洗干净，切长段备用。❷ 芝麻酱加入凉开水稀释，用筷子沿一个方向搅拌成均匀的麻酱汁，加盐调味。❸ 将调好的芝麻酱淋在油麦菜上，撒蒜末，食用时拌匀即可。

排毒功效：油麦菜含有丰富的维生素和膳食纤维，水分也比较充足，有清燥润肠通便的功效。

蒜蓉茼蒿

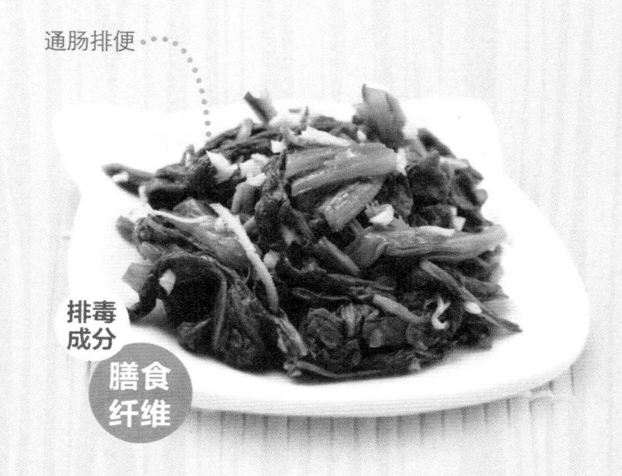

原料：茼蒿 200 克，蒜末、盐适量。

做法：❶ 茼蒿洗净切段。❷ 油锅烧热，放入蒜末煸香，倒入茼蒿炒至变色。❸ 出锅前加盐调味即可。

排毒功效：茼蒿中含特殊香味的挥发油，可消食开胃，并且含有丰富的膳食纤维，可以促进肠道蠕动，帮助人体及时排出毒素。

肠排毒信号 2：口腔溃疡

口腔溃疡常常与便秘同时发生，中医认为，口腔溃疡是阴虚的表现，往往还伴随着口臭、牙龈红肿、嘴唇干裂、慢性咽炎等症状。饮食对口腔溃疡影响很大，可通过补充富含维生素和矿物质的食物来缓解。

绿豆

绿豆是夏季解暑盛品，可清暑开胃。口腔溃疡创面常有细菌感染，导致创面不易愈合，而绿豆对创面常见的葡萄球菌和病毒有抑制作用，能促进创面快速恢复。

这样做最排毒

绿豆的清热之功在皮，解毒之功在肉，所以夏季煮绿豆汤解暑气最好。绿豆性微寒，阴虚之人食用绿豆汤时宜与大米搭配煮粥，既能养胃，又有排毒功效。

绿豆排毒宜注意

绿豆不宜煮得过烂，因为绿豆中的维生素和有机酸在持续的高温加热中易被破坏，从而降低绿豆的清热解毒效果。

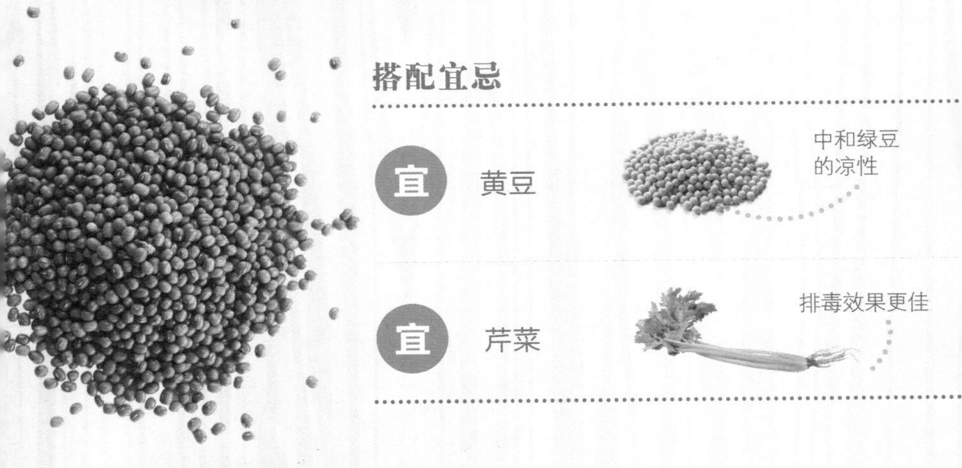

枣莲三宝粥

原料：绿豆 30 克，大米 50 克，莲子 5 个，红枣 2 颗，红糖适量。

做法：❶ 绿豆、大米、莲子、红枣分别洗净；绿豆、莲子用开水闷泡 1 小时。❷ 将绿豆、莲子放锅中，加水烧开，再加入红枣和大米，用小火煮至粥稠，加适量红糖调味即可。

排毒功效：绿豆可缓解夏季身热口渴、赤尿或头晕乏力等不适，对口腔溃疡有食疗效果。

西红柿

西红柿中的类黄酮和维生素 C 成分，能强健血管，提高皮肤抵抗力。研究发现，每人每天食用 50~100 克新鲜西红柿，就能满足身体对维生素 C 以及钾、锌、锰等矿物质的需要。每天含些西红柿汁，使其接触口腔溃疡疮面，每次数分钟，每天数次，有助于创面愈合。

这样做最排毒

生食西红柿是最补充维生素 C 的方法，可凉拌，也可以制成沙拉。西红柿中的番茄红素在加热后活性大大提高，因此，想要获得抗衰老的效果，最好将西红柿加热后食用，如炒食、炖煮等。

西红柿排毒宜注意

不宜空腹生食西红柿，会对胃黏膜产生刺激，导致胃酸分泌增多，令胃肠不适。其中的番茄红素遇光、热和氧气易分解，失去保健作用，应避免长时间高温加热。

搭配宜忌

宜
鸡蛋
补充充足
维生素
老少
皆宜
忌
鱼肉
影响对铜
的吸收
降低
营养

缓解口腔溃疡
排毒
成分
维生
素 C

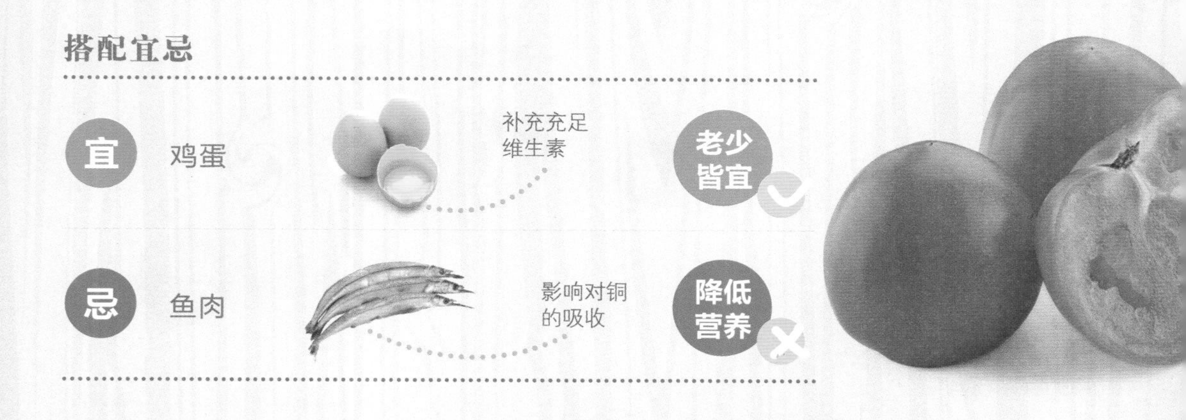

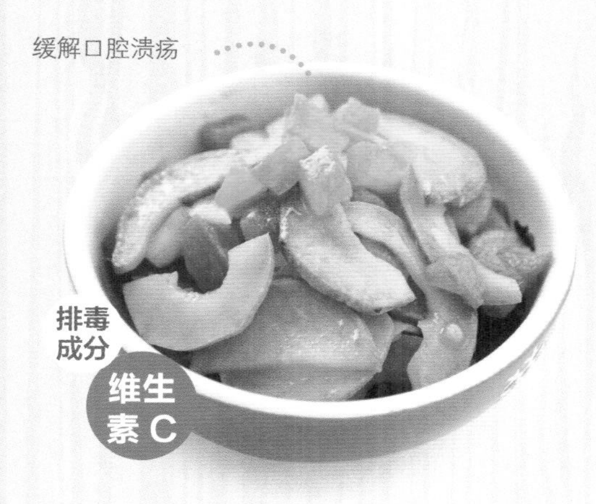

西红柿炒西葫芦

原料：西红柿 1 个，西葫芦半根，葱花、盐、香油各适量。

做法：❶ 西红柿洗净，切丁；西葫芦洗净，切片。❷ 锅油烧热，将葱花放入锅中爆香，再将西葫芦片放入锅中翻炒，加盐调味。❸ 将西红柿丁放入锅中，继续翻炒，出锅前放入香油调味即可。

排毒功效：此菜富含维生素 C 和膳食纤维，可降低因便秘引起的火气，缓解口腔溃疡。

胡萝卜

胡萝卜中含有的胡萝卜素有助于修复上皮细胞，常食胡萝卜对口腔溃疡恢复非常有益。胡萝卜性平，味甘，有清热解毒的功效，也很适合降胃火。胡萝卜很适合与肉类一起炒、炖，更有利于营养物质的吸收，经常食用还能保护视力，可预防视力下降。

这样做最排毒

胡萝卜需要与富含油脂的食物同吃。胡萝卜中的胡萝卜素属于脂溶性物质，只有溶解在油脂中才能在人体中转变成维生素 A。有研究发现，每天吃两根胡萝卜，可使血中胆固醇降低 10%，有助于清理血液，保护血管，预防心脏疾病和肿瘤。

胡萝卜排毒宜注意

胡萝卜素主要存在于胡萝卜的细胞壁中，而细胞壁由膳食纤维构成，只有切碎、煮熟后使细胞壁破碎，营养素才能释放出来，所以做馅或切丝炒制最好。

搭配宜忌
宜 橙子
保护口腔
适合榨汁饮用
忌 红枣
降低营养
损害红枣中的营养

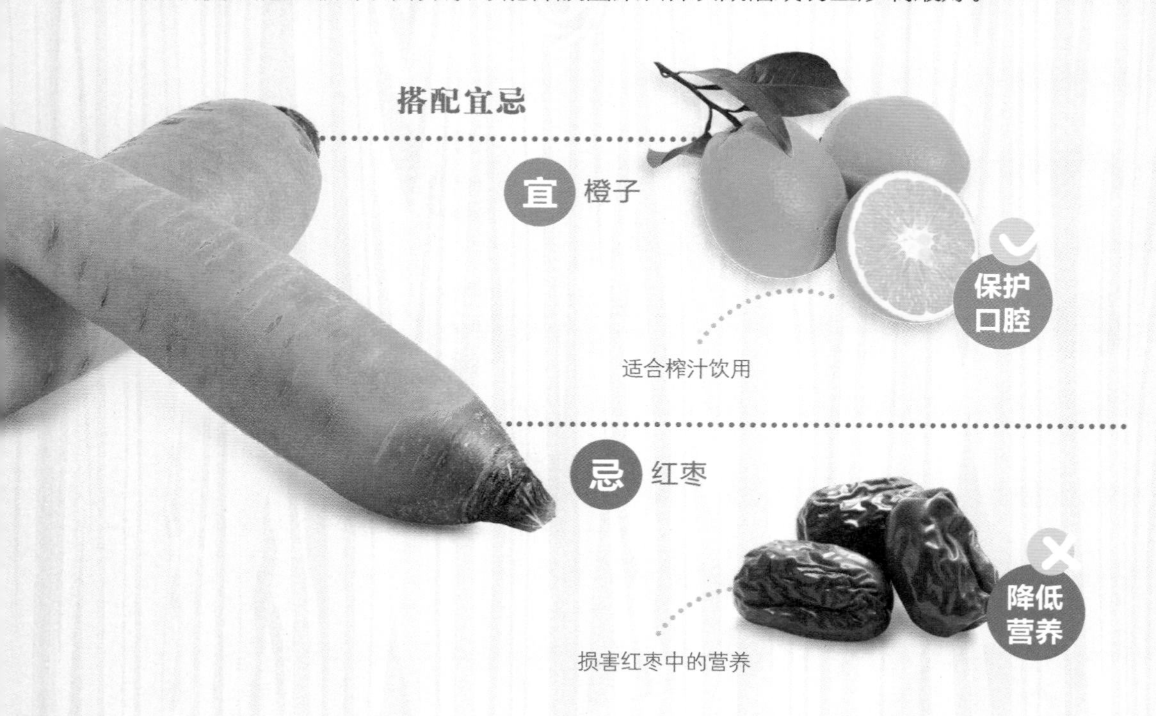

胡萝卜富含胡萝卜素和叶黄素，可保护视力，让眼睛更明亮。
经常用眼的人，多吃胡萝卜可预防眼疲劳。

胡萝卜炖牛肉

原料：牛腱肉 300 克，胡萝卜 150 克，葱段、姜片、八角、酱油、料酒、盐各适量。

做法：❶ 将牛腱肉洗净，切块；胡萝卜洗净，切块。❷ 油锅烧热，放入葱段、姜片煸炒出香味，再放入牛肉块煸炒片刻，然后放入八角、料酒、酱油、盐及适量水，大火煮至水开。❸ 改小火炖至肉八成熟，投入胡萝卜块炖熟即可。

排毒功效：胡萝卜与油脂加热后食用，其中的胡萝卜素更容易被人体吸收。

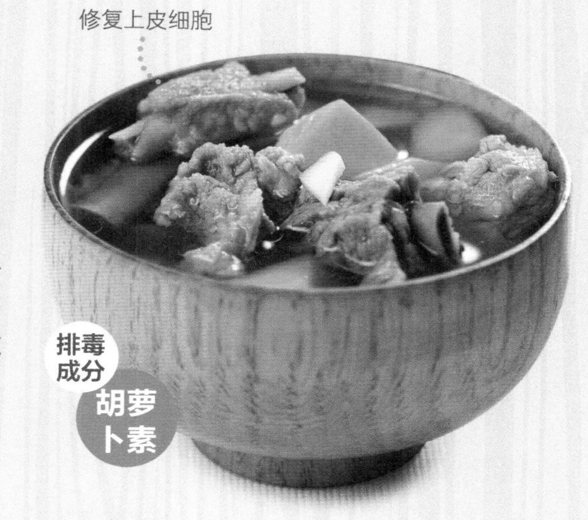

胡萝卜炒豌豆

原料：胡萝卜 150 克，豌豆 200 克，姜片、盐各适量。

做法：❶ 胡萝卜洗净，去皮，切成小丁；豌豆洗净。❷ 将胡萝卜丁与豌豆在开水中焯 1 分钟。❸ 油锅烧热，放姜片爆香，加胡萝卜丁与豌豆，煸炒至熟，加盐调味即可。

排毒功效：胡萝卜炒豌豆可以清热解毒、益中平气、降脂降糖，帮助肠胃吸收和排毒。

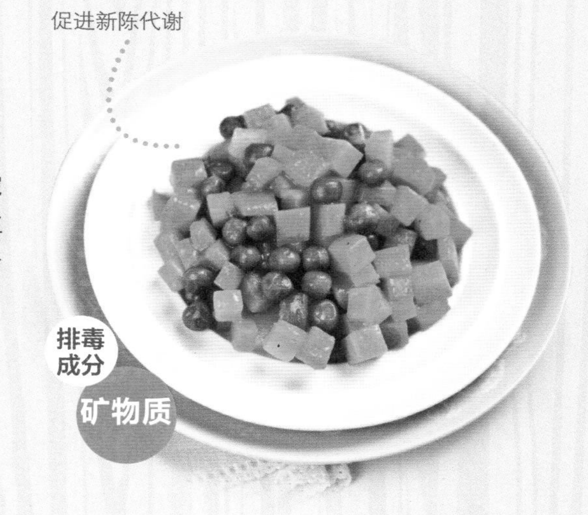

胡萝卜苹果汁

原料：胡萝卜 150 克，苹果 1 个。

做法：❶ 将胡萝卜、苹果分别洗净，切块。❷ 把胡萝卜块和苹果块放入榨汁机里，加适量的温开水榨打成汁即可。

排毒功效：胡萝卜苹果汁中含有丰富的维生素和矿物质，有利于口腔及消化道黏膜的修复，每天就餐时可以喝一杯。

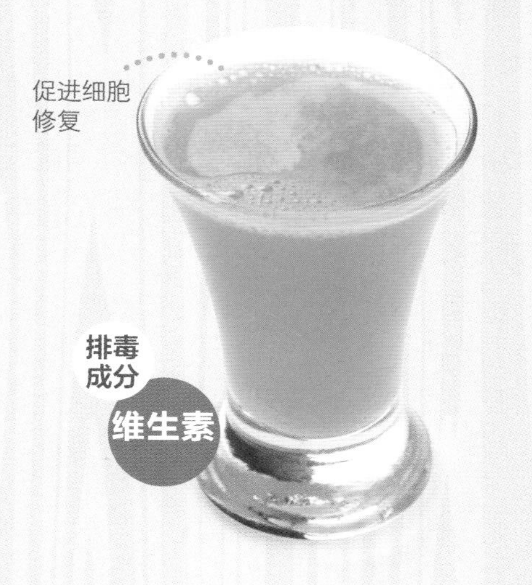

鸡蛋

鸡蛋是食物中少有的营养全面而均衡的食物之一，含有蛋白质、维生素以及矿物质等营养，而且极易被身体吸收。因此，鸡蛋也成为日常补益身体的必选食物。鸡蛋中含有卵磷脂成分，能够修复受损细胞，对口腔溃疡的恢复很有利。

这样做最排毒

在鸡蛋的各种烹制方法中，水煮能更好地保留鸡蛋的营养和功效。不过，水煮鸡蛋不宜空腹食用，容易引起消化不良，在餐中食用最佳。鸡蛋中缺乏维生素 C，与富含维生素 C 的西红柿、青菜等搭配，能令营养更全面。

鸡蛋排毒宜注意

鸡蛋营养丰富，但不宜多吃。人体每天只能吸收一两个鸡蛋的营养，过多食用鸡蛋，身体无法吸收。

搭配宜忌
宜
苦瓜
改善口腔溃疡
降火
忌
柿子
容易引发急
性肠胃炎
腹痛

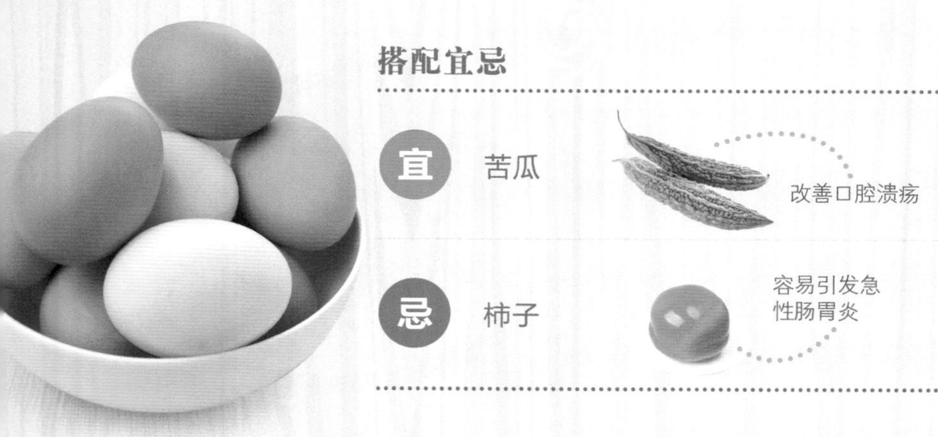

红薯蛋黄泥

原料：红薯 80 克，鸡蛋 1 个。

做法：❶ 红薯洗净，煮熟后去皮，切块，用勺背压成泥。❷ 鸡蛋煮熟，去壳，取出蛋黄，将蛋黄用勺背压成泥状；加入红薯泥搅拌均匀即可。

排毒功效：蛋黄泥在补充卵磷脂，修复受损细胞的同时还能促进肠胃蠕动，维护肠道健康。

修复受损细胞
排毒
成分
卵磷脂

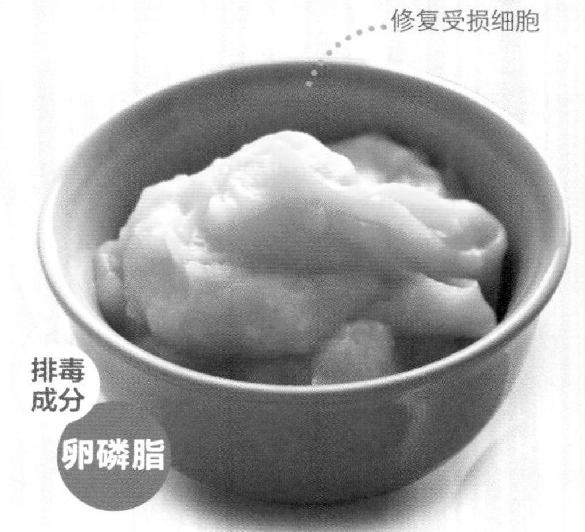

牡蛎

牡蛎中含有丰富的蛋白锌和磷，这两种物质都是修复细胞的重要物质。“三高”人群也宜适当吃牡蛎，牡蛎中含有丰富的牛磺酸，可抑制血小板凝集，有降低血脂、保持人体正常血压和防治动脉硬化的作用。牡蛎不宜吃太多，每周 2 次即可。

这样做最排毒

牡蛎煲汤非常鲜美，营养成分会有一部分溶入水中，与青菜、豆腐等搭配，能更好地补养胃肠，降低胃肠火气，改善口腔溃疡，缓解便秘。

牡蛎排毒宜注意

牡蛎性凉，所以应避免与寒凉食物同食，不宜与空心菜、茭白、西瓜等同食，可导致胃肠不适，加重虚火，延缓口腔溃疡痊愈。最好不要与啤酒同食，因为啤酒与海鲜搭配很容易产生过多的尿酸，从而引发痛风。

搭配宜忌

宜
山药
利于排出肠毒
调养肠胃
忌
啤酒
导致尿酸上升
引起痛风

有助于细胞膜修复
排毒成分
磷

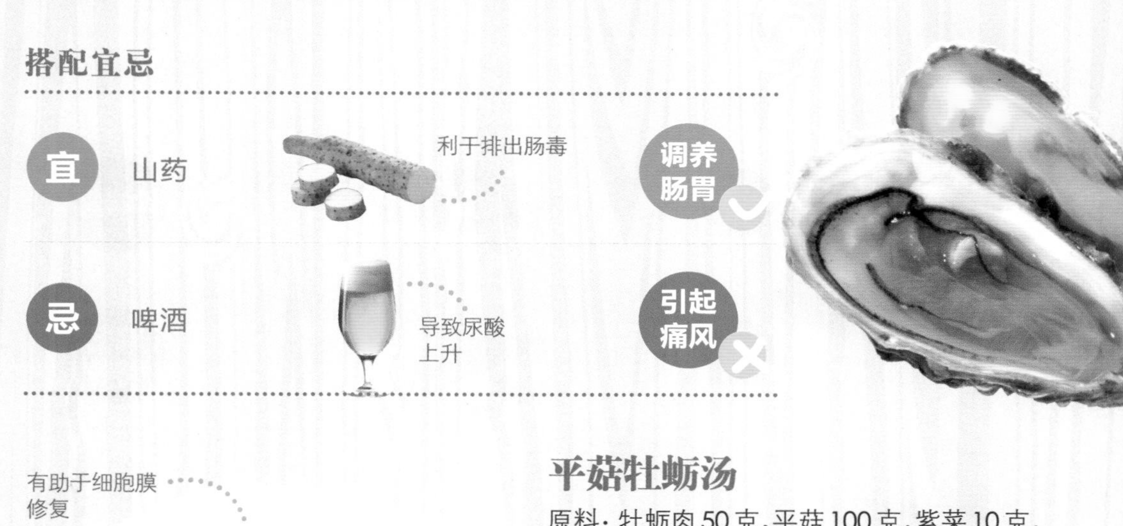

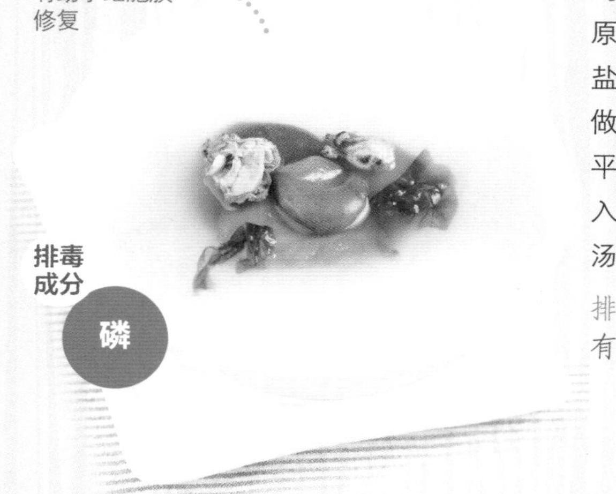

平菇牡蛎汤

原料：牡蛎肉 50 克，平菇 100 克，紫菜 10 克，盐、料酒、姜末各适量。

做法：❶ 牡蛎肉洗净；紫菜洗净，撕成小块；平菇洗净，撕成小朵。❷ 锅中加适量水，加入平菇、紫菜块、牡蛎肉、姜末、料酒同炖成汤，最后加盐调味即可。

排毒功效：牡蛎中的磷对口腔溃疡的修复很有好处，其富含的牛磺酸有降“三高”的作用。

动物肝脏

动物肝脏含有丰富的营养，也含有较高的胆固醇、脂肪等，所以不宜多吃，每次吃50克左右即可，每月吃2次。动物肝脏中富含锌，利于口腔创面恢复。适合炒食，或者烹制后与姜丝、蒜末等凉拌食用，可以起到补虚、补血的作用。

这样做最排毒

相对于牛、羊、猪等肝脏，鸡肝、鸭肝中的脂肪和胆固醇含量要低一些，更适合排毒食用。要与各种蔬菜搭配食用，可以补充膳食纤维和水，降低动物肝脏对人体健康的不利影响。

动物肝脏排毒宜注意

动物肝脏在烹调前一定要彻底洗净，可先用流水冲洗两三遍，然后再放入温水中清洗，或者放入沸水中焯3分钟，以去除动物肝脏中的杂质和毒素。有“三高”症状，或者患脂肪肝等疾病者不宜吃动物肝脏。

搭配宜忌

宜 姜 杀菌助排毒 助排毒

忌 山药 破坏肝脏中的微量元素 降低营养

荸荠炒鸭肝

原料：鸭肝50克，荸荠200克，酱油、料酒、姜末、盐各适量。

做法：❶ 鸭肝洗净，切片，加酱油、料酒腌制片刻；荸荠去皮，洗净，切片。❷ 油锅烧热，下姜末煸炒几下，再加入鸭肝片、荸荠片翻炒。❸ 加盐调味，炒至食材全熟时即可。

排毒功效：鸭肝中富含锌，对口腔溃疡创面有修复功效，鸭肝还有补血、解毒的功效。

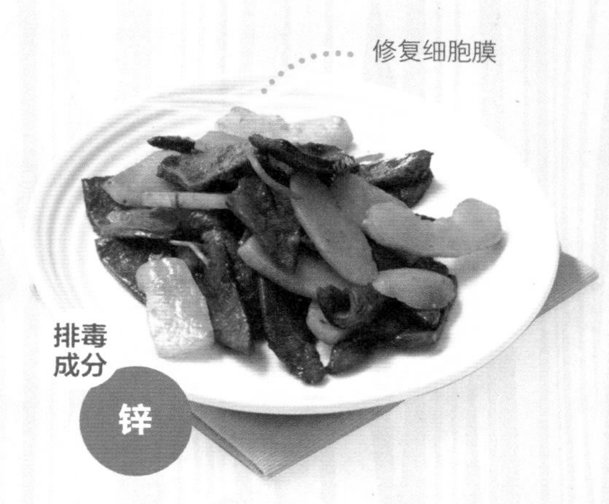

肠排毒信号 3：消化不良

每个人几乎都经历过消化不良的困扰，没有按时进食或暴饮暴食等不良饮食习惯，都会导致胃动力不足，出现消化不良、胃痛等症状。这时就需要多吃一些健脾和胃、疏肝理气、消食导滞的五谷果蔬，少吃红薯、韭菜等易产气、不易消化的食物。

糯米

糯米是养胃佳品，之所以给人们留下了“不好消化”的印象，是因为糯米大多是支链淀粉，在分支的地方有一种人体不能消化的物质。不过，糯米在加热状态下，支链淀粉更易消化。糯米含有B族维生素，能保护胃肠黏膜。但糯米一次不宜吃太多。

这样做最排毒

糯米的食用方法很多，可以做成年糕、豆包等食用，对身体都是有益的。

糯米排毒宜注意

糯米一定要热食，因为糯米冷却之后，淀粉支链会变成不易被人体吸收的大分子，反而不利于消化。所以无论何时，吃糯米一定要热食。

搭配宜忌

红豆

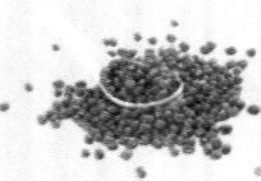

保护消化道黏膜组织

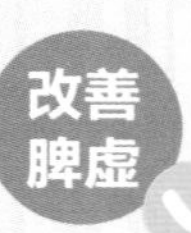

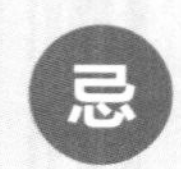

苹果

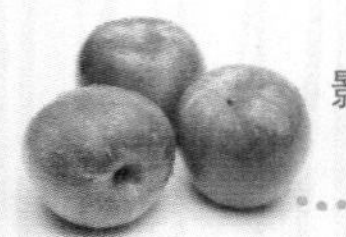

影响肠胃功能

消化不良

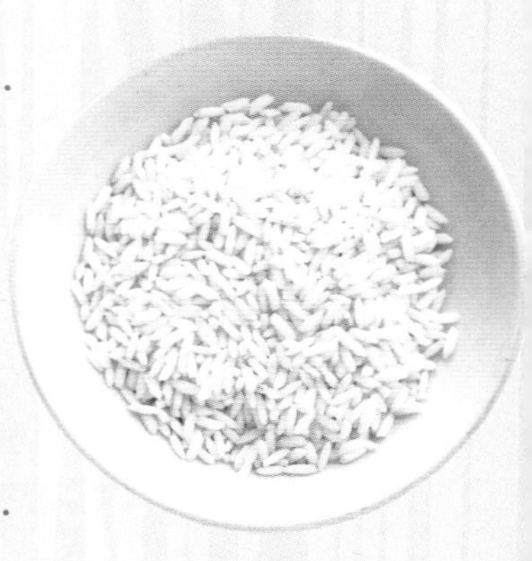

南瓜杂粮饭

原料：小南瓜1个，糯米30克，燕麦、薏米各20克，葡萄干、蜂蜜各适量。

做法：❶ 糯米、燕麦、薏米分别洗净泡水；小南瓜洗净，切去顶部，挖去瓜瓤，去皮，切丁。❷ 将糯米、薏米、燕麦、南瓜丁、葡萄干拌匀，放入蒸锅大火蒸约40分钟，食用时淋上蜂蜜即可。

排毒功效：糯米养胃，南瓜绵软适口，两者搭配对老年人的肠胃有保护作用。

菠萝

菠萝含有的菠萝蛋白酶可分解蛋白质，溶解阻塞于组织中的脂质，有改善局部血液循环、降低血液黏稠度的作用，所以经常食用高脂肪、高热量食物的人应该多吃菠萝，能解油腻、促进消化。菠萝一次不宜吃太多，最多不超过半个。

这样做最排毒

菠萝中所含的蛋白质分解酵素有分解蛋白质及助消化的功能，在饭后食用菠萝，可以消除油腻感，还能促进消化，减少毒素在肠道的沉积。与米饭搭配制成菠萝饭，可以解油腻，起到助消化、缓解便秘的作用。

菠萝排毒宜注意

吃菠萝前，宜先用淡盐水浸泡，可去除菠萝中的酸涩味道，更利于消化。口腔溃疡或者有牙龈疾病者不宜吃菠萝，菠萝会刺激口腔黏膜，产生不适。

搭配宜忌
宜
苹果
利于降血压、降血脂
促进消化
忌
牛奶
影响蛋白质的吸收
降低营养

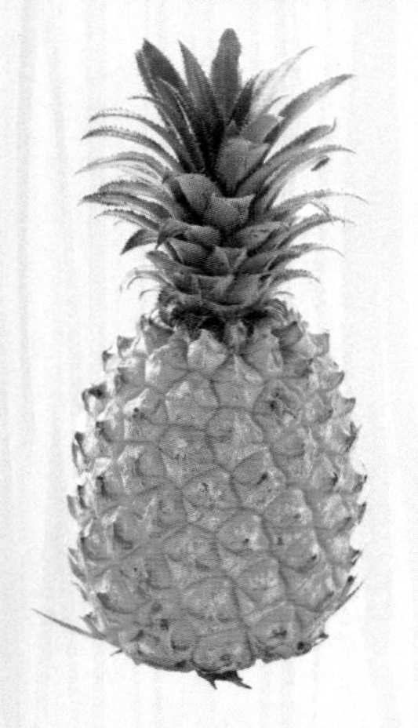

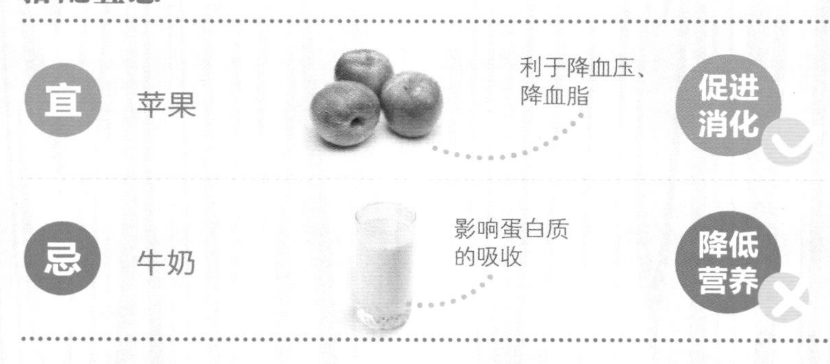

菠萝虾仁炒饭

原料：虾仁 7 个，菠萝半个，豌豆 20 克，熟米饭 1 碗，蒜末、盐、白糖、香油各适量。

做法：❶ 虾仁洗净，沥干水分；菠萝取果肉切小丁；豌豆洗净，入沸水中焯熟，捞起备用。❷ 油锅烧热，爆香蒜末，加入虾仁炒至八成熟，加入豌豆、熟米饭、菠萝丁快速翻炒至饭粒散开，加盐、白糖、香油调味即可。

排毒功效：菠萝虾仁炒饭不油腻且营养丰富，有助于促进消化，保护肠胃。

溶解脂质
排毒成分
蛋白酶

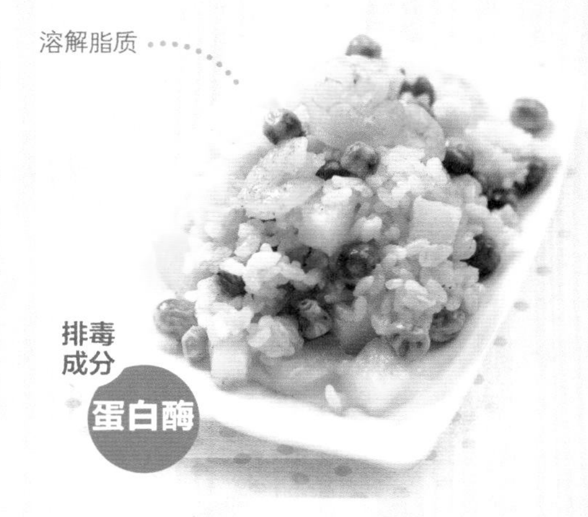

木瓜

木瓜中的有机酸包括苹果酸、柠檬酸、酒石酸等，进入身体中有刺激胃酸分泌、加快胃肠蠕动的作用，有助于消化。半个中等大小的木瓜就能提供成人一天所需的维生素 C，但是其中的番木瓜碱有小毒，所以不宜多吃。

这样做最排毒

木瓜里的酵素有促进消化的作用，饭后吃木瓜能减轻胃肠负担，防治便秘，所以饭后吃木瓜最适宜。

木瓜排毒宜注意

用木瓜烹制菜肴时，最好选择青木瓜，青木瓜比较禁得住炖，但是榨汁或生食，则要选择熟透的木瓜，对身体健康更有益。木瓜不宜与海鲜一起食用，吃过海鲜后，就不要大量吃木瓜了，容易导致腹痛、腹泻。

搭配宜忌

宜
带鱼
促进消化
滋养补虚
宜
牛奶
补充多种营养
促消化

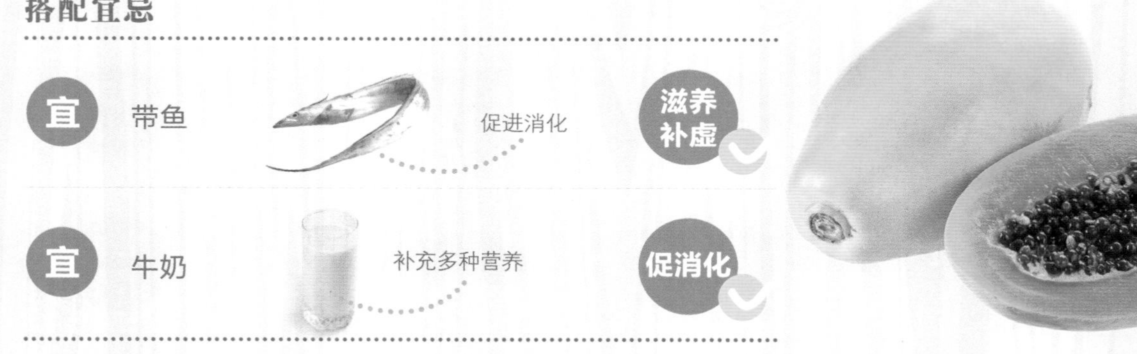

帮助消化

排毒成分

有机酸

牛奶木瓜雪梨汤

原料：木瓜半个，雪梨 1 个，鲜牛奶、白糖各适量。

做法：❶ 木瓜、雪梨分别去皮切块。❷ 木瓜、雪梨入锅，倒入适量鲜牛奶煮至雪梨变软，加白糖调味即可。

排毒功效：木瓜与牛奶一起炖煮，或者制作果汁饮用，可以保护、修复胃肠黏膜。木瓜还能将胃肠中的脂肪分解为脂肪酸，更容易被身体吸收。

山楂

《唐本草》记载，山楂可以消食健胃、行气散瘀，常用于肉食积滞、胃烷胀满、泻痢腹痛。炮制山楂入药，每次宜用 10 克左右，鲜食以不超过 100 克为宜。一般人都可以食用，但脾胃虚寒者，胃酸分泌过多者，以及怀孕女性不宜多食。

这样做最排毒

中医认为，山楂搭配红糖食用，对女性痛经、经血不畅有食疗功效。新鲜的山楂中含有的果酸，会促使口腔分泌更多唾液，进入胃后促进胃酸分泌，但不宜多食。不过做成山楂制品，酸味降低，可适量多食。

山楂排毒宜注意

煮菜炖肉时放一点山楂干，有助于增强食欲，还有助于蛋白质的消化。但山楂一次不宜吃太多，山楂中含有大量的果酸，多食对牙齿不利。

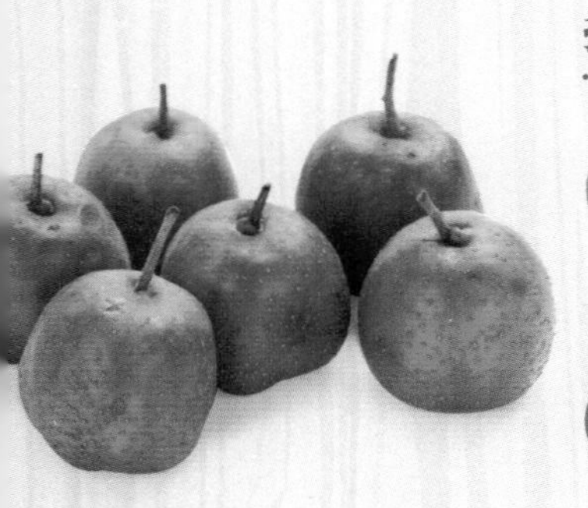

搭配宜忌

宜 蜂蜜

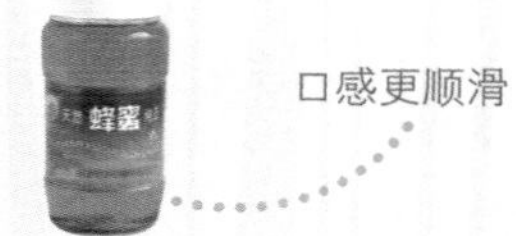

口感更顺滑

促进消化

忌 猪肝

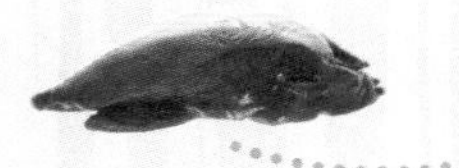

影响铁的吸收

降低营养

荞麦山楂饼

原料：荞麦面 500 克，山楂 200 克，陈皮、石榴皮、乌梅、白糖各适量。

做法：❶ 陈皮、石榴皮、乌梅放入锅中，加水、白糖，煎煮半小时后滤渣留汁，晾凉。❷ 山楂洗净，煮熟，去核，碾成泥，备用。❸ 荞麦面加陈皮乌梅汁和成面团，将山楂泥揉入面团中，做成一个个圆饼。❹ 圆饼下油锅煎熟即可。

排毒功效：新鲜山楂制成山楂饼，对胃的刺激小，在开胃的同时能保护肠胃。

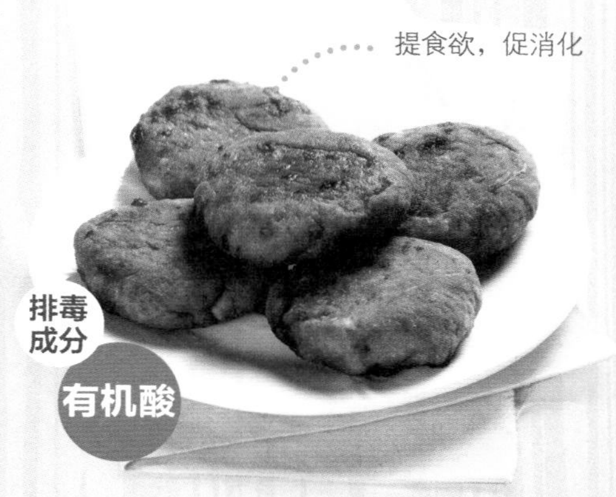

提食欲，促消化

排毒成分 有机酸

肠排毒信号 4：口气

口气也是令人尴尬的症状，睡眠不足、肝火旺盛、便秘等都会导致口腔异味，继而引发食欲减退、心情烦躁、面部油腻等症状。有口气时，需要注意排除体内热毒，多吃滋阴降火的五谷蔬菜如小米、南瓜等，少吃大蒜、八角、孜然、咖喱、辣椒等温热食物，也不要饮酒。

小米

小米不含麸质，所含膳食纤维较为温和，不会刺激肠道壁，因此适合排毒食用。消化不良、口腔内细菌太多也是导致口气出现的重要原因，而小米能调理胃肠，减少口腔内细菌，很适合有口气的人食用。

这样做最排毒

小米煮粥能最大限度地保留营养，粥表面有一层膜，即为米油，可延年益寿。小米锅巴具有消积止泻、补气健脾的作用，能缓解食积之毒，可治疗小儿消化不良。

小米排毒宜注意

气滞虚寒之人宜少吃小米。冬天总感觉冷，或者生气时觉得胸闷难疏，生活中喜欢叹气，经常有腹泻、乳房胀痛等症状者为气滞虚寒体质。

搭配宜忌

宜
红糖
帮助减少口气
补血
益气
忌
醋
破坏小米中
的胡萝卜素
降低
营养

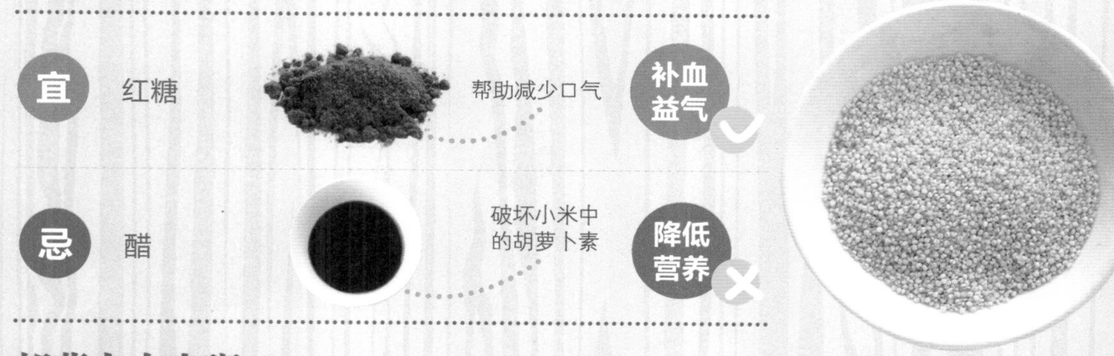

胡萝卜小米粥

原料：小米 50 克，胡萝卜半根。

做法：❶ 将小米淘洗干净；胡萝卜洗净，切丁。❷ 将小米和胡萝卜丁放入锅中，加适量水，大火煮沸，转小火煮至胡萝卜丁绵软即可。

排毒功效：胡萝卜小米粥有促进胃肠蠕动、降胃火的功效，胃肠顺畅，口气自然清新。

南瓜

口气很大程度上是由脾胃功能失调、消化不良引起的，而南瓜中含有丰富的膳食纤维和活性蛋白，能够保护胃黏膜，帮助食物消化，可调节脾胃功能，进而改善口气问题。不过，南瓜不适合所有人食用，改善口气需要与其他食物搭配。

这样做最排毒

南瓜瓤中含有丰富的胡萝卜素，对延缓衰老、美容排毒十分有益，所以食用南瓜时最好连瓤一起食用，瓤做菜不成形，可以一起榨汁，不影响口感。与西红柿搭配做汤，有助于排出体内毒素，有清胃肠、润肠燥的功效。

南瓜排毒宜注意

用南瓜烹饪菜肴时别加醋，因为南瓜中的营养素遇醋会分解，降低其营养价值。南瓜不宜作早餐单独食用，容易引起胃酸分泌过多，引起胃肠不适。

搭配宜忌
宜 紫薯
增强人体免疫力
改善消化
忌 羊肉
易引起肠燥便秘
不易消化

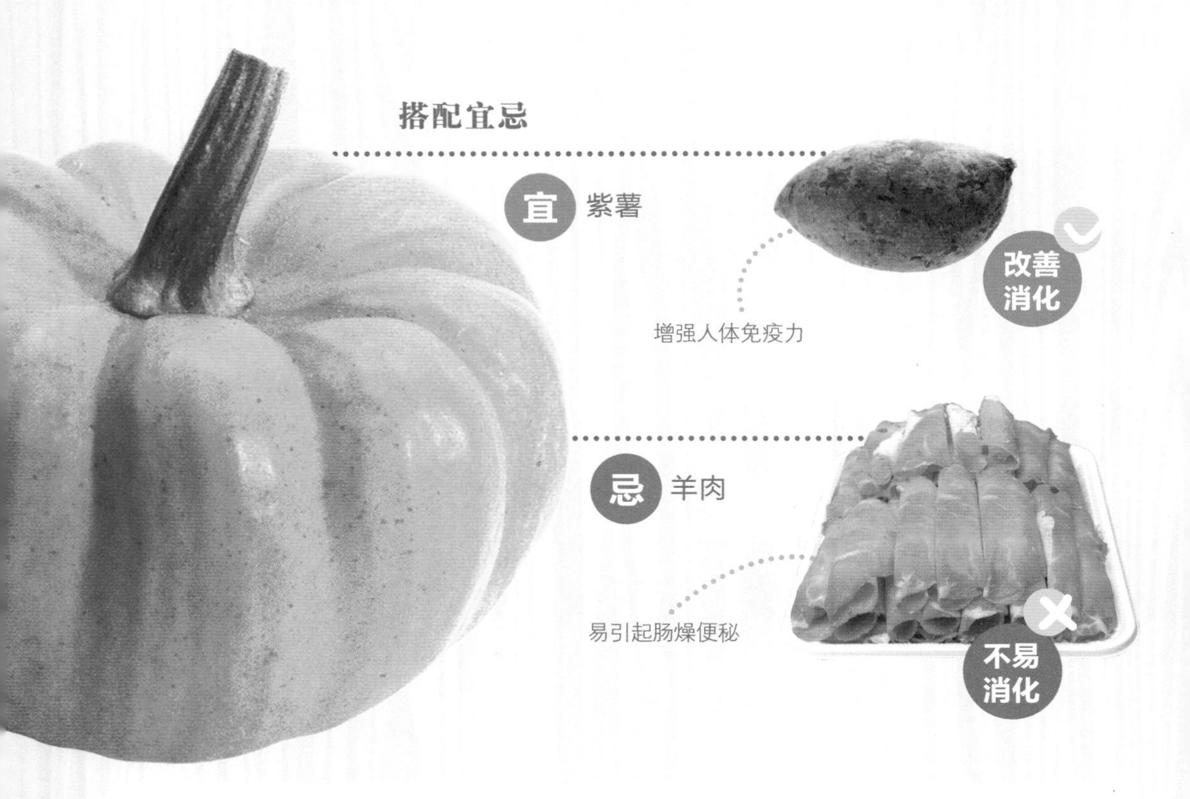

南瓜含有钴，能促进造血功能，让脸色更红润。

脾胃差又贫血的人可以经常吃些南瓜。

南瓜糯米饼

原料：南瓜 300 克，糯米粉、白糖各适量。

做法：❶ 南瓜去皮，切块，蒸熟，捣成泥。❷ 南瓜泥中加入糯米粉、白糖，加适量水一起搅拌，揉成面团。❸ 面团均分 5 等份，分别做成饼状。❹ 油锅烧热，下南瓜饼，煎至两面金黄即可。

排毒功效：南瓜糯米饼健脾养胃，能促进消化、降低血压和防癌抗癌。

南瓜红薯软饭

原料：南瓜、红薯各 50 克，大米 30 克，小米 20 克。

做法：❶ 大米、小米洗净后加水浸泡 1 小时；南瓜、红薯去皮后洗净，切丁。❷ 把泡好的大米、小米和南瓜丁、红薯丁放入电饭煲内，加适量水煮熟即可。

排毒功效：南瓜红薯软饭可以帮助调节脾胃功能，改善口气问题。

蜜汁南瓜

原料：南瓜 500 克，红枣、白果、枸杞子、白糖各适量。

做法：❶ 南瓜去皮，洗净，切块。❷ 南瓜上笼蒸熟，装盘。❸ 将锅内加水，加入红枣、白果、枸杞子煮至食材熟烂，加白糖熬成蜜汁。❹ 将蜜汁浇在南瓜块上即可。

排毒功效：蜜汁南瓜可以润肺、补血、养胃，女性食用还可以养颜嫩肤。

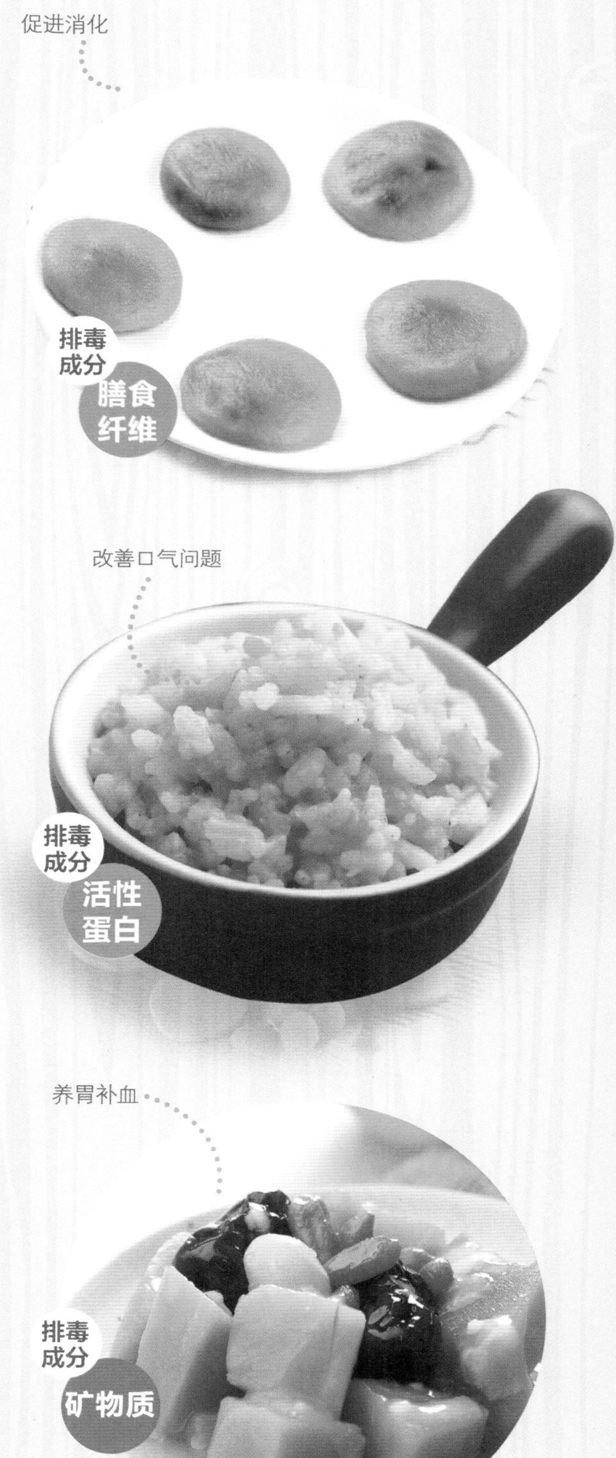

红薯

红薯是低脂肪、低热量的食物，在清除体内自由基方面有非常好的作用。红薯可以做主食，也可以烹制菜肴，大多数人都可以食用，但由于其含膳食纤维过多，腹胀、腹痛者不宜多食。此外，红薯一次不宜吃太多，以不超过 200 克为宜。

这样做最排毒

富含膳食纤维和糖的红薯需要搭配绿叶蔬菜，这样排毒效果更好。红薯一定要煮熟食用，通过加热可以破坏储存淀粉的细胞，更利于消化。

红薯排毒宜注意

红薯不宜单独食用，易导致胀气。可以在煮米饭或者煮粥时放点红薯，可大大缓解红薯产气的情况。红薯中缺少蛋白质，与富含蛋白质的食物一起吃，合理搭配可使营养更均衡。

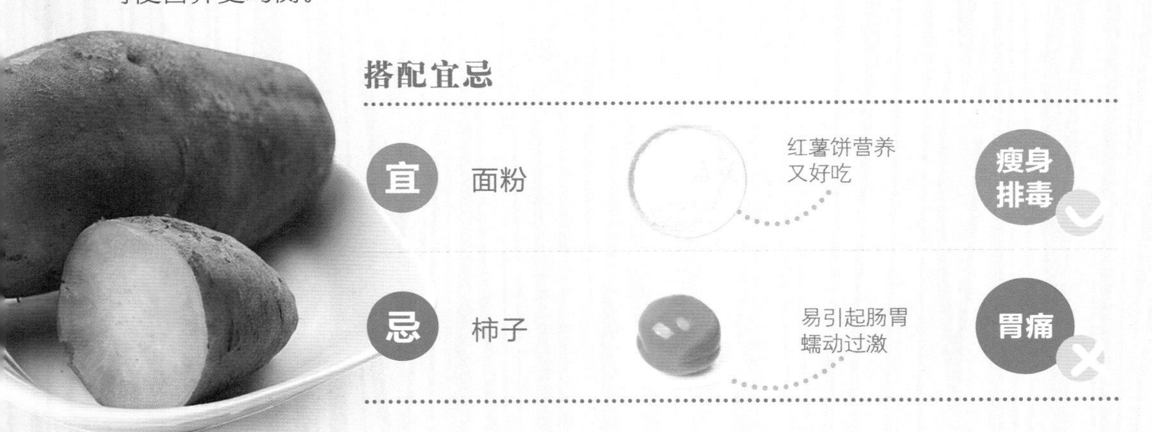

红薯饼

原料：红薯 100 克，糯米粉 400 克，豆沙馅、蜜枣、枸杞子、葡萄干、白糖各适量。

做法：❶ 红薯洗净、煮熟，捣碎后加入糯米粉和成红薯面。❷ 葡萄干、枸杞子用清水泡后沥干水，加入蜜枣、豆沙馅、白糖拌成馅料。❸ 红薯面揉成丸子状，铺平，包入馅料，压扁。❹ 油锅烧热，放红薯饼煎至两面金黄熟透即可。

排毒功效：单吃红薯容易腹胀，而与糯米粉搭配就可以避免，在排毒的同时可以减少口气。

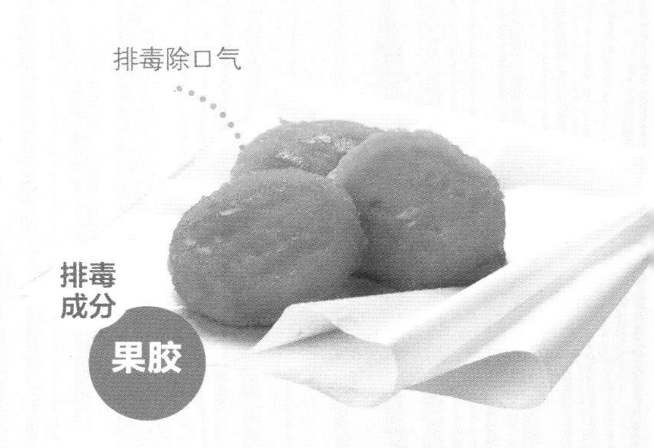

橘子

橘子本身带有浓郁的清香味道，食用后能令口气清新，尤其是橘皮和橘络，其中含有香精油，经常咀嚼，也有助于改善口气。与橘子有相同功效的水果有很多，金橘、柚子、橙子、柑等都能令口气清新。

这样做最排毒

橘瓤外白色的网状筋络就是橘络，含有一定的香精油，口含或者咀嚼有助于缓解口气。生食新鲜橘子能最大限度地保留其营养，清新的味道也会在口腔中保持很久。

橘子排毒宜注意

鲜橘皮不宜泡水喝，泡水或者当作中药时，都宜选择陈皮。去除口气时，可取一小片鲜橘皮，洗净后咀嚼片刻，再吐出。橘汁不宜与牛奶混合饮用，因为牛奶中的蛋白质容易与橘子中的果酸和维生素 C 发生反应，凝固成块，影响消化吸收。

搭配宜忌

宜	柠檬	有助于口腔环境平衡	清新口气
宜	银耳	保护肠胃	润肤养颜

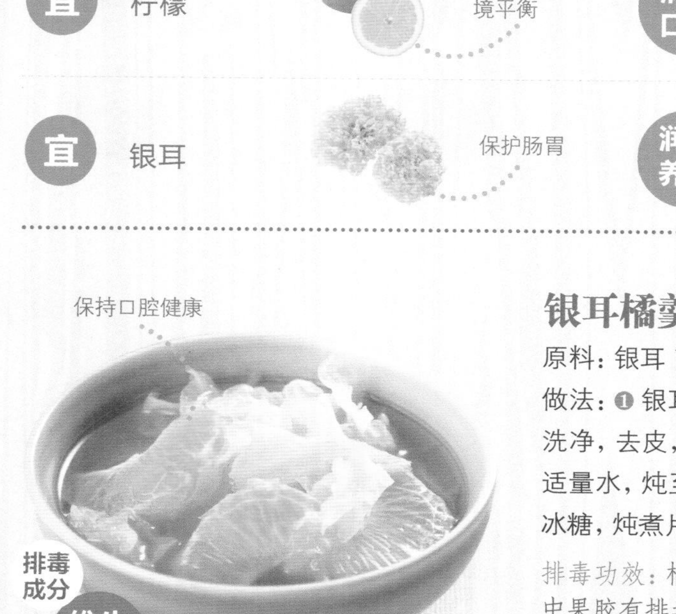

银耳橘羹

原料：银耳 100 克，橘子 1 个，冰糖适量。

做法：❶ 银耳泡发洗净，撕成小朵。❷ 橘子洗净，去皮，去核。❸ 将银耳放入煲中，加适量水，炖至银耳黏稠，加入橘肉，再加入冰糖，炖煮片刻即可。

排毒功效：橘子有助于改善口气，加上银耳中果胶有排毒功效，两者搭配对保持口腔健康有益。

柠檬

柠檬的香味更加浓郁，常被用来当作调料，但柠檬并不适合单独食用，可以切片与其他果茶或花草茶一起泡茶，或者与其他水果一起搭配榨汁饮用。去除口气主要是柠檬皮中的柠檬香精油发挥的作用，也可以咀嚼柠檬皮，帮助改善口气问题。

这样做最排毒

用柠檬榨汁保留了柠檬的所有营养，尤其是香气，有口气者可经常喝点。痰多、咽喉不适时，将柠檬榨汁饮用，有助于缓解症状。

柠檬排毒宜注意

柠檬中的果酸和有机酸会刺激胃酸分泌，空腹食用会导致胃酸过多，从而损伤胃黏膜，因此不宜空腹喝柠檬水或吃柠檬，也不宜多吃柠檬，否则容易伤胃，影响消化功能。另外，酸入肝经，春天不宜多食，夏秋食用效果较好。

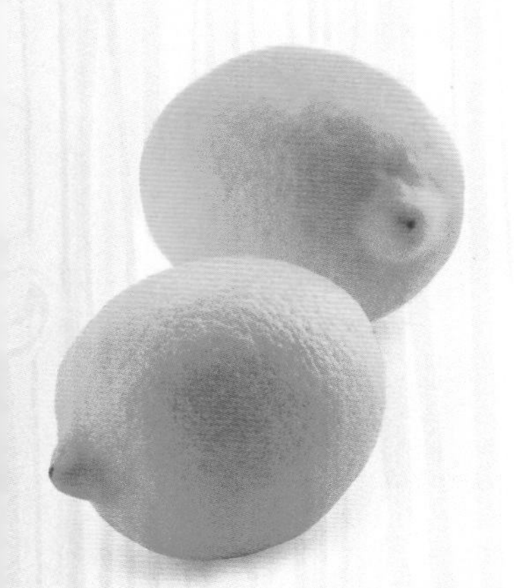

搭配宜忌

蜂蜜

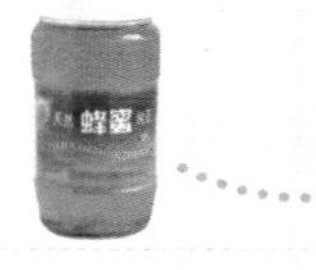

润喉生津

去除口气

山楂

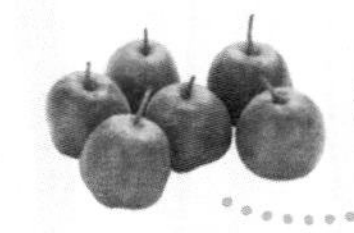

过于刺激胃黏膜

肠胃不适

凉调柠檬藕

原料：莲藕 300 克，柠檬半个，橙汁、蜂蜜适量。

做法：❶ 莲藕洗净，去皮，切薄片；用手捏柠檬取汁，柠檬皮洗净切成丝。❷ 莲藕片在开水中焯熟，晾凉。❸ 将橙汁与柠檬汁、蜂蜜调匀，淋在莲藕片上即可。

排毒功效：蜂蜜中的果糖可以中和柠檬酸，让排毒更温和，帮助改善口气问题。

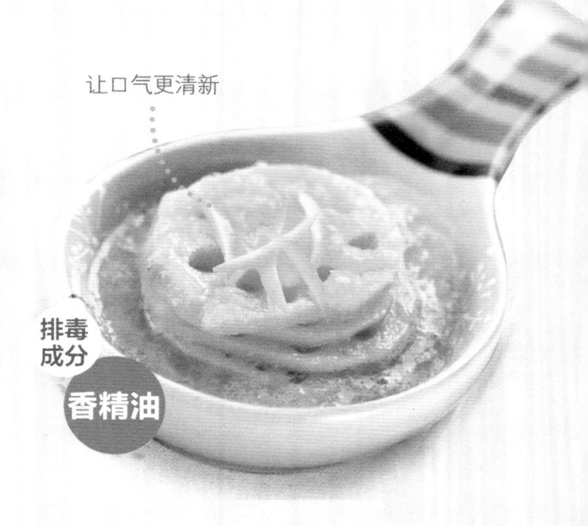

让口气更清新

排毒成分

香精油

绿茶

茶叶中含有丰富的芳香物质，经过加工制作会散发出来，几乎所有的茶叶都有清新的味道，如红茶、花茶、青茶等，适合饮用。其中绿茶还可以降胃火，因胃肠不适引起的口气者可以多饮用一些。一般在早上或午后饮茶最宜。

这样做最排毒

饮茶有助排毒，但不要空腹饮茶，否则易伤胃。可在两餐之间饮茶，或者在饭后 15~20 分钟后饮茶，可提高茶的排毒效果。红茶、绿茶、花茶可以轮换着饮，每隔一段时间就换一种茶饮，更有利于健康。

绿茶排毒宜注意

泡绿茶的水温不必非要 100℃，这样会把绿茶烫熟，可用 80℃左右的热水泡茶。茶叶冲泡后，不要一直泡在水中，可以选购有过滤功能的茶具。

搭配宜忌

玫瑰花

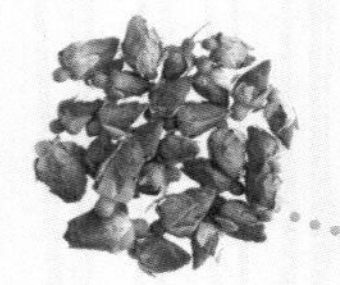

让口唇留香

忌 枸杞子

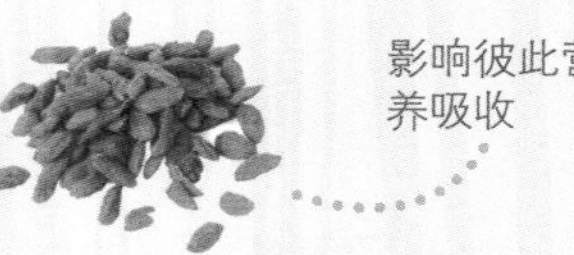

影响彼此营养吸收

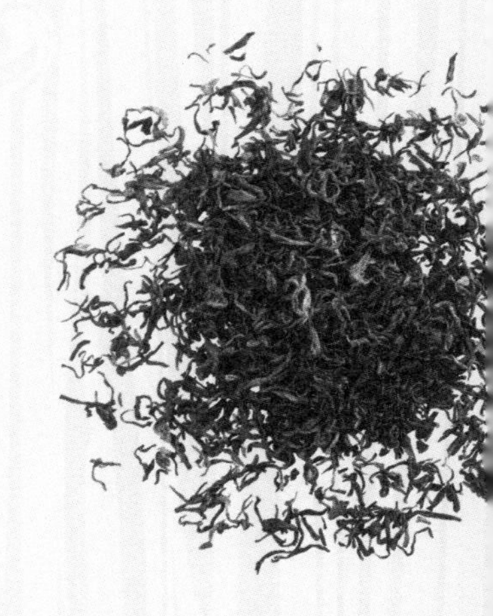

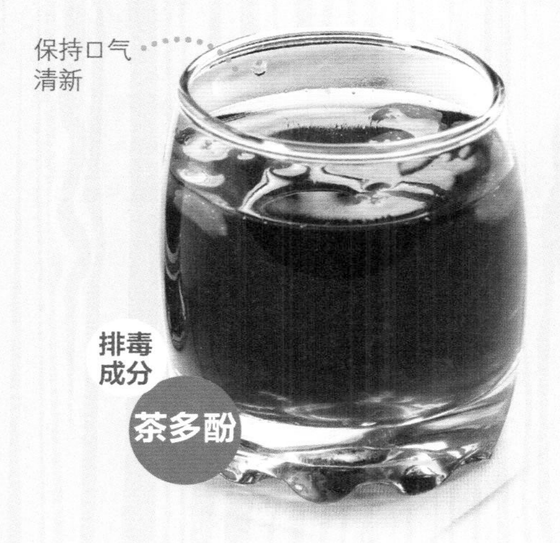

五味子绿茶

原料：乌梅、红枣各 3 颗，绿茶、枸杞子、五味子各适量。

做法：❶ 将所有材料放入杯中，倒入开水。❷ 加盖，闷 3~5 分钟后即可饮用。

排毒功效：绿茶有助于杀灭口腔中的细菌，五味子有消炎作用，两者搭配有利于保持口气清新。

肠排毒信号 5：臭屁

排气是人体代谢的正常现象，这是由于食物进入消化道，通过菌群的分解，产生了较多的气体。一般情况下，排气是无味的，但如果排出气体过臭，则表明可能有消化不良、胃肠疾病发生，需要注意胃肠功能，调整饮食了。

大米

大米的胚芽与糊粉层中含有近 90% 以上的人体必需营养素，且较为均衡，非常补益身体。从古时起就有“晨起食粥，以生津液”的说法。经常喝点大米粥有助于津液产生，有调理脾胃、滋阴润肺的功效。煮粥时，加点水果，排毒效果更佳。

这样做最排毒

浓稠的米汤能治疗虚证，补益元气，防止外邪入侵。将大米熬煮后表面出现的黏稠的油状物质即米油，不仅有利于身体排毒，还能滋阴补肾、延缓衰老。

大米排毒宜注意

大米淘洗次数多容易导致营养流失，所以淘洗米两遍左右最佳。大米中的维生素易流失，与糙米等粗粮搭配，能补充维生素不足，有助于维持胃肠消化功能。

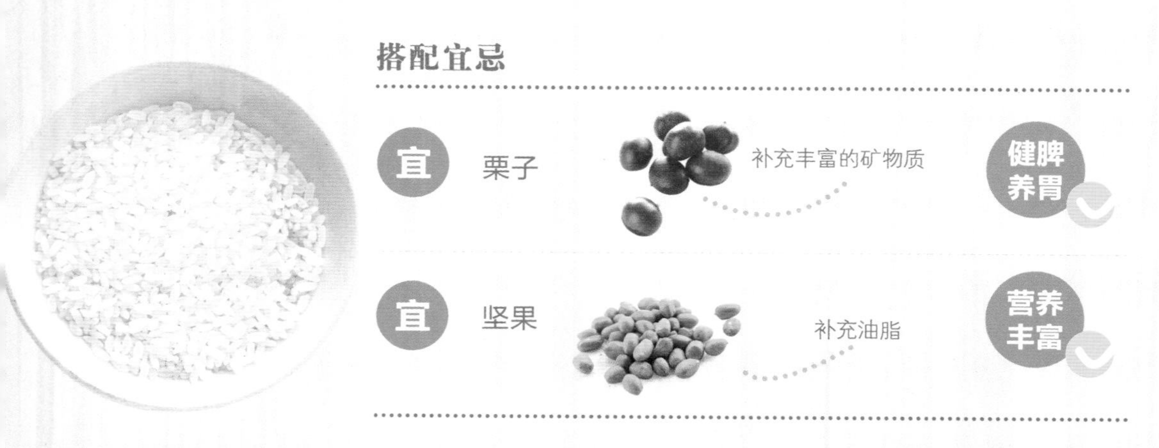

红豆软饭

原料：红豆 10 克，大米 50 克。

做法：❶ 大米、红豆分别洗净，浸泡 1 小时。❷ 将红豆和大米一起放入电饭煲内，加适量水（比平时煮大米饭略多），煮至饭熟即可。

排毒功效：大米与红豆搭配，能增强补中益气的功效，减轻肠胃消化负担。

菠菜

菠菜含有大量的膳食纤维，利于排出肠道中的有毒物质，可润肠通便，对便秘有益。它还含有丰富的维生素 B_1、维生素 B_2，能增强人体的抵抗力，加强抗病毒能力。菠菜富含胡萝卜素，它是一种抗氧化物，可以清除自由基。

这样做最排毒

菠菜中含有大量草酸，不仅口味涩，进入体内还会影响钙的吸收。烹制菠菜之前，先放入沸水中焯 2 分钟左右，菠菜中的草酸含量会大大降低，而且口感也变得柔嫩，没有苦涩味。菠菜不宜长时间放置，否则亚硝酸盐的含量会逐渐上升。叶子出现发蔫甚至腐烂，就不要吃了。

菠菜排毒宜注意

吃完菠菜要注意保护牙齿，菠菜等绿叶蔬菜中都含有一定量的草酸，吃完之后，牙齿会有涩涩的感觉，这是因为草酸附着在牙齿上，可通过漱口、刷牙来缓解。

搭配宜忌

宜 猪肝 让肌肤红润有光泽 补铁补血

忌 黄瓜 阻碍维生素 C 的吸收 降低营养

猪肝拌菠菜

原料：猪肝 100 克，菠菜 200 克，香菜碎、香油、盐、醋各适量。

做法：❶ 猪肝洗净，煮熟，切成薄片；菠菜洗净，焯烫，切段。❷ 用盐、醋、香油兑成调味汁。❸ 菠菜段放在盘内，放入猪肝片、香菜碎，倒上调味汁拌匀即可。

排毒功效：猪肝拌菠菜富含膳食纤维、维生素和铁，能排出肠道中的有毒物质，缓解臭屁，还有补血功效。

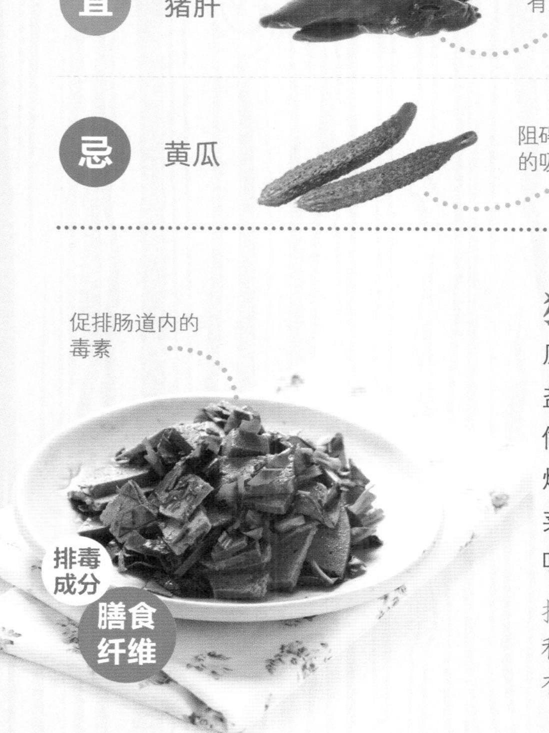

莲藕

莲藕可清热解毒，有生吃、熟吃之分别，生食可凉拌或直接食用，能清热解毒，所含丰富的膳食纤维能促进胃肠蠕动，缓解臭屁情况；熟吃莲藕降低了其凉性，更适合脾胃虚弱的人食用。此外，莲藕中含有丰富的维生素 K，具有止血的作用。

这样做最排毒

莲藕生吃基本保留了其所有营养，具有清热除烦、凉血止血、散血散瘀的功效，不过其性寒，不适合脾胃寒凉者食用。如果将莲藕炖汤，也有助于保护胃肠的消化功能，起到润肠的功效，缓解放臭屁的问题。

莲藕排毒宜注意

切好的莲藕容易氧化变黑，如果不能立刻烹制，可先将其放入水中浸泡，烹煮时捞出。新鲜的莲藕也别储存太长时间，以免其持续生长、氧化。

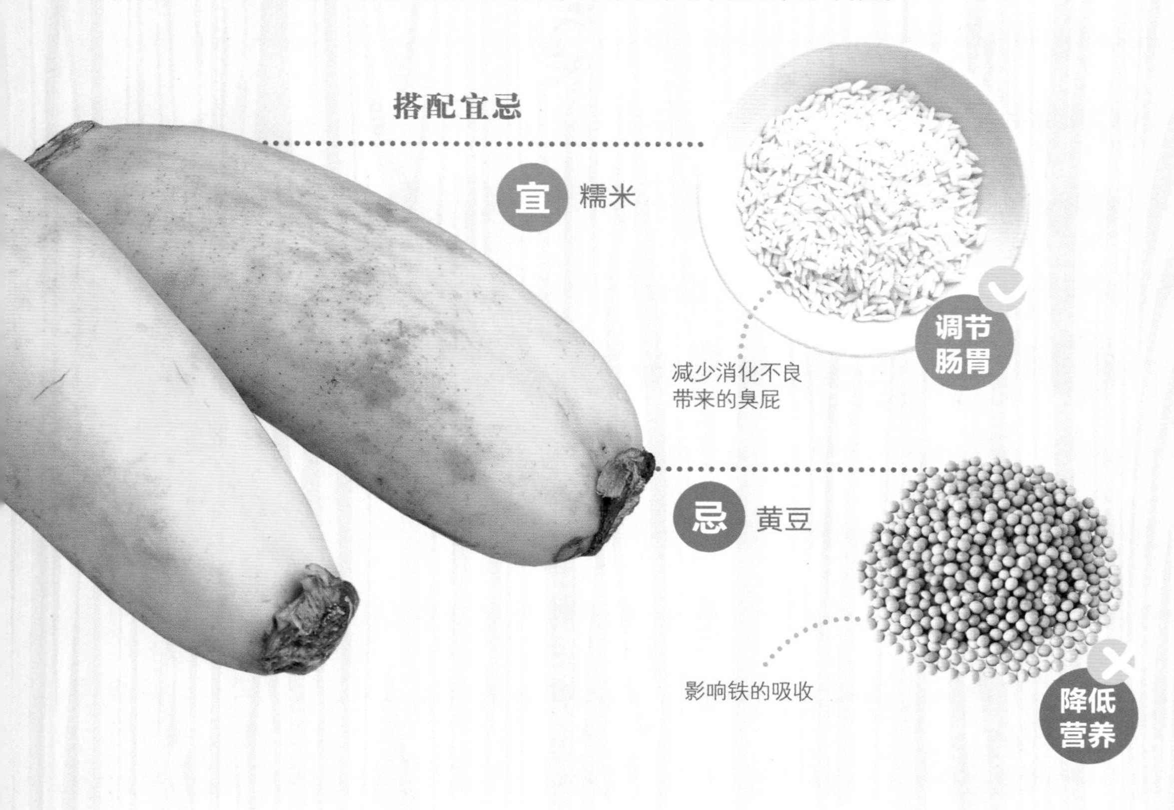

莲藕富含维生素 B_6，有助于减少烦躁、缓解头痛。

上班族吃点凉拌藕片可帮助减轻压力。

橙蜜藕

原料：莲藕 200 克，橙汁、蜂蜜各适量。

做法：❶ 将莲藕洗净，去皮，切薄片。❷ 莲藕片在开水中焯熟，晾凉。❸ 将橙汁与蜂蜜调匀，淋在莲藕片上即可。

排毒功效：橙蜜藕有很好的健脾开胃、提振食欲的功效，还能滋阴养血、补益五脏。

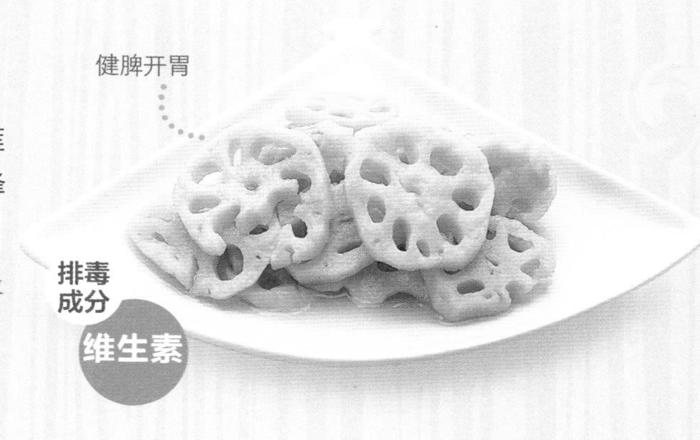

荷塘小炒

原料：莲藕 200 克，胡萝卜半根，木耳 20 克，荷兰豆、盐、蒜片各适量。

做法：❶ 莲藕、胡萝卜均去皮，洗净，切片；木耳温水泡发撕成小朵，洗净；荷兰豆洗净切段。❷ 油锅烧热，放入蒜片炒香，将其余食材放入锅中，快速翻炒，加盐调味即可。

排毒功效：荷塘小炒有清热去火、调节脾胃的功能，可缓解消化不良，减少臭屁。

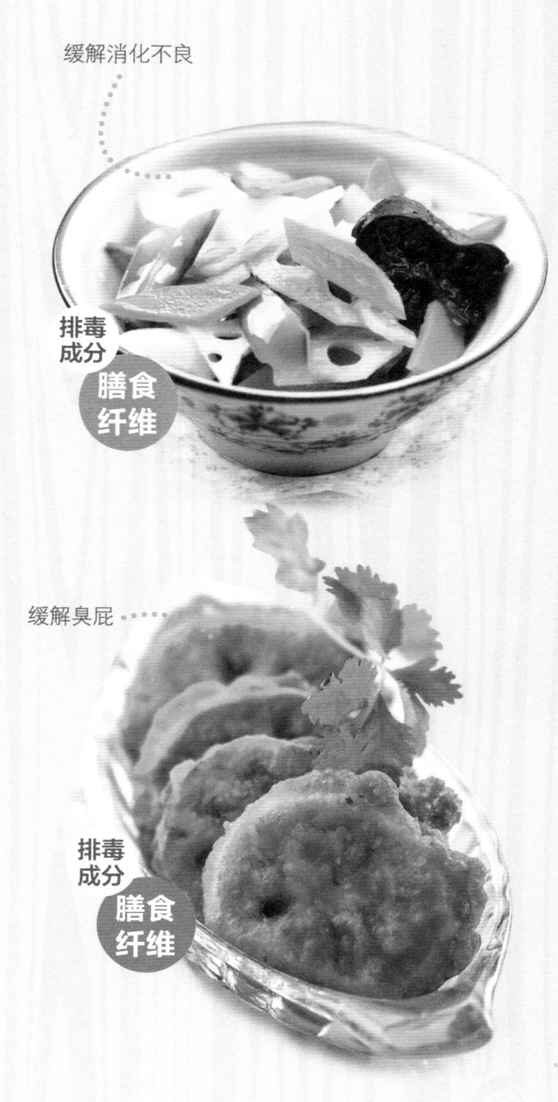

炸藕盒

原料：莲藕 200 克，猪肉末 100 克，盐、酱油、料酒、蛋清、淀粉、面粉、葱末、姜末各适量。

做法：❶ 莲藕洗净，切厚片，从中间切一刀，不要切断。❷ 猪肉末中加盐、酱油、料酒、蛋清、姜末、葱末拌匀，塞入藕片中。❸ 将面粉、淀粉、蛋清加水，搅成面糊。❹ 油锅烧热，将莲藕包裹上面糊，放入油锅中炸至金黄即可。

排毒功效：炸藕盒在润肠、缓解臭屁的同时还能补血益气、增强体力。

肠排毒信号 6：胃胀气

饮食不规律、精神压力大、进食时狼吞虎咽等都很容易出现胃胀气，表现为嗳气、肚胀、大便不畅、消化不良等。胃胀气需要食用一些理气通肠的五谷果蔬，尽量少吃豆类、豆浆、紫甘蓝等容易产气的食物。

姜

姜味辛、性微温，含有辛辣和芳香的成分，可通过发汗使寒邪从表而解。姜辣素对胃黏膜有刺激作用，可刺激胃张力、节律和蠕动，对因胃肠寒凉引起的胀气有很好的缓解作用。姜是不可少的调料，除阳盛阴虚者外，大多数人都可以吃姜。

这样做最排毒

夏季要多吃姜，在炎热的天气里，人们喜欢吃冷饮、冷食，容易造成胃肠不适，此时吃点姜，无论是生食，还是烹制菜肴时少放一点，都可以起到暖胃、散寒解表的作用。胃寒凉胀气时，可用热水泡姜片饮用，也有缓解作用。

姜排毒宜注意

烂姜、冻姜不要吃。姜宜放置在干燥、通风、阴凉处保存，稍不注意，就容易变质。

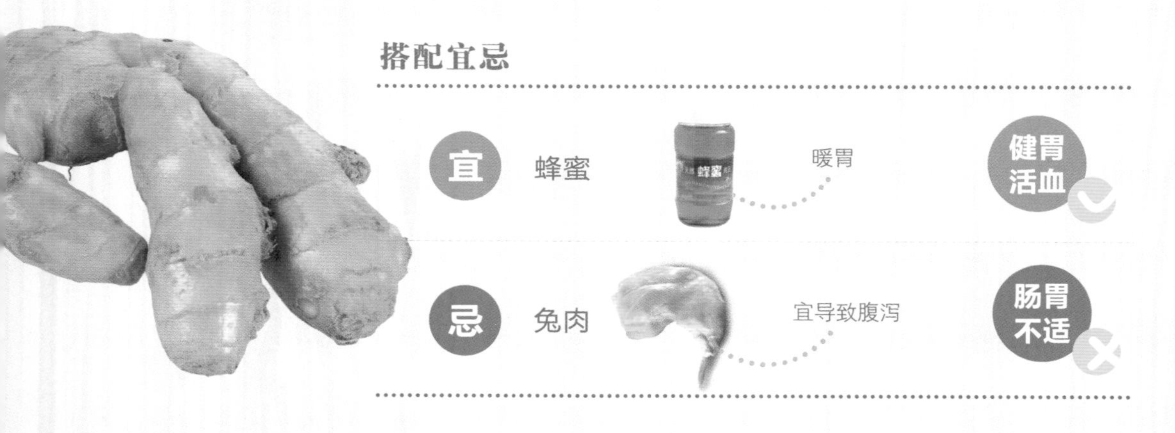

葡萄姜茶

原料：葡萄 200 克，生姜汁 30 毫升，蜂蜜适量。

做法：❶ 葡萄洗净，榨成汁。❷ 放入生姜汁、蜂蜜，搅拌均匀即可。

排毒功效：姜中的姜辣素有暖胃的功效，能促进胃肠的蠕动，缓解胃胀气。

玉米

玉米是非常健康的低热量食物，很适合减肥的人食用。玉米中的膳食纤维、维生素 B_6、烟酸能促进胃肠蠕动，加快宿便排出，对胃胀气、便秘等胃肠疾病有一定的缓解作用。玉米几乎没有限制，所有人都能吃，但由于含有大量膳食纤维，胃肠溃疡者不宜多食。

这样做最排毒

多吃鲜玉米，鲜玉米中的活性物、维生素等营养成分比老玉米高很多，润肠排毒效果也好。玉米胚芽位于玉米粒的尖端，它是玉米的精华，富含蛋白质、油脂、维生素和膳食纤维等物质，对保护心脑血管、抗衰老十分有益。

玉米排毒宜注意

胚芽是玉米中最有营养的部分，含有丰富的维生素、叶黄素等，在食用熟玉米，或者在剥玉米粒时，一定不要舍弃胚芽部分，以免浪费。

搭配宜忌

宜
坚果
保持胃肠黏膜的活力
助消化
忌
红薯
增加肠胃的负担
肠胃不适
缓解胃胀气
排毒成分
维生素

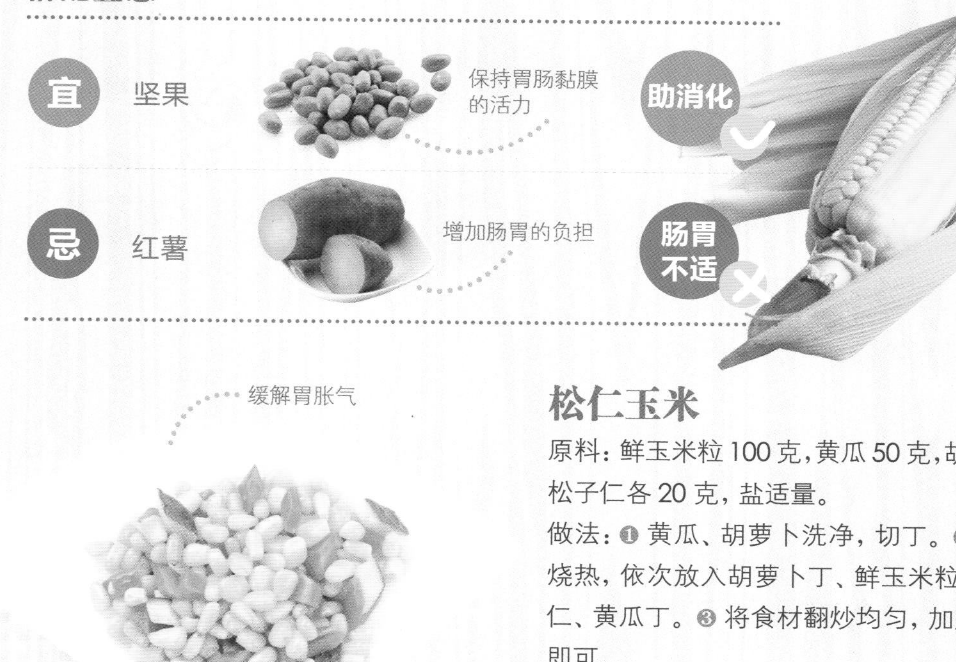

松仁玉米

原料：鲜玉米粒100克，黄瓜50克，胡萝卜、松子仁各20克，盐适量。

做法：❶ 黄瓜、胡萝卜洗净，切丁。❷ 油锅烧热，依次放入胡萝卜丁、鲜玉米粒、松子仁、黄瓜丁。❸ 将食材翻炒均匀，加盐调味即可。

排毒功效：玉米与松仁、黄瓜搭配，增加维生素的含量，对胃胀气等胃肠疾病有食疗作用。

洋葱

洋葱中含有少量的棉子糖，这是一种功能性低聚糖，可增殖人体双歧杆菌，起到润肠通便、降脂降压等作用。洋葱中所含的二烯丙基硫化物，有预防血管硬化、降低血脂的功能。胃胀气时，适量吃点熟洋葱，有助于排气，缓解胀痛。

这样做最排毒

洋葱有白皮、黄皮、紫皮的区别，其中紫皮洋葱中含有的花青素是一种强抗氧化物质，它可以保护人体免受自由基的损伤，抑制炎症和过敏，还能抗衰老。生吃洋葱可以杀菌排毒，提高人体免疫力。

洋葱排毒宜注意

烹炒洋葱要少放油，因为洋葱有辛辣的味道，所以在烹制时，多放油或者用调料来调理，都不适宜排毒。夏季可以适当多食生洋葱，如做沙拉或拌凉菜等。

搭配宜忌
宜
土豆
利于排空胃部气体
润肠通便
忌
蜂蜜
蜂蜜
加剧胃胀气
肠胃不适

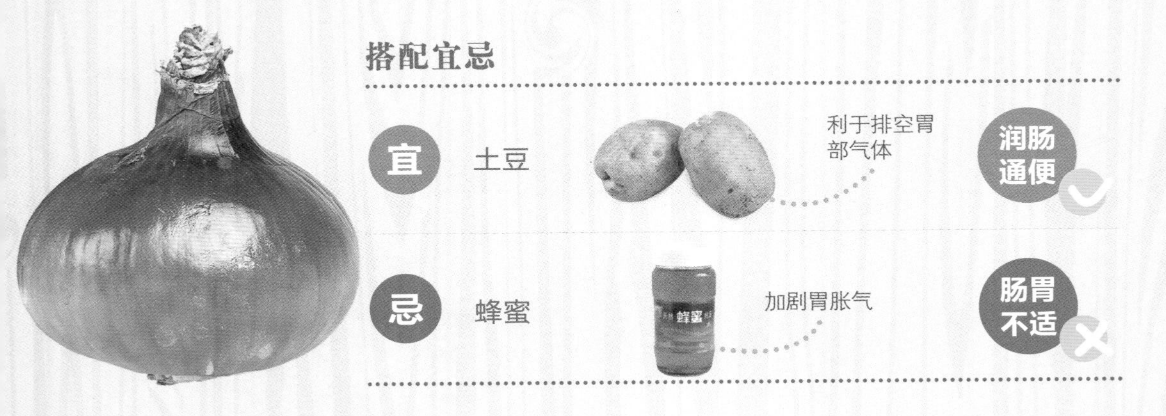

海米炒洋葱

原料：海米 10 克，洋葱 1 个，姜丝、葱花、盐、酱油、料酒、香油各适量。

做法：❶ 洋葱去皮、洗净，切成丝；海米洗净，沥干水分。❷ 将料酒、酱油、盐、姜丝、香油放入碗中调成汁。❸ 油锅烧热后，加入洋葱丝、海米翻炒，并烹入调味汁炒至洋葱绵软，出锅装盘并撒上葱花即可。

排毒功效：洋葱中的棉子糖成分有润肠通便的作用，胃胀气时吃点洋葱有助于排气。

润肠通便
排毒成分
棉子糖

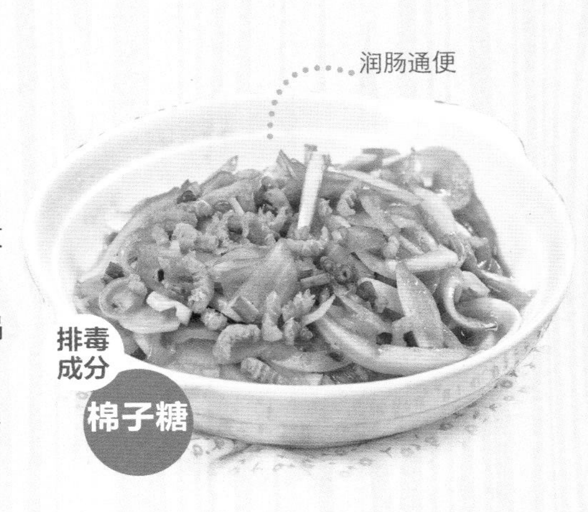

香菇

香菇是高蛋白、低脂肪、多糖食物，还含有多种氨基酸和多种维生素，其提取物对人体内过氧化氢有清除作用，有助于抗氧化。香菇中含有的嘌呤、胆碱、酪氨酸、氧化酶，能起到降血压、降胆固醇、降血脂的作用，很适合“三高”人群食用。

这样做最排毒

宜选用干香菇，市售干香菇多为烘干，可使香菇还原糖和香菇多糖得到最大的保留，而且其转化的维生素 D 也比鲜品更高。煲汤、炖煮的方式能使香菇的营养成分充分溶解在汤中，增强肠道的抗病毒能力。

香菇排毒宜注意

干香菇要用温水泡发。先用冷水冲洗两遍，然后放入温水中泡 1 小时左右，至伞盖撑开，此时再清洗更容易。

搭配宜忌

宜
油菜
健脾胃
补气
益肾
宜
西蓝花
促进食欲
滋补
元气

排出胃中气体
排毒
成分
膳食
纤维

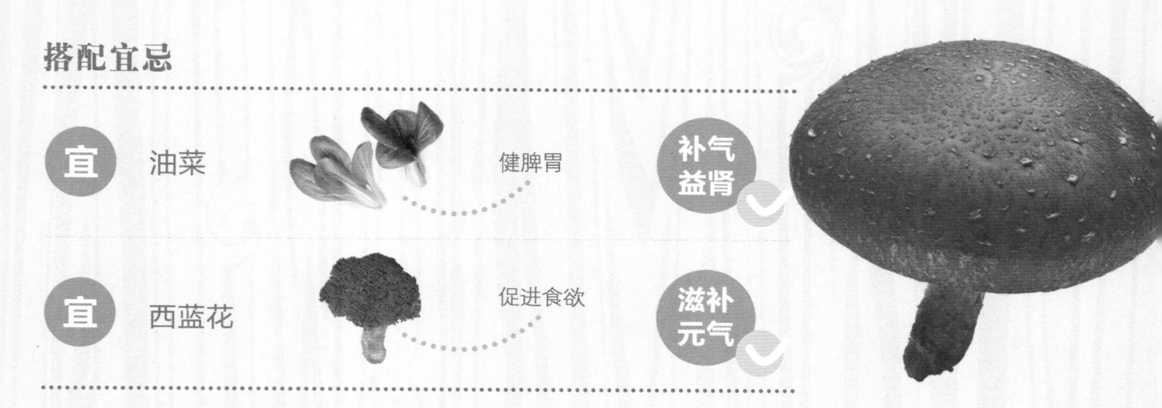

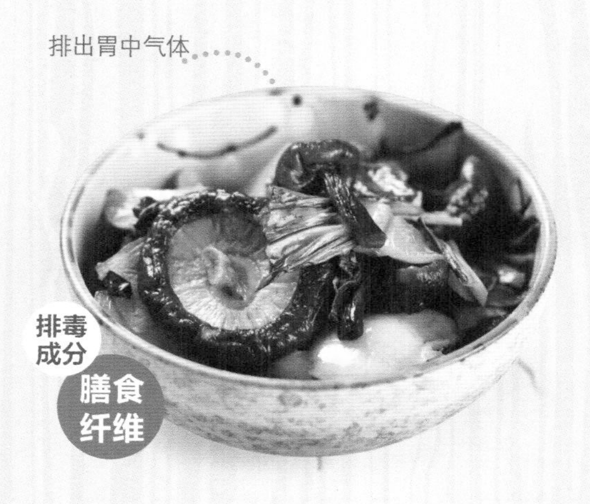

香菇油菜

原料：油菜 250 克，干香菇 6 朵，酱油、盐各适量。

做法：❶ 油菜择洗干净切段；干香菇泡发后洗净。❷ 油锅烧热，先放香菇，炒至六七成熟，加入油菜段，烧至菜梗软烂，加入酱油、盐调味即可。

排毒功效：香菇油菜富含膳食纤维，有助于胃中气体的排除，能增进食欲。

肠排毒信号 7：腹泻

腹泻是胃肠不适的常见症状，是指排便次数明显超过平时习惯的频率，大便稀薄，排便量超过平时排便量的现象，常常伴有排便紧迫感等不适感觉。腹泻后，宜多吃些易消化的粥、汤类，以补水，不要吃梨、西瓜、凉面等凉性食物。

山药

山药有健脾养胃、厚肠的功效，能够增强胃肠的活力，促进消化吸收，同时能减少腹泻，尤其是慢性腹泻。山药有收敛作用，慢性腹泻者每天坚持吃些蒸山药，或者喝 1 碗山药粥，胃会感觉很舒服，腹泻也会有所改善。

这样做最排毒

山药适合炖汤，山药加热后，淀粉酶作用减弱，收敛作用增强，因此很适合患有腹泻、痢疾的人食用。山药与玉米、土豆等搭配炖汤，可以缓解腹泻，补充水分。也可以做成山药泥，由山药蒸熟后制成，基本保留了山药的所有营养。

山药排毒宜注意

腹泻病人不要生吃山药，因为生山药性凉，不易消化，且黏液中含有令人过敏的物质，会使过敏体质者产生不良反应。不过，内热燥盛者宜吃生山药，可清热降火。

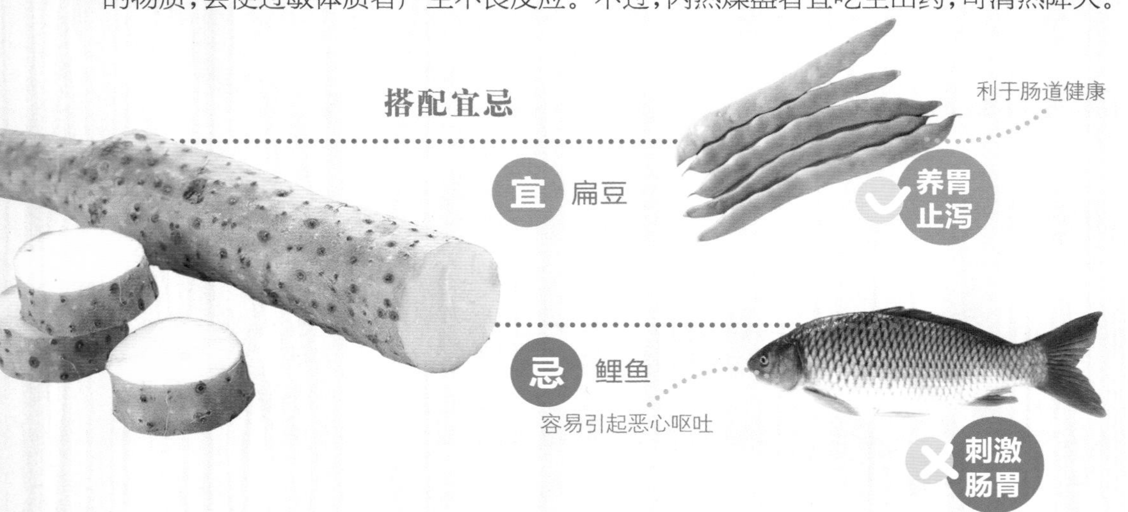

山药含有黏液质，有润滑、滋润作用，可益肺气、养肺阴。

久咳不愈的人，可吃山药调养，缓解咳嗽。

山药炒木耳

原料：山药200克，木耳20克，葱花、蒜蓉、盐各适量。

做法：❶ 将山药去皮，洗净，切片，焯水备用；木耳泡发，洗净。❷ 油锅烧热，加葱花、蒜蓉煸炒几下，加山药片翻炒。❸ 加入木耳继续翻炒，加盐调味即可。

排毒功效：山药炒木耳可健脾养胃，有收敛、止泻的作用，同时还有补血活血的功效。

山药炒荷兰豆

原料：山药、荷兰豆各200克，盐、姜片、葱花各适量。

做法：❶ 山药洗净，去皮，切片；荷兰豆洗净。❷ 油锅烧热，放入葱花、姜片炒香，加山药片和荷兰豆同炒，将熟时加入盐调味即可。

排毒功效：山药与扁豆同食，有健脾益肾的作用，而且能够帮助缓解腹泻症状。

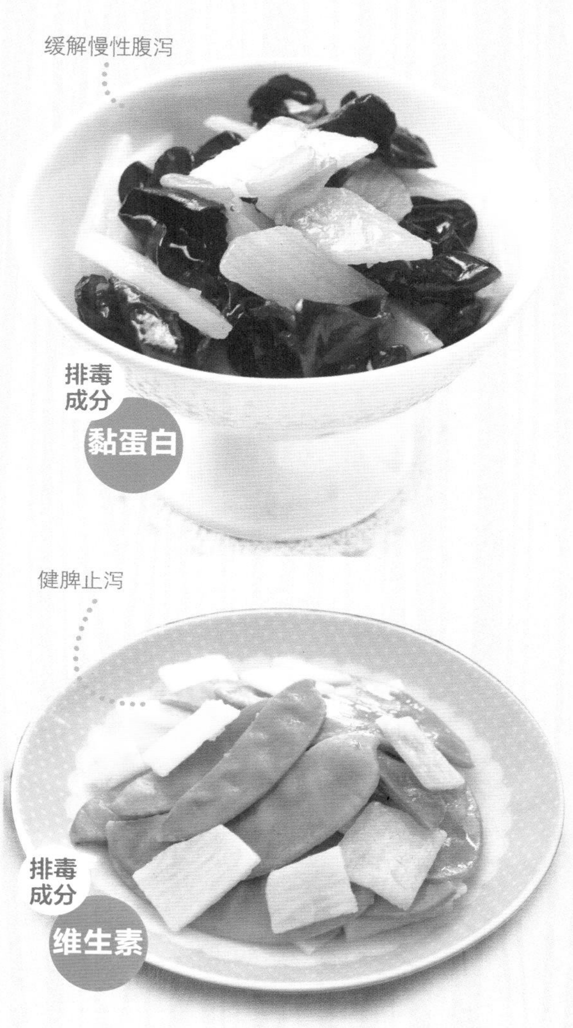

桂花紫山药

原料：山药50克，紫甘蓝40克，糖桂花适量。

做法：❶ 将山药洗净，上蒸锅蒸熟，晾凉后去皮，切成条。❷ 紫甘蓝洗净，切碎，加适量水用榨汁机榨成汁。❸ 山药条在紫甘蓝汁里浸泡1小时至均匀上色。❹ 最后摆盘，浇上糖桂花即可。

排毒功效：山药可止渴止泻、补中益气，还可与紫甘蓝制成山药泥，收敛作用能更强。

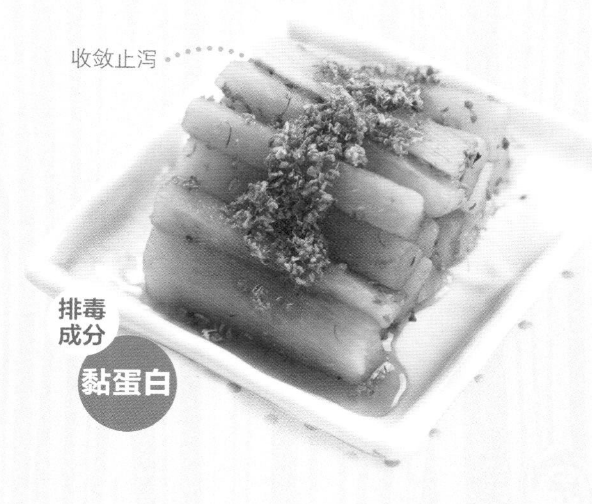

芡实

芡实有收涩作用，可以加强小肠的吸收功能，增加体内血清胡萝卜素的浓度，尤其适合慢性腹泻者食用。芡实中膳食纤维含量高，不适合单独食用，宜与其他谷类，如大米、小米等搭配煮食。食用新鲜芡实，效果更佳。

这样做最排毒

芡实适合熬粥食用，经过长时间熬制，芡实中的淀粉、蛋白质结构改变，更适合胃肠吸收、消化，比较适合腹泻患者。炖汤与熬粥效果相同，都是通过长时间烹煮，使芡实内淀粉、蛋白质结构改变，更容易被身体吸收，汤水的形式也有助于腹泻者补水。

芡实排毒宜注意

芡实无论是生食还是熟食，一次切忌食之过多，否则难以消化。平时有腹胀症状的人更应忌食。

搭配宜忌
宜
山药
健脾止泻效果更强
温补收敛
宜
大米
利于肠胃消化
口感更好

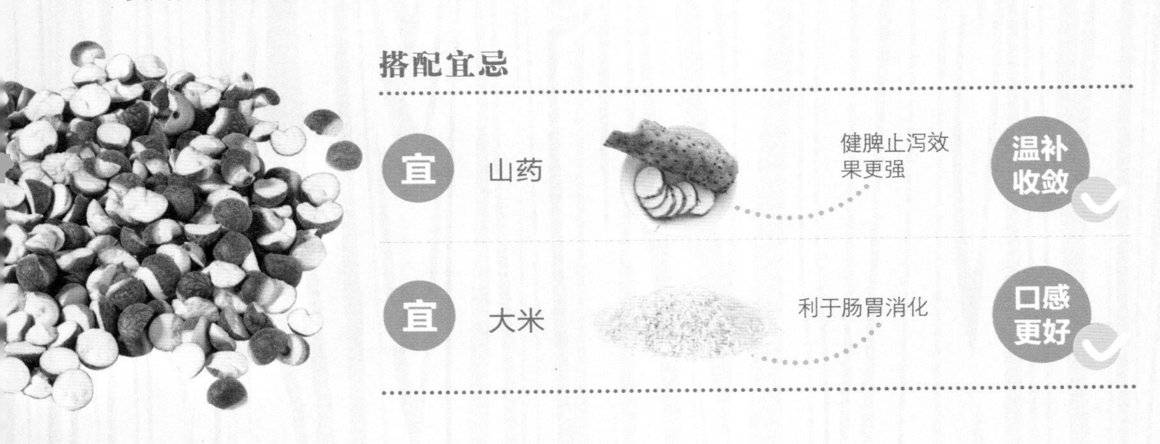

莲子芡实粥

原料：大米 50 克，莲子 15 克，核桃仁、芡实各 20 克。

做法：❶ 将大米、莲子、核桃仁、芡实分别洗净，加水浸泡 2 小时。❷ 将所有食材倒入锅中，加适量水，以小火熬煮成粥即可。

排毒功效：芡实与大米搭配煮粥，更适合腹泻患者较弱的脾胃，可除湿、止泻。

除湿止泻
排毒成分
维生素

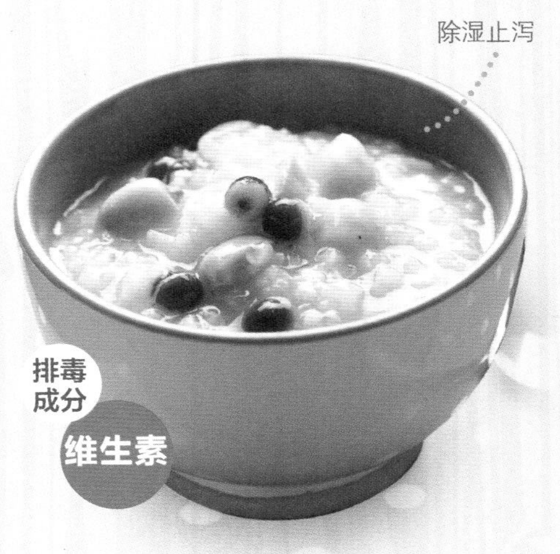

大蒜

大蒜有明显的抗菌消炎作用，对多种球菌、杆菌、真菌和病毒等均有抑制和杀菌作用，古时常被用作驱虫、杀菌药物，是当前发现的天然植物中抗菌作用最强的一种。大蒜中含有的硒，还能通过血液有氧代谢，减轻肝脏的解毒负担，有助于排毒。

这样做最排毒

腹泻宜熟吃大蒜。因为生大蒜中的辣素会直接作用于胃肠黏膜，尤其会对正在发炎的肠壁产生刺激，不利于肠黏膜的快速修复。而熟大蒜则在基本保留其营养的基础上，去除了辣素对胃肠黏膜的刺激。带皮烤制大蒜，吃时去皮，可在两餐之间食用，对腹泻有辅助治疗效果。

大蒜排毒宜注意

如果没有胃肠疾病，在春季适量生食大蒜，有助于杀灭胃肠细菌，保持胃肠健康。

搭配宜忌

宜
青菜
减少腹泻
杀菌
解毒
忌
羊肉
不利于健康
助热
生痰

抗菌消炎
排毒
成分
蒜辣素

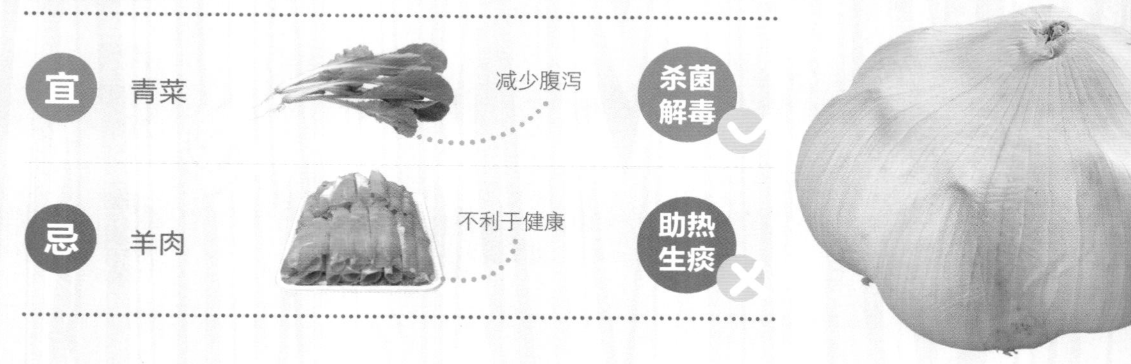

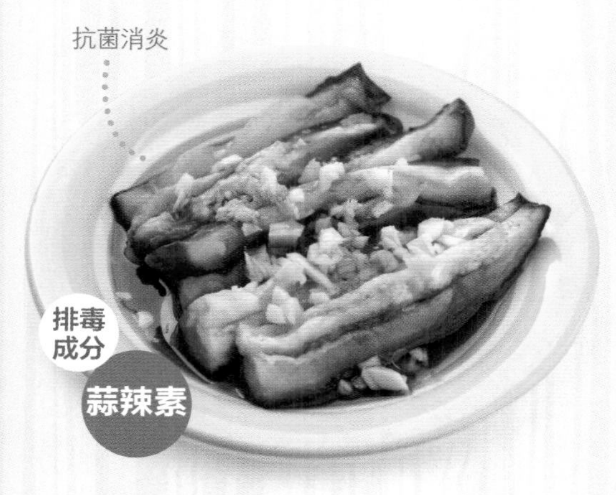

蒸茄子

原料：茄子500克，姜末、盐、醋、香油、酱油、蒜蓉各适量。

做法：❶ 茄子洗净，切条。❷ 茄子条在蒸锅上蒸熟后，晾凉盛盘。❸ 将盐、醋、香油、酱油、姜末搅匀后淋在茄子条上，撒上蒜蓉即可。

排毒功效：大蒜与茄子搭配，可以健胃消食，适合夏天食用，可减少细菌感染，预防腹泻。

马齿苋

古时常用马齿苋煮水或挤汁，以预防或治疗菌痢，效果明显。如今马齿苋作为一种常见野菜，深受人们喜爱。每年七八月份是采摘马齿苋的最佳时节。马齿苋有独特的香味，而且味道浓郁，烹制时需要一定的技巧。

这样做最排毒

取新鲜的马齿苋洗净，切碎，与水按照 1:3 的比例煎水饮用，每天饮 100~150 毫升，有防治腹泻的作用。

马齿苋排毒宜注意

受凉引起的腹泻不宜吃马齿苋，因为马齿苋性凉，腹泻者吃马齿苋会加重腹痛、腹泻症状。另外，马齿苋应焯后再烹制，因为马齿苋中草酸含量非常高，烹制前放入沸水中焯 3 分钟后再烹制，能有效去除草酸。

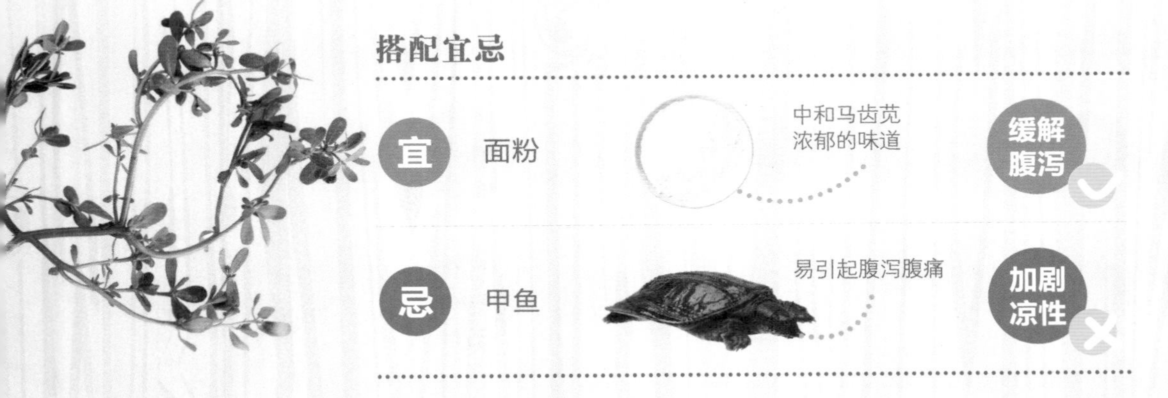

凉拌马齿苋

原料：马齿苋 200 克，香油、盐各适量。

做法：❶ 马齿苋洗净切段，放入沸水中焯三四分钟，捞出备用。❷ 调入香油，加盐调味，搅拌均匀即可。

排毒功效：初夏时节，采摘新鲜的马齿苋来凉拌食用，能预防痢疾和腹泻。

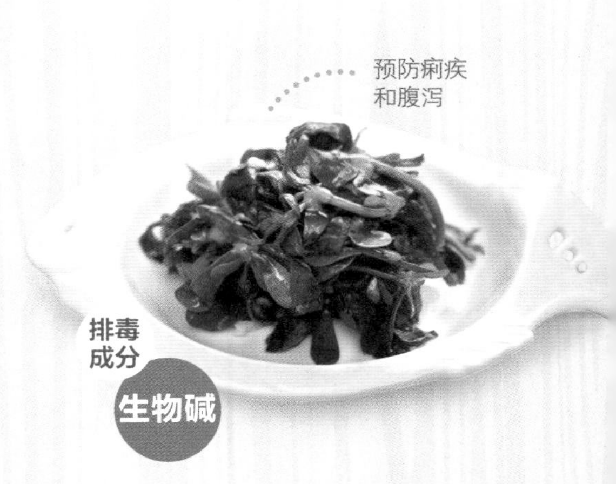

栗子

香甜味美的栗子，自古有“肾之果”的美名，有很强的养胃理肠的功效，能预防腹泻，对缓解腹泻也有一定的辅助功效。栗子对人体的滋补功效可与人参、黄芪、当归等媲美，有抗衰防老、延年益寿的作用。

这样做最排毒

炖煮后，栗子中的淀粉支链发生变化，更容易被人体吸收，可与大米、小米等搭配煮粥食用，能暖胃温肠。栗子不宜生吃，特别是腹泻时，肠黏膜弱，消化能力降低，食用生栗子会加剧腹泻。

栗子排毒宜注意

每天吃 5~8 颗。栗子调理胃肠是一个长期的过程，所以胃肠没有发病时，或者在腹泻恢复期，每天可以吃几颗煮栗子，以调理胃肠功能，预防胃肠疾病的发生。

搭配宜忌

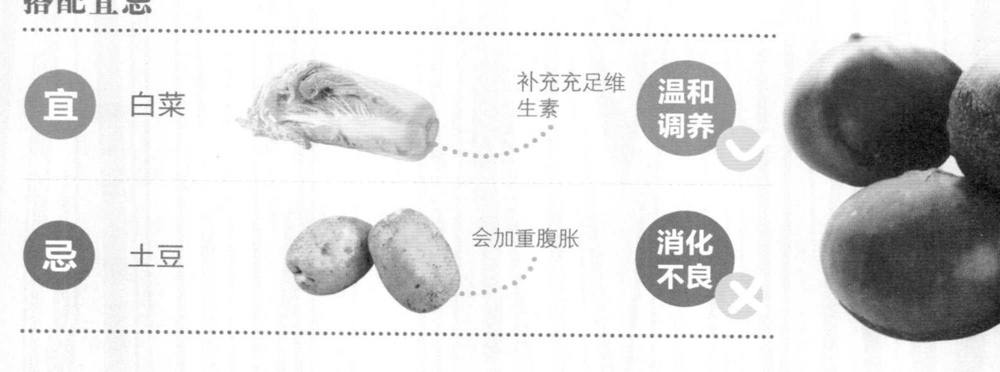

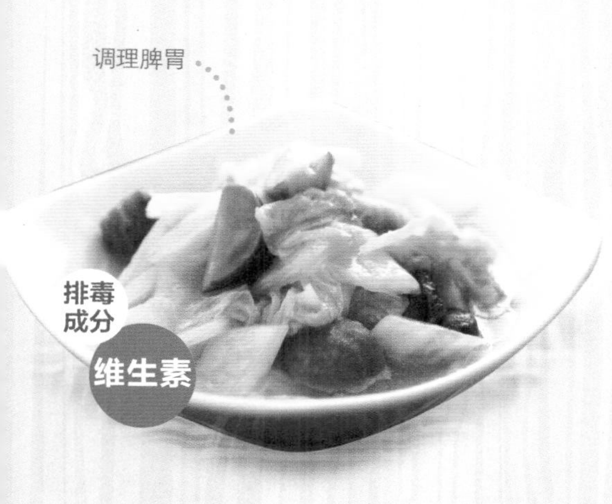

栗子扒白菜

原料：白菜 150 克，栗子 6 颗，高汤、盐、葱花各适量。

做法：❶ 栗子洗净，划一道口，放锅内煮熟后，去壳待用；白菜段洗净切段。❷ 油锅烧热，煸炒葱花，放入白菜段翻炒，加入高汤炖煮。❸ 放入栗子煮熟，出锅前加盐调味即可。

排毒功效：栗子的补益效果比较温和，与白菜搭配，适合在腹泻恢复期食用。

白扁豆

白扁豆为药食两用食材，有消暑湿、止泻的功效，古时常被用来作治疗腹泻的止敛药物。白扁豆中含有的皂苷不易被人体吸收，会导致中毒，因此不能生吃。此外，扁豆子有收敛作用，鲜嫩的扁豆荚虽可作蔬菜食用，但无收敛效果，应注意。

这样做最排毒

白扁豆是指成熟的扁豆子，成熟后，经过炮制的扁豆荚也有调理脾胃的功效，但只宜煎水饮用，且必须在医生指导下使用。白扁豆中含有丰富的碳水化合物，磨成粉后，与山药粉、豌豆粉等搭配，制作成糕点食用，对腹泻有一定的辅助治疗作用。

白扁豆排毒宜注意

一定要煮熟后再食用，白扁豆与四季豆等豆类中含有大量的皂素，对胃黏膜有较强的刺激作用，可引起呕吐、腹泻等症状。一定要煮熟后食用，有毒成分才会被充分破坏。

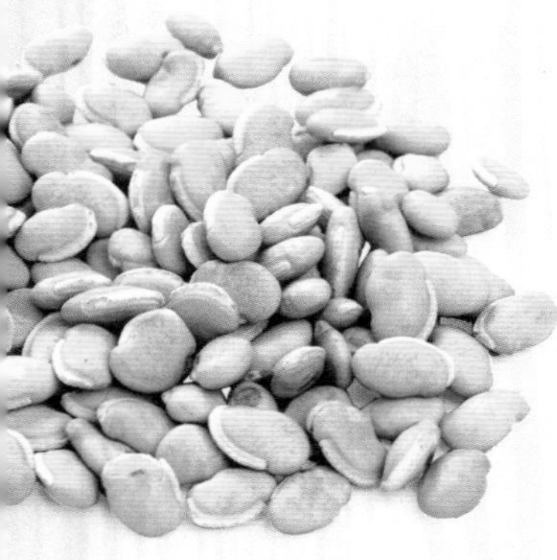

搭配宜忌

宜 芡实

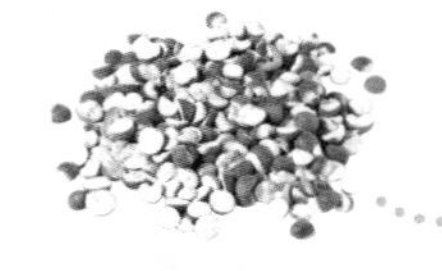

收敛作用温和有效

健脾止泻

忌 土豆

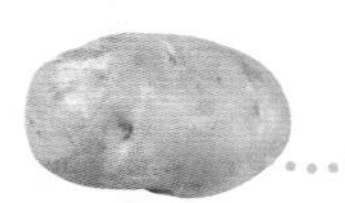

易产生胀气

肠胃不适

芡实白扁豆粥

原料：大米 50 克，白扁豆、芡实各 10 克。

做法：❶ 大米、白扁豆、芡实分别洗净，用清水浸泡 2 小时。❷ 锅中放适量水，放入所有食材煮至熟烂即可。

排毒功效：白扁豆煮粥，适合腹泻时食用，既能补水，又能起到收敛的作用。

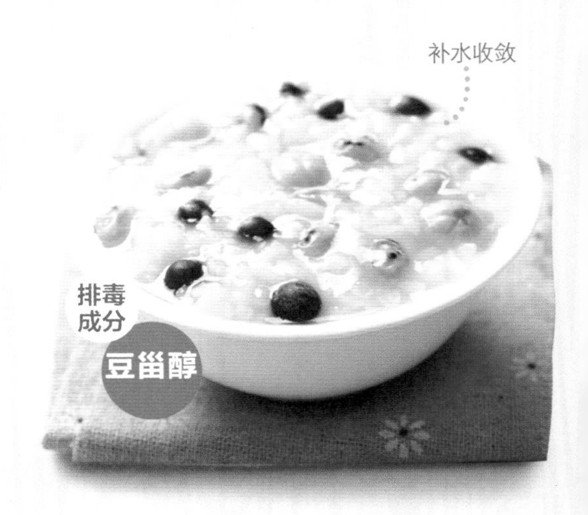

肠排毒信号 8：小便短赤

小便短赤表现为每次小便量少，颜色深黄，并伴随尿频、尿急、尿痛等症状。湿毒、食积之毒容易引发小便不畅。小便短赤需要多吃些薏米、海带、冬瓜皮等。

薏米

中医认为，薏米“最善利水，不至耗损真阴之气，凡湿盛在下身者，最宜用之”。现代人饮食过于丰盛，重厚味，形体肥胖，血脂较高，而薏米既可利湿化痰，又能降低胆固醇，特别适合痰湿体质的人食用。

这样做最排毒

中医认为，熟薏米的健脾功效要胜过生薏米，因此将薏米炒至微黄，加工成熟薏米后食用，健脾排毒效果更好。将熟薏米泡水、磨粉，或者和红豆一起煮粥，能提高薏米的排毒效果。

薏米排毒宜注意

一次不宜吃太多，因为薏米性凉，虚寒体质者不宜长期食用，而且薏米中膳食纤维较多，吃太多会妨碍消化。

搭配宜忌

宜
红豆
煮汤利尿效果更好
利尿通便
忌
海带
妨碍薏米中营养物质吸收
降低营养

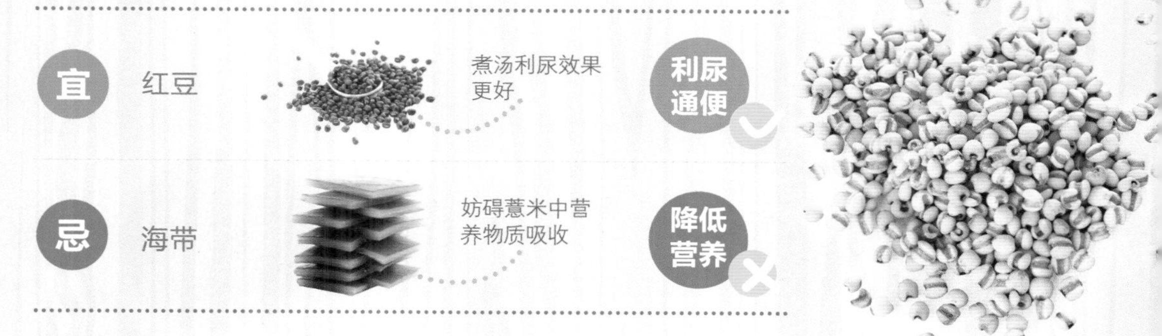

薏米老鸭汤

原料：老鸭半只，薏米 20 克，姜片、盐各适量。

做法：❶ 老鸭洗净，切块，在沸水中汆一下捞出；薏米洗净。❷ 锅中加入适量水，放入鸭块、薏米、姜片，大火烧开后改小火炖煮。❸ 待鸭肉烂熟时加盐调味即可。

排毒功效：薏米老鸭汤利水消肿，特别适合中老年人、水肿患者食用。

冬瓜

冬瓜水分多，有利尿排湿的功效，适合湿热体质的人食用。冬瓜不仅利水消肿，还含有丙醇二酸，这种物质能够有效抑制糖类转化成脂肪。而且，冬瓜的热量很低，因此是非常好的减肥食物，也非常适合高血压、高脂血症者食用。

这样做最排毒

冬瓜皮利水消肿、清热解暑的功效远胜于冬瓜肉，而且冬瓜皮经过炮制后，作为利水肿的药物，其功效明显。因此，在家也可以自制冬瓜皮茶饮用，有一定的利水功效。也可以带皮煮汤饮用，解热利尿效果更加明显。

冬瓜排毒宜注意

冬瓜性寒凉，脾胃虚寒者不宜多吃，否则易导致脾胃不适。冬天喝冬瓜汤好处多，可以与羊肉、排骨等肉类搭配，能滋阴养阳，为来年春、夏身体健康打好基础。

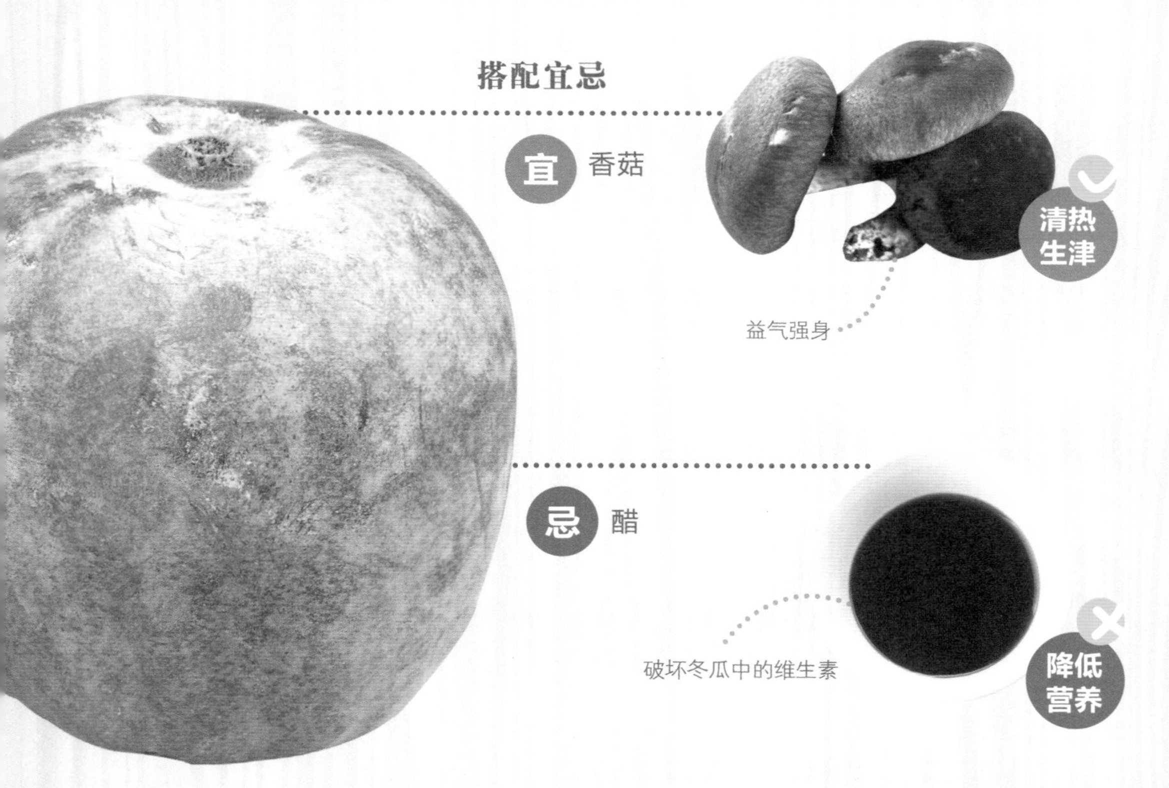

冬瓜热量低，是非常好的减肥食物。

湿热体质的人，可通过冬瓜来实现减肥消肿。

羊肉冬瓜汤

原料：羊肉 100 克，冬瓜 300 克，香油、葱末、姜末、盐各适量。

做法：❶ 冬瓜去皮、瓤，洗净，切成薄片；羊肉洗净，切块，用盐、葱末、姜末拌匀腌制 5 分钟。❷ 油锅烧热后放入葱末、姜末炝锅，下冬瓜片略炒，加适量清水，加盖烧开。❸ 向烧开的锅中加入腌制好的羊肉块，煮熟后淋上香油即可。

排毒功效：羊肉冬瓜汤很适合冬天补虚养身，而且其利水消肿的功效还能预防长胖。

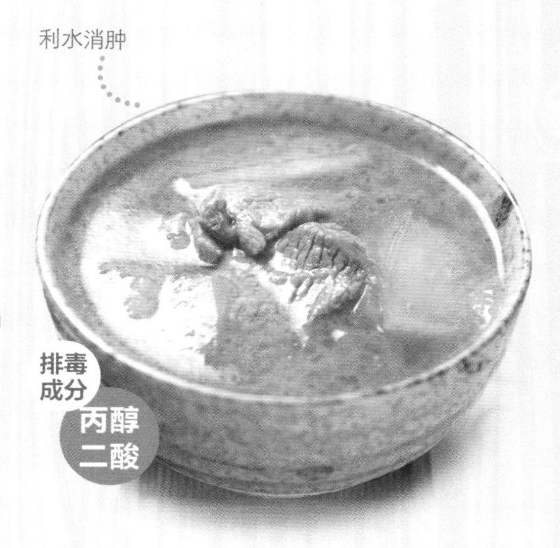

香菇烧冬瓜

原料：香菇 250 克，冬瓜 500 克，水淀粉、姜片、葱段、酱油、盐、白糖各适量。

做法：❶ 冬瓜去皮，切成片；香菇去蒂，洗净，切片，用开水焯熟。❷ 油锅烧热后放入姜片、葱段煸炒，放入冬瓜片，翻炒片刻，加适量水、酱油。❸ 放入香菇片略炒，然后加盐、白糖，用水淀粉勾芡即可。

排毒功效：香菇烧冬瓜在补充多种维生素的同时利尿排湿气，缓解小便短赤症状。

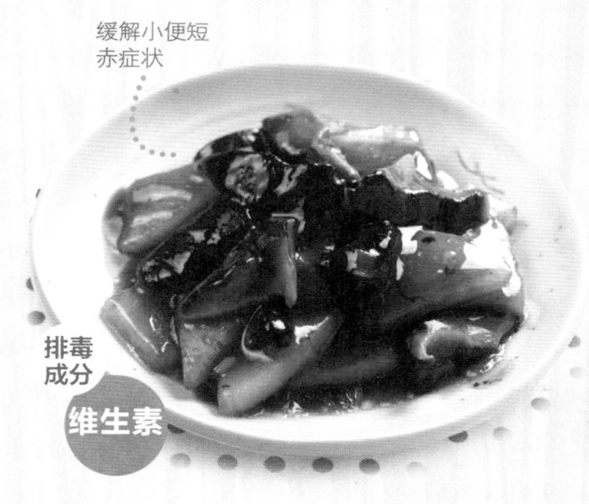

冬瓜海带排骨汤

原料：排骨 100 克，冬瓜 50 克，海带、香菜叶、姜片、盐各适量。

做法：❶ 海带先用清水洗净泡软，切成丝；冬瓜洗净，连皮切成厚片；排骨切块。❷ 将已切块的排骨放入烧开的水中略烫，捞起。❸ 将海带丝、排骨块、冬瓜片、姜片一起放进锅里，加适量清水，用大火烧开 15 分钟后，转小火煲熟，撒上香菜叶，加盐调味即可。

排毒功效：这款汤羹既能健脾利水，又能瘦身，还能补充身体所需钙质和骨胶原。

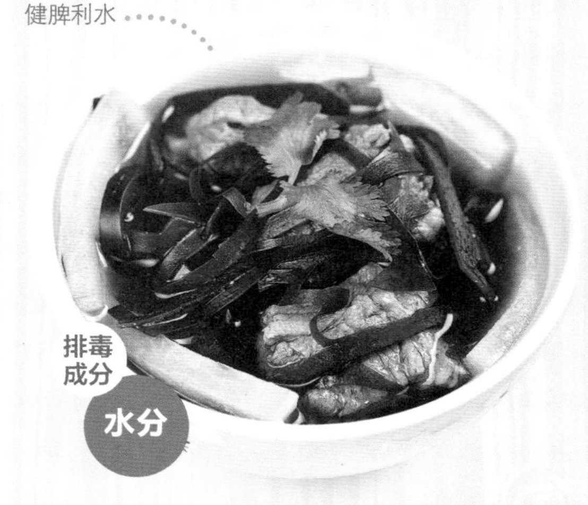

西瓜

西瓜中含有大量水分，具有很好的利水效果。在急性热病、发热、口渴汗多时，吃一块又甜又沙、水分十足的西瓜，症状会马上改善。西瓜所含的糖和盐能利尿，并能有效改善肾脏炎症，帮助肾脏、膀胱排毒。

这样做最排毒

直接吃或榨汁是最能保留西瓜营养的吃法。西瓜营养直接进入体内，被胃肠吸收，其中丰富的水分和维生素能平衡体内水分代谢，有利尿排毒的功效。西瓜榨汁饮用时，宜采用原汁，即不加水的方式，但糖分含量高，高血糖者不宜饮用。

西瓜排毒宜注意

饭前饭后别立即吃西瓜，因为西瓜中大量的水分会冲淡胃液，影响食物的消化吸收。最佳的食用西瓜时间为餐后2小时，既可以保证营养摄入，又不影响消化。

搭配宜忌
宜
西红柿
美白肌肤
通便
利尿
忌
山竹
不利于肠胃
健康
加剧
寒性

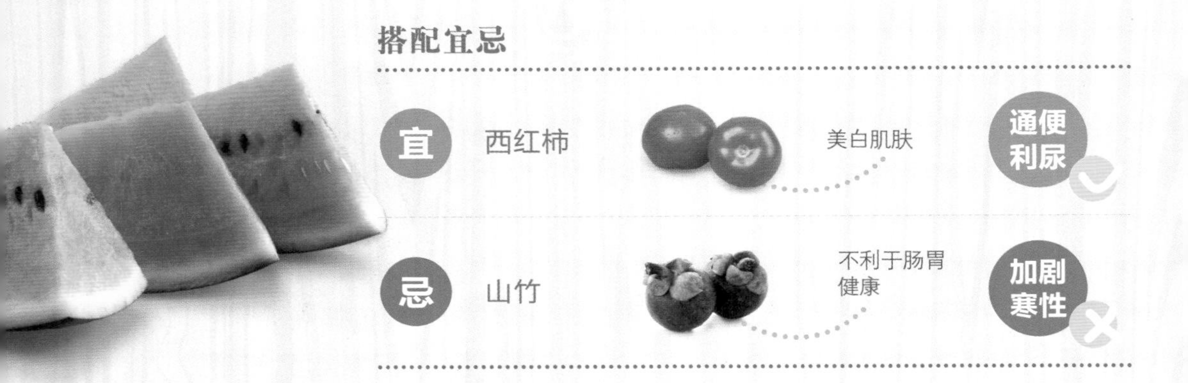

西瓜桃子汁

原料：西瓜瓤100克，桃子1个。

做法：❶ 将桃子洗净，去皮，去核，切成小块；西瓜瓤切成小块，去掉西瓜子。❷ 将桃子块和西瓜块放入榨汁机中，加入适量温开水榨汁即可。

排毒功效：在夏季饮用西瓜汁，既能防暑，促进消化吸收，还能改善小便不利等问题。

改善小便不利
排毒
成分
水分

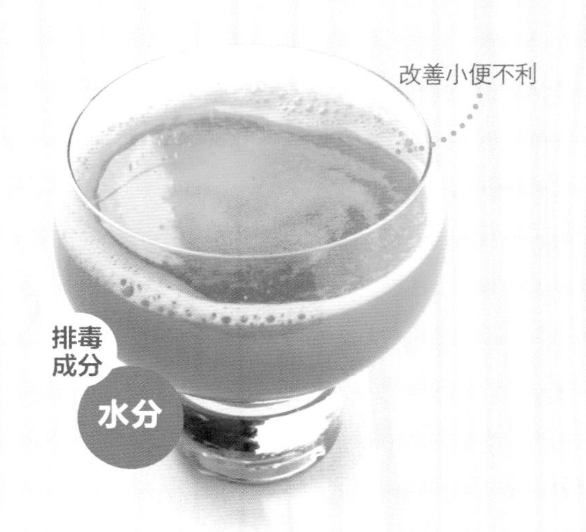

红豆

《本草纲目》中记载，红豆“其性下行，通乎小肠，能入阴分……故行津液、利小便，消胀除肿”，红豆常被用来当作下行利尿的药物，而现代医学也证明红豆水提取液对金黄色葡萄球菌、福氏痢疾杆菌和伤寒杆菌等有抑菌作用。

这样做最排毒

红豆适合煮汤食用，一方面可以增加红豆的熬煮时间，去除其中人体不能吸收的皂苷；另一方面煮汤饮用也有补水的作用，能平衡水分代谢。与多种米搭配，如大米、小米等煮粥，可以增加 B 族维生素的摄入，有助于平衡水分代谢，有益身体健康。

红豆排毒宜注意

任何食物都不宜过量食用，红豆也不宜长期大量食用，否则会令人面色发黑，皮肤也容易失去光泽。

搭配宜忌

宜
花生
行水利尿更佳
祛湿排毒
宜
糯米
补充 B 族维生素
暖胃利尿

消肿利尿
排毒成分
钾

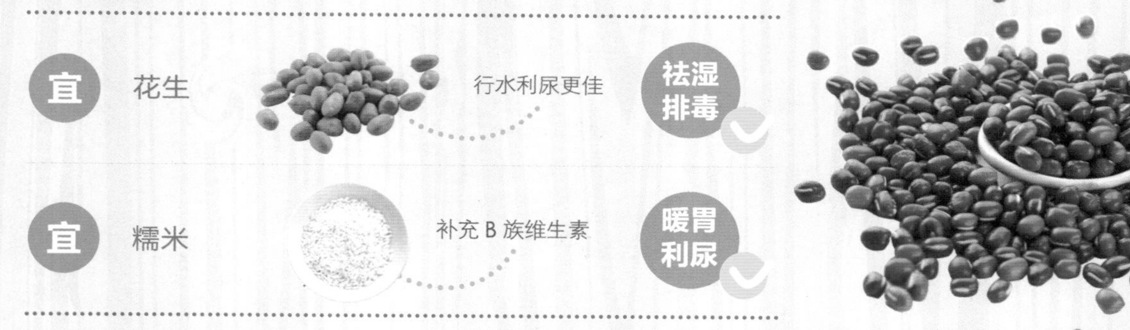

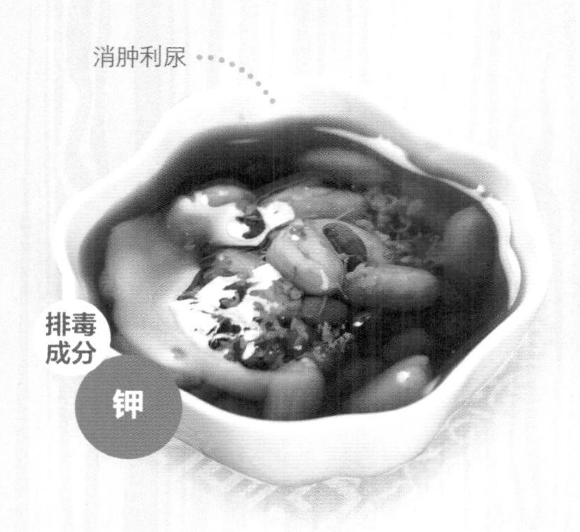

花生红豆汤

原料：红豆 50 克，花生仁 20 克，糖桂花适量。

做法：❶ 红豆与花生仁清洗干净，并用清水泡 2 小时。❷ 将泡好的红豆与花生仁连同清水一并放入锅内，用大火煮沸。❸ 煮沸后改用小火煲 1 小时，出锅时将糖桂花放入即可。

排毒功效：花生红豆汤有消肿利尿的作用，同时还能为身体补血，特别适合女性饮用。

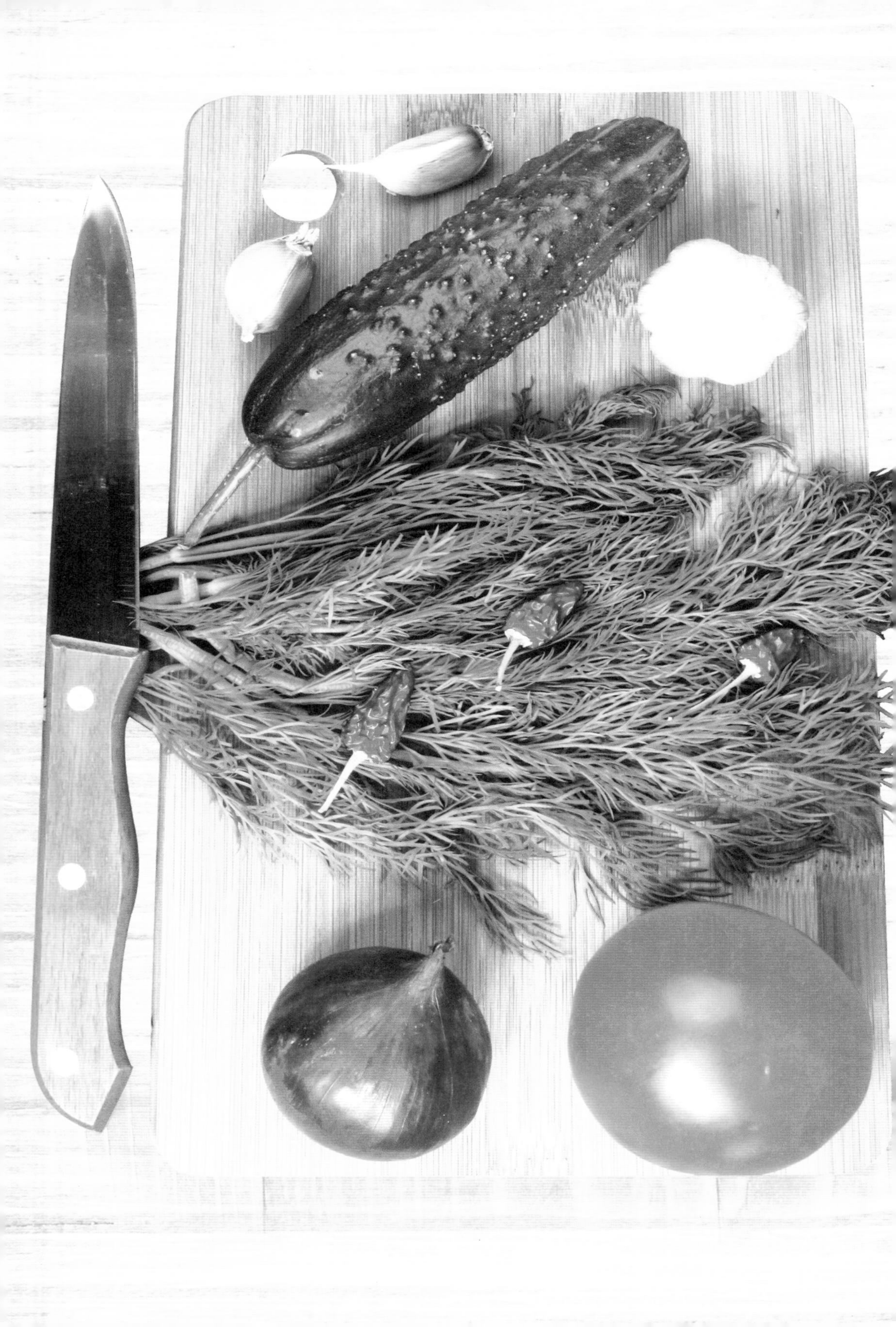

第四章
排毒养颜人不老

我们生活的环境中污染日益严重，皮肤越来越差，越来越多的人开始重视排毒养颜。只有及时排出体内有害物质，保持五脏清洁，才能保持身体的健康和肌肤的美丽。饮食直接进入胃肠，其代谢状态关系到体内毒素积聚情况，所以说，吃对食物才能排毒养颜，保持身体的年轻化状态。

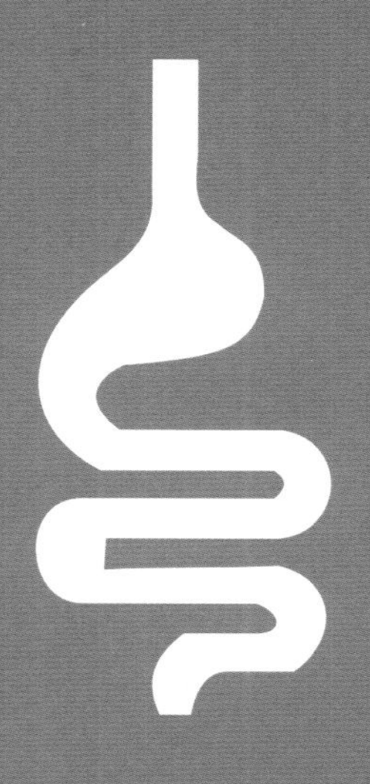

专家说：美白祛斑祛痘有秘诀

每一个女性都希望自己拥有白皙光滑的皮肤，永远像 18 岁时那样肌肤水嫩。但随着时间的流逝，女性在 20 岁时，皮肤中的胶原蛋白就开始流失，25 岁以后皮肤逐渐显现出老态，多种皮肤问题渐渐显现出来。很多人都会选择购买各种昂贵的护肤品来保养皮肤。其实护肤品虽然能从外部改善，但真正能改善皮肤状态的还是健康的食物和愉悦的心情。

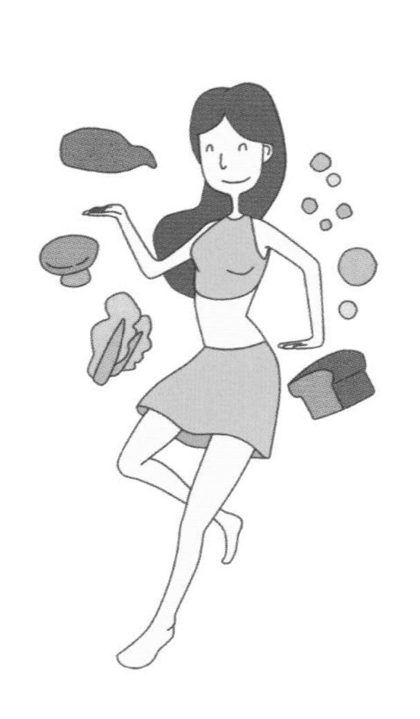

1 越吃越白越水润

蔬果中的白菜、生菜、苹果、葡萄、桃、猕猴桃、橘子、柿子、梨、石榴，以及粥、汤中含有丰富的水、维生素和矿物质，有助于保持皮肤细胞活力。

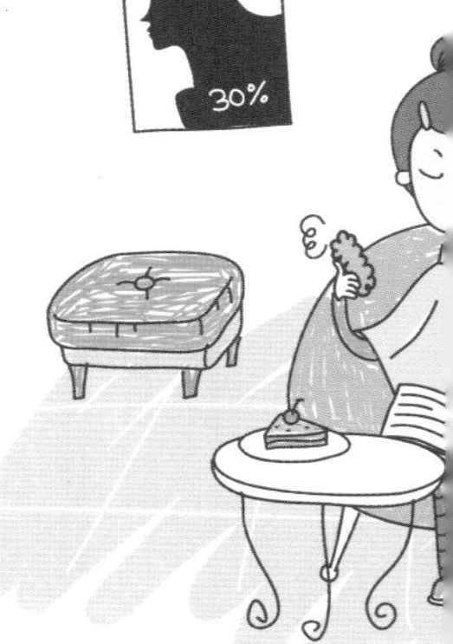

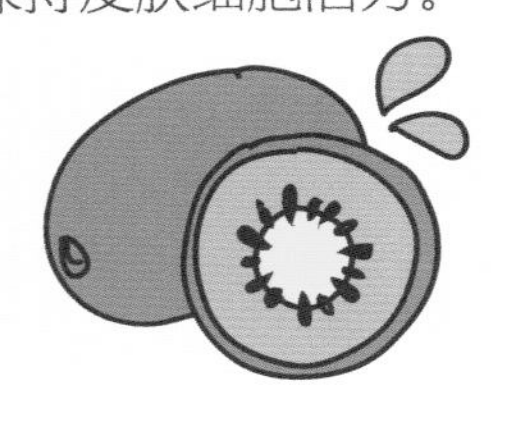

2 敏感肌肤需内调

敏感性肌肤娇弱，要多喝水，以增强皮肤免疫力；多吃新鲜蔬果，便于强化皮肤细胞。必要时可以使用白芷、牡丹皮等调理。

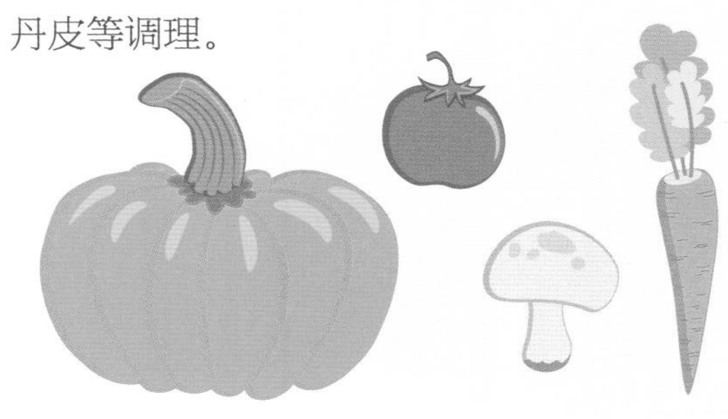

6 怕痘印，多吃这些

要祛除痘印，就要抗氧化，增强代谢，可多吃富含胡萝卜素、维生素 C 的蔬菜和水果，如白菜、菜花、西红柿、猕猴桃、柠檬、草莓等。还可以适当补充有助于肤色均匀的食物，如绿豆、银耳、百合、薏米等。

5 长痘痘这样做

将新鲜的土豆切成稍厚一点的片，临睡前清洁面部后贴在痘痘处，能起到消炎、控油的作用。

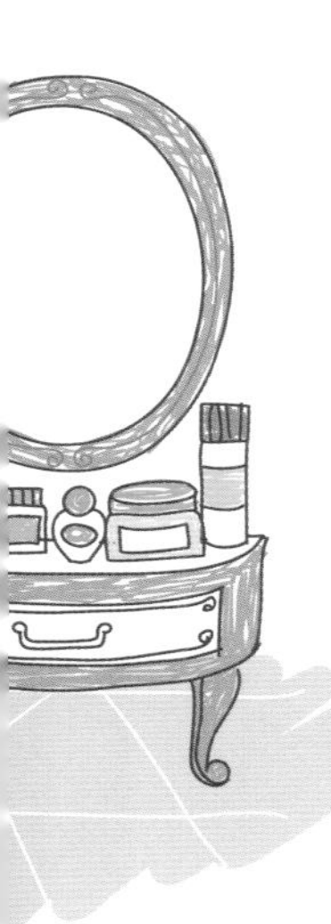

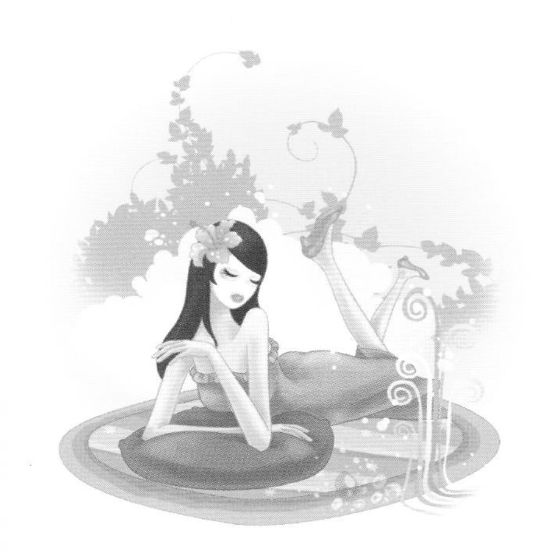

4 做好防晒很重要

无处不在的紫外线是女性美白祛斑的大敌，阳光照射强烈时出门一定要有防护措施，如遮阳伞、防晒衣和防晒伞等。

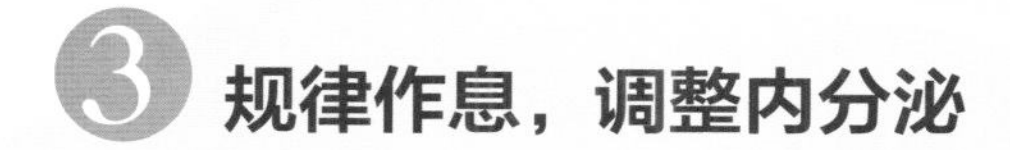

3 规律作息，调整内分泌

如果长时间内分泌紊乱就会让皮肤变黑、长斑、长痘，保持规律的作息，不吃垃圾食品，有利于获得嫩白肌肤。

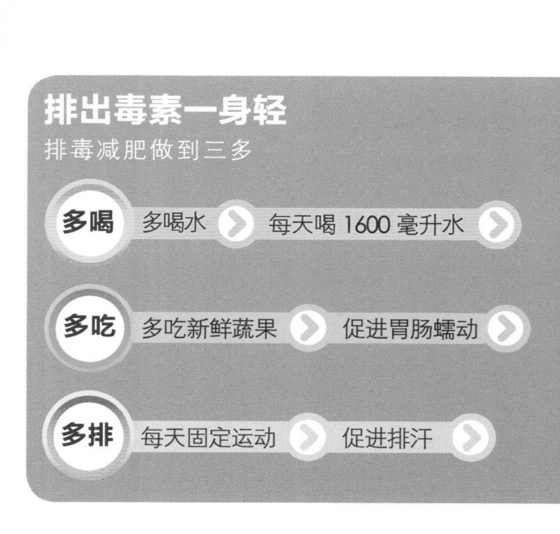

排毒养颜信号 1：肥胖

现代人吃的高蛋白、高脂肪食物越来越多，身体代谢变缓，体内废物堆积过多，脂肪超过了肝脏的负荷量，就会形成脂肪渐渐囤积在臀部、腹部、手臂、大腿等易长肉的部位。巧吃食物，增强代谢，有助于减掉身体多余的脂肪。

糙米

糙米是稻米脱壳后仍保留着皮层、糊粉层和胚芽的米，吃糙米对糖尿病患者及肥胖者非常有益，因为糙米中的碳水化合物被膳食纤维所包裹，进入体内，胃肠消化速度较慢，可使人长时间保持饱腹感，并能促进肠蠕动，加快代谢。

这样做最排毒

糙米口感较粗，质地紧密，煮起来也比较费时。解决方法是煮前将糙米用冷水浸泡过夜，然后连浸泡的水一起放入高压锅，煮半小时左右，可改善口感。在蒸米饭时加入糙米，保证每天吃 150 克左右的糙米饭，能充分发挥糙米的保健作用。

糙米排毒宜注意

糙米口感粗粝，烹制时需久煮，但需要注意的是，煮制时间以不超过 1 小时为宜，否则其特有的营养容易流失。

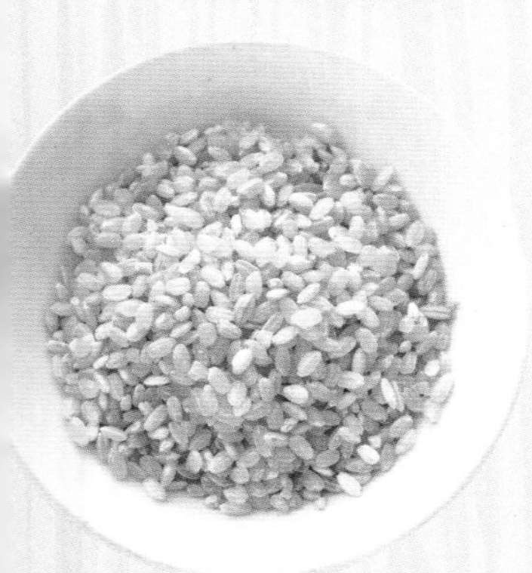

搭配宜忌

豆类
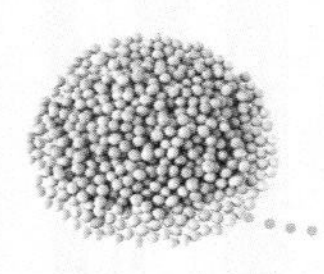
制成豆浆更健康

苋菜
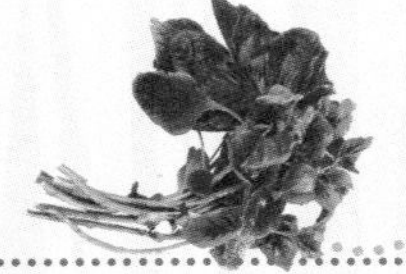
明目美白

苋菜糙米粥

原料：苋菜 20 克，糙米 40 克，盐适量。

做法：❶ 苋菜洗净切碎；糙米洗净备用。❷ 锅内放入适量清水和糙米，煮成粥。❸ 加入苋菜和适量盐，用大火煮开即可。

排毒功效：糙米中的膳食纤维和苋菜中的膳食纤维完美搭配，有助于增强饱腹感，控制体重。

芋头

芋头与红薯、土豆一样，也是低热量食物，含有丰富的B族维生素，可促进细胞再生，保持血管弹性。芋头表面的黏液蛋白，还有助于预防体内脂肪的沉积，避免肥胖。它含有的碳水化合物成分，易于被身体吸收，可改善消化功能。

这样做最排毒

蒸米饭时，放两块芋头一起蒸熟，当作主食食用，有助于减少其他主食摄入，从而控制热量摄入。芋头黏性较大，食用过多容易导致胃灼热。可以煮粥喝，能健脾养胃，又能润肠排毒。

芋头排毒宜注意

芋头有小毒，而且其所含的淀粉颗粒不经高温破坏，难以消化，会加重胃肠负担，不利于健康，所以一定要蒸熟煮透再食用。芋头中缺少脂肪，且易在肠内产生大量气体，与瘦肉、大米等食物搭配，可以减轻这种情况。

搭配宜忌

宜
红枣
宽肠利便
益气
健脾
忌
红薯
易使胃酸
分泌过多
肠胃
不适

预防脂肪沉积
排毒
成分
黏液
蛋白

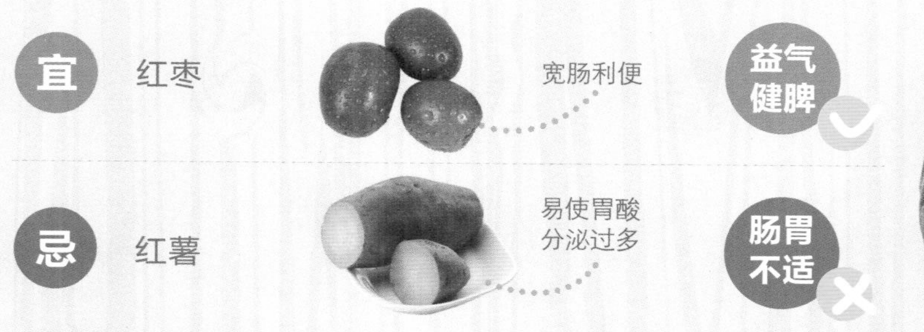

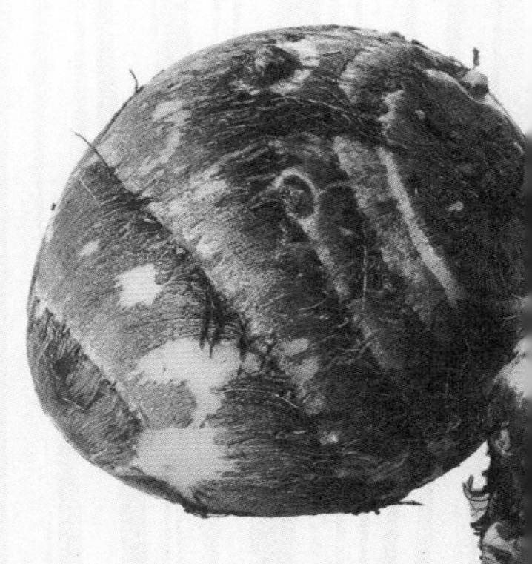

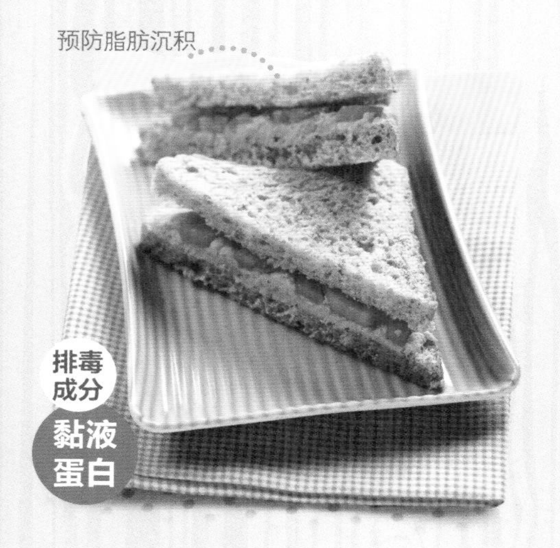

三文鱼芋头三明治

原料：三文鱼肉50克，芋头2个，面包片2片，西红柿片适量，盐适量。

做法：❶ 三文鱼肉蒸熟捣碎；芋头蒸熟，去皮捣碎，加三文鱼碎、盐拌匀。❷ 将两片面包片中夹入三文鱼芋头泥和西红柿片，切成三角形即可。

排毒功效：芋头中的黏液蛋白有预防脂肪沉积的作用，还能改善肠胃的消化功能。

西蓝花

西蓝花中的营养极易被身体吸收，是“十大健康蔬菜”之一。西蓝花中富含膳食纤维，能有效地降低胃肠对葡萄糖的吸收，进而降低血糖，抑制多余的糖分转化为脂肪。其所含的类黄酮物质，对高血压、心脏病等疾病有调节和预防作用。

这样做最排毒

西蓝花中常隐藏着很多菜虫和农药，可将西蓝花掰成小朵，用盐水浸泡 10 分钟，或者焯烫后再食用。西蓝花本身营养丰富，而且口味清甜，简单清炒或者水煮的做法能最大限度地保留其营养，起到排毒作用。

西蓝花排毒宜注意

西蓝花在高温烹制中容易流失维生素 C，所以焯烫的时间不应超过 2 分钟，烹炒时间也不宜超过 5 分钟。夏末秋初的西蓝花因生长期已过，很多都是开花的，而且其中可能会有小虫，不好清洗，所以最好少吃。

搭配宜忌
宜 大蒜
抑制胆固醇吸收
排毒降糖
忌 牛奶
影响钙的吸收
降低营养

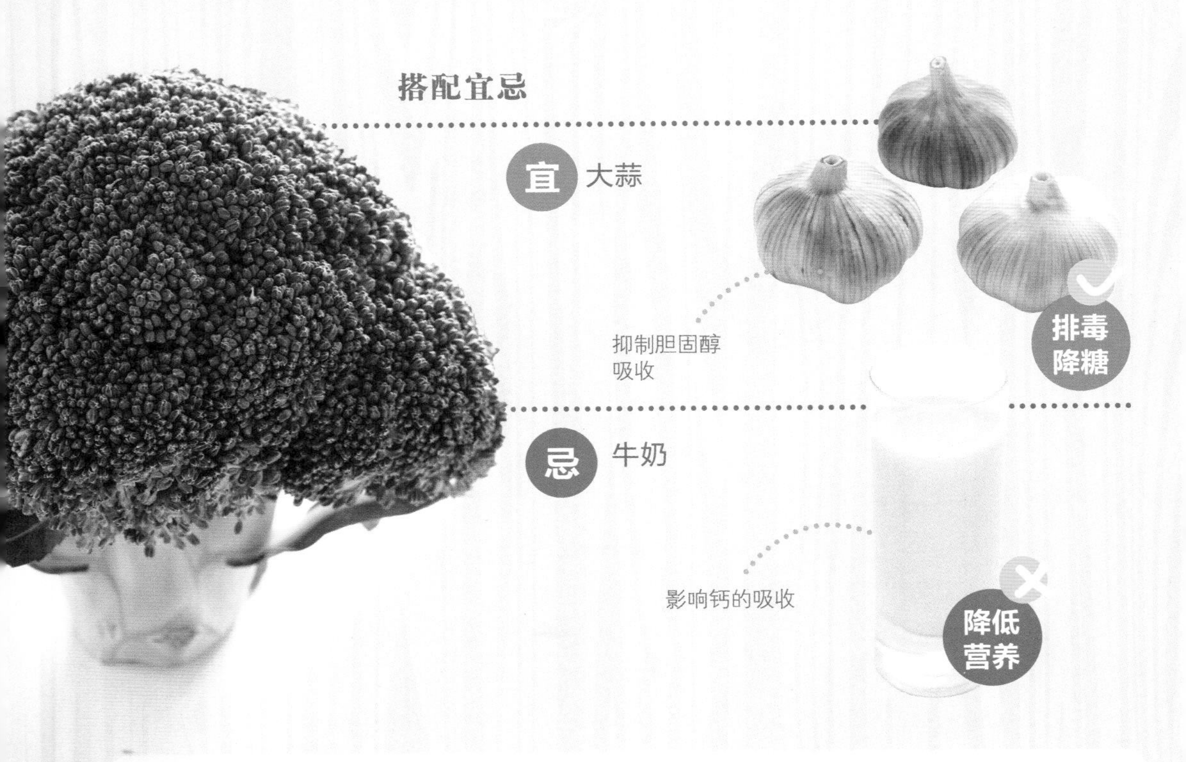

西蓝花中的叶酸含量很高，可以预防新生儿畸形。

女性备孕期间及怀孕的前 3 个月可以多吃西蓝花。

双色菜花

原料：菜花、西蓝花各 200 克，蒜蓉、盐、水淀粉各适量。

做法：❶ 菜花、西蓝花洗净，掰小朵。❷ 将菜花与西蓝花在开水中焯一下。❸ 油锅烧热，加入菜花与西蓝花翻炒，加蒜蓉、盐调味。❹ 最后加水淀粉勾薄芡即可。

排毒功效：双色菜花能补充维生素 C 及丰富的矿物质，常食有助于降脂，瘦身减肥。

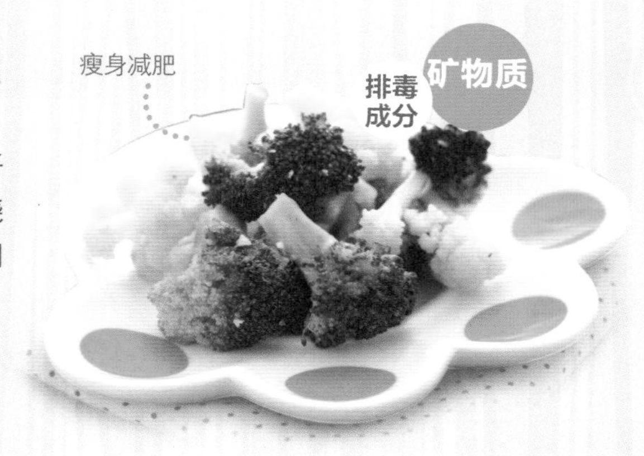

西蓝花烧双菇

原料：西蓝花 100 克，口蘑、香菇各 5 朵，盐、蚝油、白糖、水淀粉各适量。

做法：❶ 西蓝花洗净掰成小朵；口蘑、香菇洗净、切成片。❷ 油锅烧热，放入西蓝花、口蘑片、香菇片翻炒，炒熟后放入蚝油、盐、白糖调味。❸ 出锅前，用水淀粉勾芡即可。

排毒功效：西蓝花烧双菇富含膳食纤维，润肠通便、清理血管的效果更明显。

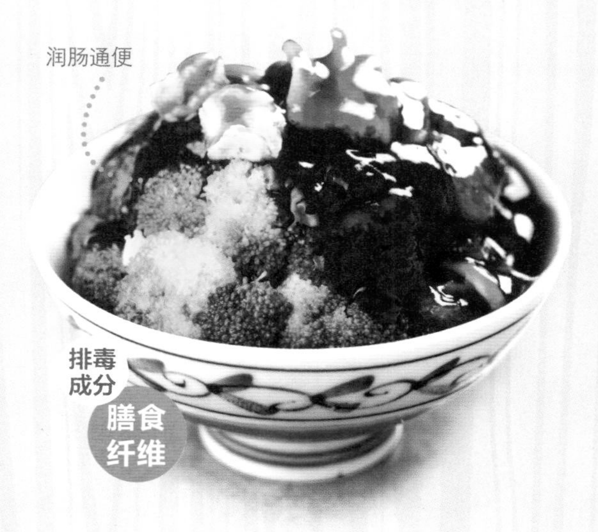

西蓝花炒虾仁

原料：西蓝花 250 克，虾仁 150 克，盐、红椒片、蒜末、水淀粉各适量。

做法：❶ 虾仁挑去虾线，洗净；西蓝花掰小朵，用盐水泡 10 分钟后捞出。❷ 锅中烧开水，放西蓝花焯烫 1 分钟后捞出。❸ 油锅烧热，加蒜末爆香，倒入虾仁煸炒至虾仁变色后，加西蓝花和红椒片一同煸炒至熟，最后加盐，用水淀粉勾薄芡即可。

排毒功效：西蓝花炒虾仁富含蛋白质和维生素，脂肪含量低，可清理肠胃，帮助瘦身。

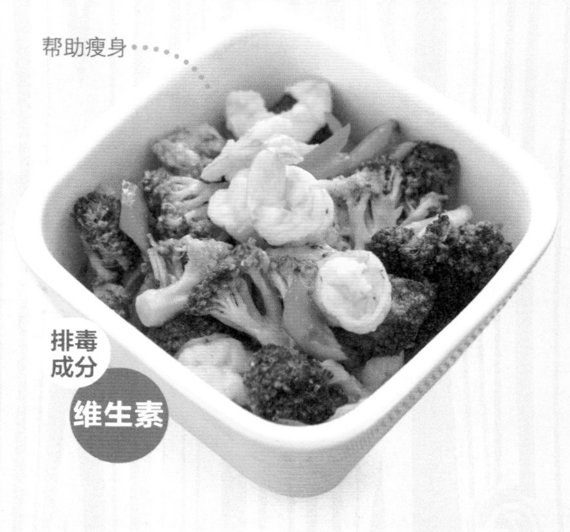

土豆

土豆既可作主食又可当蔬菜，在营养上，比大米、面粉有更多优点，能提供给人体大量的热能，而且营养成分全面，结构合理，水分多、脂肪少，富含维生素、矿物质，很适合在瘦身过程中当作主食食用，尤其适合下肢水肿者食用，有消肿的作用。

这样做最排毒

《中国居民膳食营养指南》建议每人每周最好进食5次薯类，每次食用50~100克。土豆可以作为主食，当土豆中的营养进入人体后能直接转化为葡萄糖，其中所含丰富的膳食纤维还可增加饱腹感。

土豆排毒宜注意

土豆是低热量食物，但是也能为身体提供热量，所以将其作主食食用时，宜减少其他主食摄入量，甚至不吃其他主食，以免摄入过多，在体内形成脂肪。

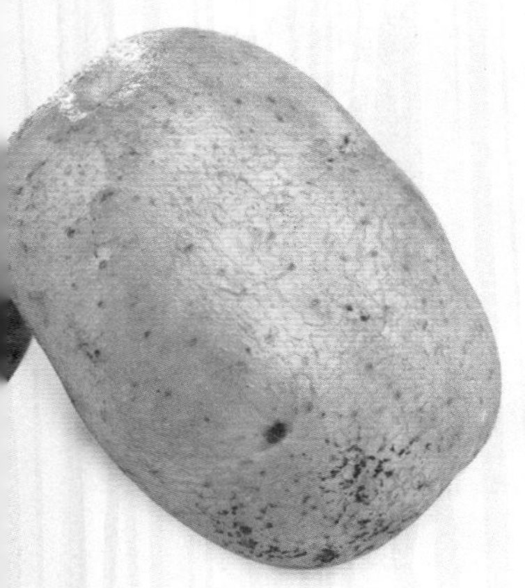

搭配宜忌

宜 牛奶 —— 补充维生素和蛋白质 —— 营养均衡

忌 西红柿 —— 会使胃酸分泌过多 —— 肠胃不适

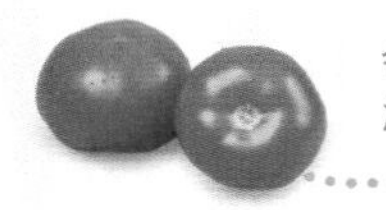

西式土豆泥

原料：土豆2个，牛奶50毫升，黑胡椒粉、盐各适量。

做法：❶ 土豆洗净，去皮，隔水蒸熟。❷ 将蒸熟的土豆捣成泥，加入牛奶、黑胡椒粉、盐拌匀即可。

排毒功效：土豆富含膳食纤维，做成土豆泥当作主食吃既美味又瘦身，还能补充多种营养。

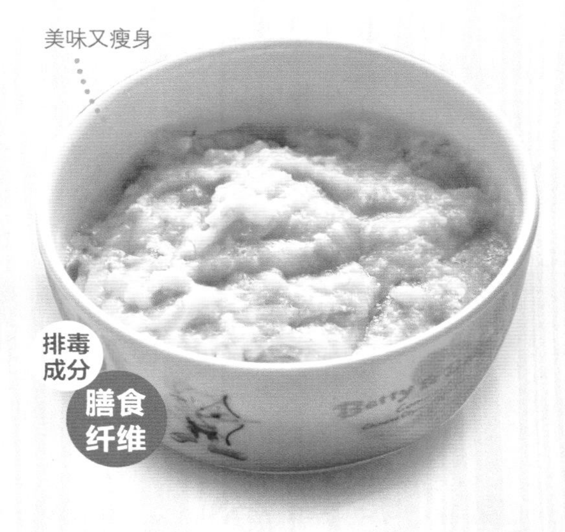

油菜

油菜是十字花科植物。十字花科蔬菜都有非常好的抗氧化、防癌抗癌功效，这与此类植物中含有的芥子油、植物激素密不可分，生活中宜适量多吃。此外，油菜中大量的膳食纤维也有助于促进肠道蠕动，缩短粪便在肠腔停留的时间，有助于减肥。

这样做最排毒

每次吃 200 克，每周吃两三次。大量膳食纤维的摄入有可能导致肠道蠕动过于激烈，所以食用应适量。

油菜排毒宜注意

油菜要现做现吃，并用大火快炒，可保证其营养成分不被破坏。烹制过的油菜过夜后不宜食用，因为绿叶蔬菜烹制后，放置时间超过 8 小时，其中的致癌物质——亚硝酸盐类会大大增加，不利于身体健康。

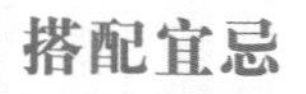

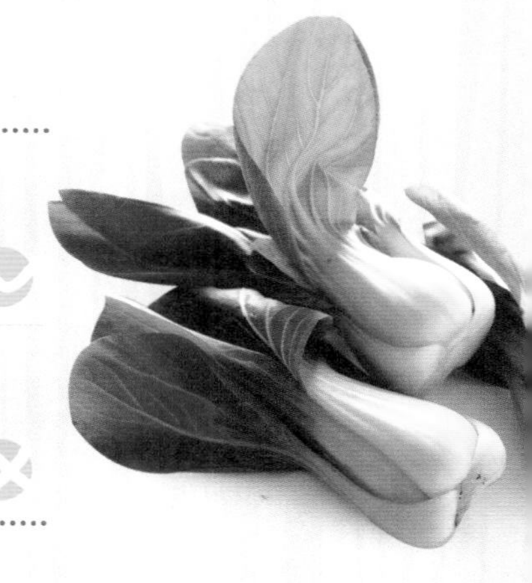

香菇
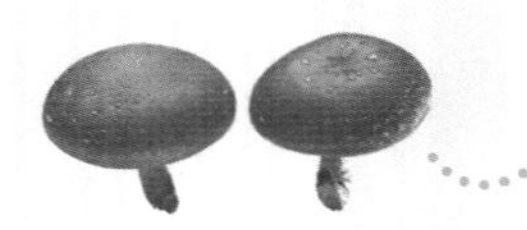
清除血液杂质
排毒消肿

南瓜
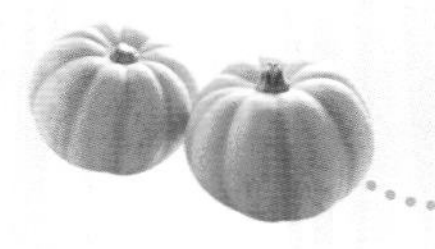
影响彼此营养吸收
降低营养

排毒瘦身

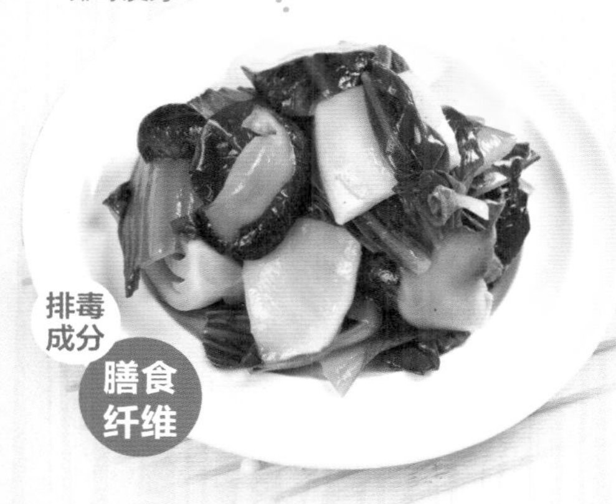

排毒成分
膳食纤维

冬笋香菇扒油菜

原料：油菜 2 棵，冬笋 1 根，香菇 4 朵，葱末、盐各适量。

做法：❶ 将油菜去掉老叶，清洗干净切段；香菇洗净切片；冬笋切片，并放入沸水中焯烫，除去草酸。❷ 油锅烧热，放入葱末、冬笋片、香菇片煸炒后，倒入少量清水，再放入油菜段、盐，用大火炒熟即可。

排毒功效：油菜与冬笋、香菇搭配，丰富的膳食纤维能清除肠道毒素，让身体轻快起来。

鱼肉

鱼肉营养丰富，所含蛋白质多为优质蛋白，脂肪中饱和脂肪酸含量较少，所含的磷脂类有助于提升高密度脂蛋白，促进血液循环，所以也非常适合减肥期间食用。因脂肪大多存于鱼油内，所以减肥期间吃鱼宜少吃鱼头。

这样做最排毒

水煮和清蒸是较为健康、营养的吃法。吃的时候要注意细嚼慢咽，否则会影响消化和吸收。鱼肉虽好，也不能多吃，每周吃两三次即可。

鱼肉排毒宜注意

鱼肉的吃法多种多样，但不同的吃法，营养保留程度不同，炸鱼排会流失 20% 的营养，而且易摄入过量的油脂。生吃鱼肉则会感染细菌。此外，不要空腹吃鱼肉，其中的蛋白质不易被消化吸收，有可能导致消化不良及胃肠不适症状。

搭配宜忌
宜
蔬菜
营养更全面
促进代谢
忌
大蒜
加重痰湿症状
易生痰

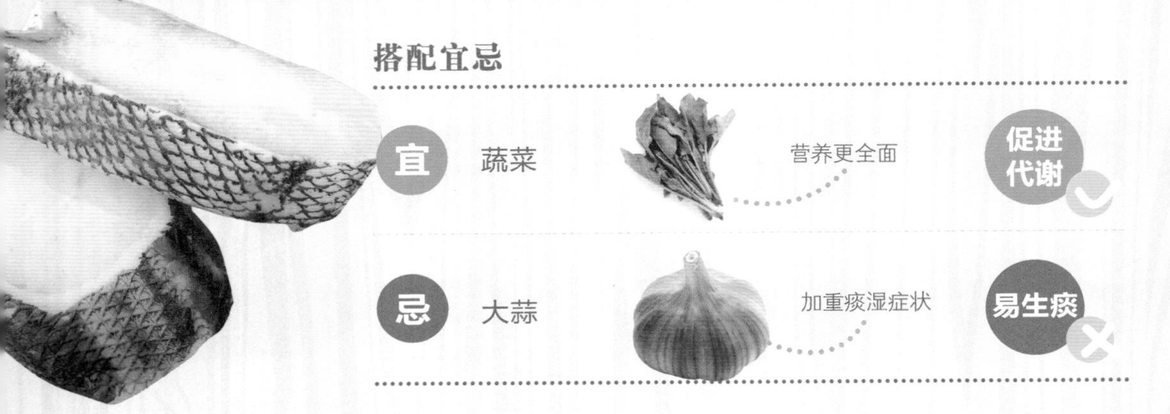

菠菜鱼片汤

原料：鲫鱼肉 250 克，菠菜 100 克，葱末、姜片、盐、料酒各适量。

做法：❶ 鲫鱼肉处理后洗净，切成薄片，加盐、料酒腌 10 分钟。❷ 菠菜洗净，切段，用开水焯一下。❸ 油锅烧热，加姜片爆香，放入鱼片煎一下，加适量水，小火焖至鱼肉快熟时加菠菜段继续焖片刻，最后加盐调味，撒入葱末即可。

排毒功效：鱼肉脂肪低，适合瘦身过程食用。鱼肉与菠菜搭配，可补充维生素 C 和膳食纤维。

适合减肥期间食用
排毒成分
不饱和脂肪酸

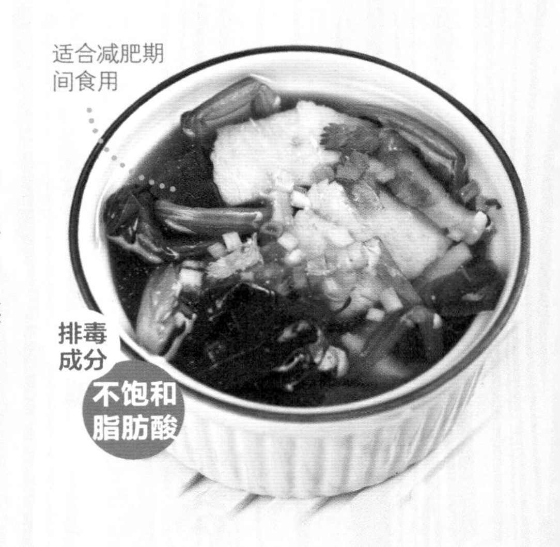

鸡肉

鸡肉和鸡蛋一样，都是减肥瘦身过程中增补肌肉的好食材。鸡肉中蛋白质易被人体吸收，是脂肪、磷脂的重要来源，有增强体力、强壮身体的作用，适当运动，再配合科学补充蛋白质，有助于形成优质肌肉，塑造曲线美。

这样做最排毒

瘦身过程中，烹饪鸡肉适合不加盐或少加盐及调料，因为鸡肉主要为身体提供优质蛋白，一旦加入大量的盐或调料，进入体内后，会阻碍水代谢，造成水潴留，反而不利于瘦身。

鸡肉排毒宜注意

鸡肉中的脂肪大多存在于皮下，即鸡皮部位，病后体虚炖煮鸡汤时，可将鸡皮一起煮，但在减肥瘦身的过程中，最好先将鸡皮去除后再煮制比较好。鸡屁股是淋巴最为集中的地方，也是病菌、病毒和致癌物的集中地，最好扔掉。

搭配宜忌

宜
冬瓜
促消化
增强体力
宜
竹笋
增加饱腹感
助力瘦身

提高肠胃菌群活跃度
排毒成分
优质蛋白

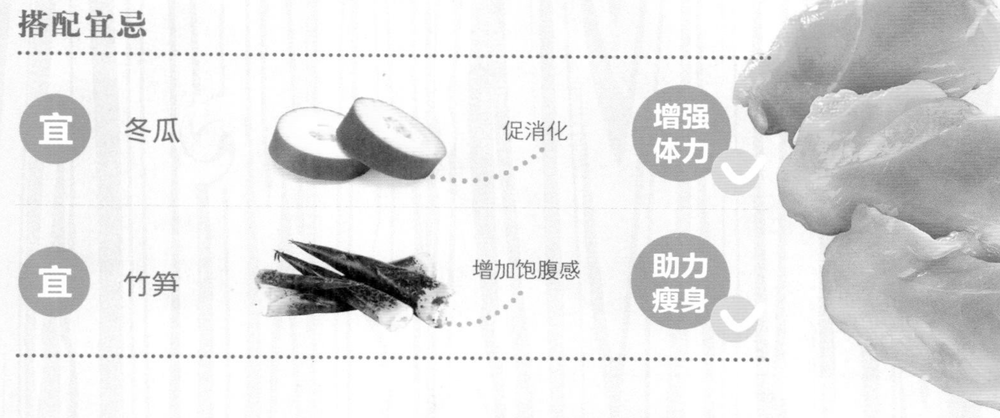

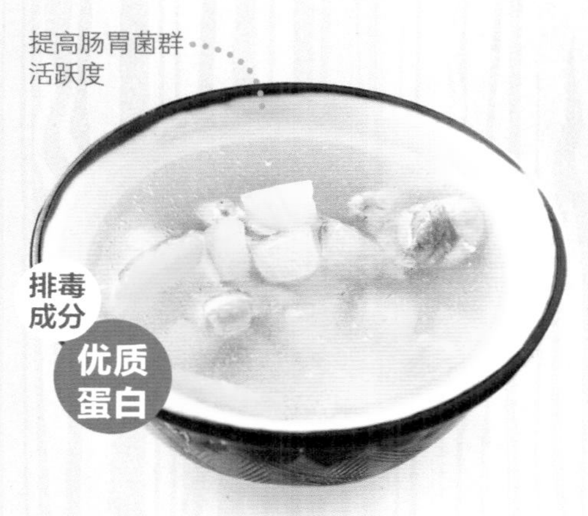

冬瓜炖鸡

原料：冬瓜 100 克，三黄鸡 300 克，姜片、盐、葱段各适量。

做法：❶ 三黄鸡处理干净，切块备用；冬瓜洗净，去皮，切块。❷ 锅中加适量水，放入姜片、葱段、三黄鸡块，大火烧开后改小火炖煮。❸ 鸡肉快熟烂时加入冬瓜块，煮 10~15 分钟，加盐调味即可。

排毒功效：冬瓜消肿利水，鸡肉含有优质蛋白质，有助于在减肥过程中塑造曲线美。

黄瓜

黄瓜中所含的葡萄糖苷、果糖等不参与通常的糖代谢，所含的丙醇二酸可抑制碳水化合物转变为脂肪，具有减肥效果；所含的多种维生素和生物活性酶能促进机体代谢，有利于排出毒素。黄瓜的利尿效果很好，尤其是能降低尿酸等毒素的危害。

这样做最排毒

黄瓜最好生吃，能更好地保留黄瓜的营养，有瘦身、利尿作用，高温加热或烹饪时间长，营养会流失。

黄瓜排毒宜注意

黄瓜的表面可能会遗留农药，所以在生食前，最好放在水中浸泡 15 分钟，洗净后再食。黄瓜不宜与富含维生素 C 的食物搭配，因为其含有维生素 C 分解酶，能破坏其他食物中所含的维生素 C，使营养价值大打折扣。

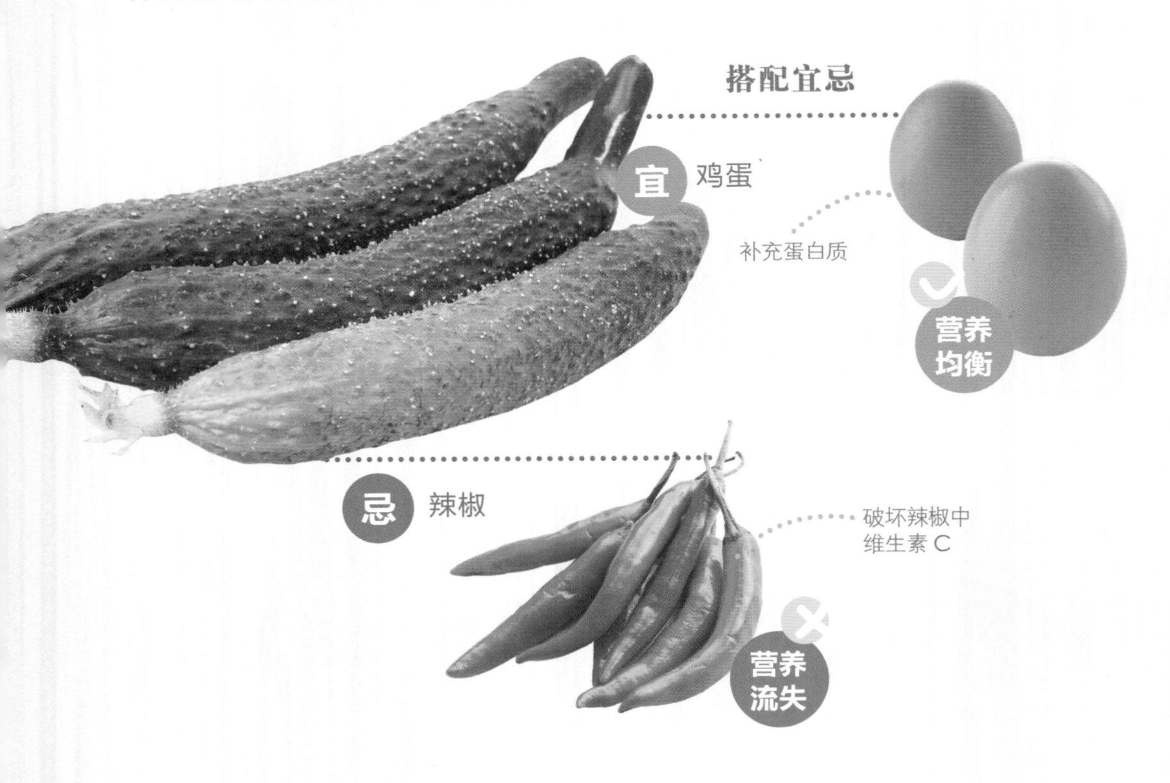

黄瓜中富含维生素 E，有抗衰老、延年益寿的作用

女性经常食用黄瓜，可以美白祛皱。

蒜蓉拌黄瓜

原料：黄瓜 2 根，蒜蓉、香油、白醋、盐各适量。

做法：❶ 黄瓜洗净，切条。❷ 黄瓜条上撒盐，加白醋、香油、蒜蓉拌匀即可。

排毒功效：黄瓜可以美白嫩肤、瘦身减肥，黄瓜富含的胡萝卜素还能杀菌消毒、提振食欲。

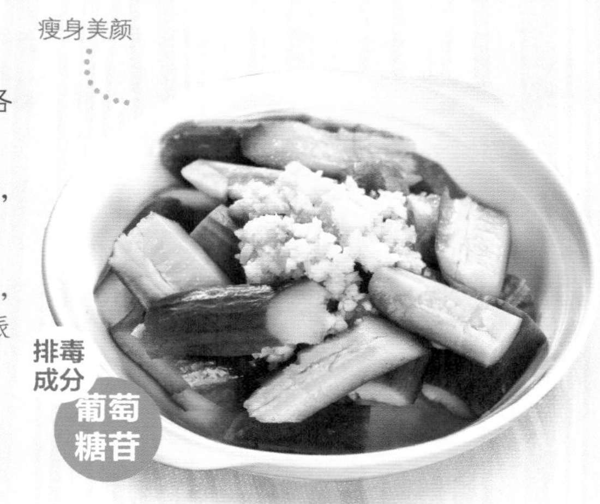

黄瓜炒肉片

原料：黄瓜 1 根，猪肉 100 克，木耳 15 克，盐、白胡椒粉、淀粉各适量。

做法：❶ 黄瓜洗净，切片；木耳泡好，洗净，撕成小朵；猪肉洗净，切片，用盐、淀粉腌制片刻。❷ 油锅烧热，下猪肉片翻炒，然后加入黄瓜片、木耳一起翻炒。❸ 加盐、白胡椒粉调味，炒至食材全熟时出锅即可。

排毒功效：黄瓜与肉搭配，在减肥瘦身的基础上，补充优质蛋白质和矿物质，营养更均衡。

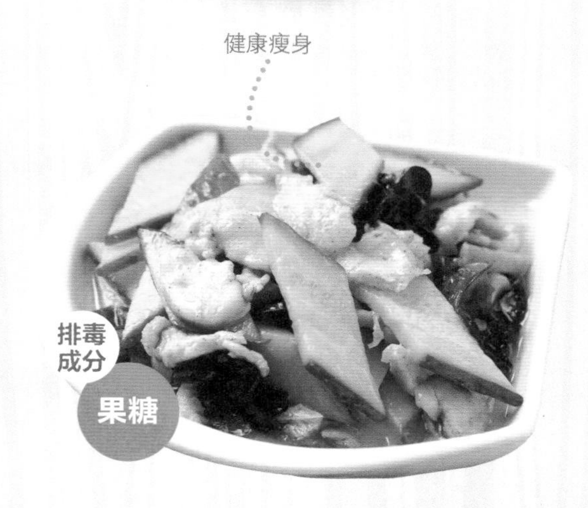

黄瓜芹菜汁

原料：芹菜 100 克，黄瓜 1 根。

做法：❶ 黄瓜洗净，切段；芹菜去根，去叶，洗净，切段。❷ 将食材放入榨汁机中，加适量温开水，榨汁即可。

排毒功效：黄瓜和芹菜的热量都很低，榨汁同食可以降脂降压、瘦身减肥，适合肥胖症、高血压者食用。

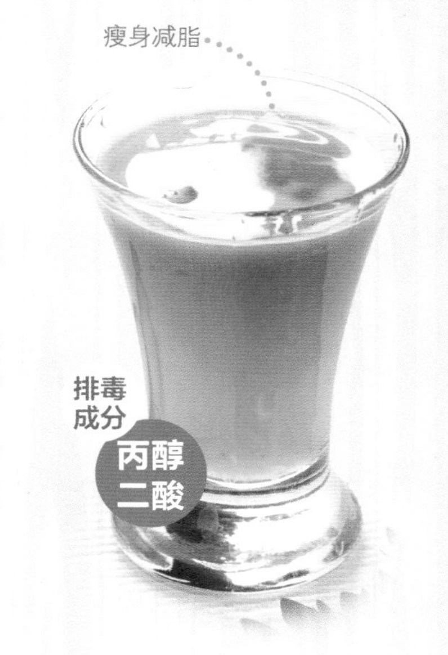

排毒养颜信号 2：皮肤变黑

白皙的肌肤是通过控制黑色素来实现的。每个人皮肤的基底层里都藏着黑色素细胞，这些细胞保护皮肤细胞免受光线和辐射的伤害，同时也会让皮肤看起来黑黑的。要想拥有白皙的肌肤，就要减少暴晒，同时多吃增进美白的食物，保护皮肤细胞。

黄豆

黄豆中的植物激素能平衡人体内分泌，有助于缓解内分泌紊乱带来的多种问题，如皮肤晦暗、长痘痘等。不过，由于黄豆中的胰蛋白酶抑制剂易产气，所以腹胀及胃炎者不宜多食，将黄豆制成其他制品，如豆腐、豆浆等食用，可缓解这种情况。

这样做最排毒

黄豆适合煲汤或制成豆浆食用，这样黄豆中的胰蛋白酶经过高温加热后被破坏，对身体的负面影响减小，而其营养部分被保留下来。将黄豆制成纳豆、豆豉等发酵食物食用，可以保护细胞不被氧化，起到延缓衰老、润肠排毒的作用。

黄豆排毒宜注意

每天食用黄豆及豆制品的量，以不超过 50 克为宜。痛风患者不宜多食黄豆，因为黄豆中含较高量的嘌呤，过量食用易导致尿酸增加，加重痛风。

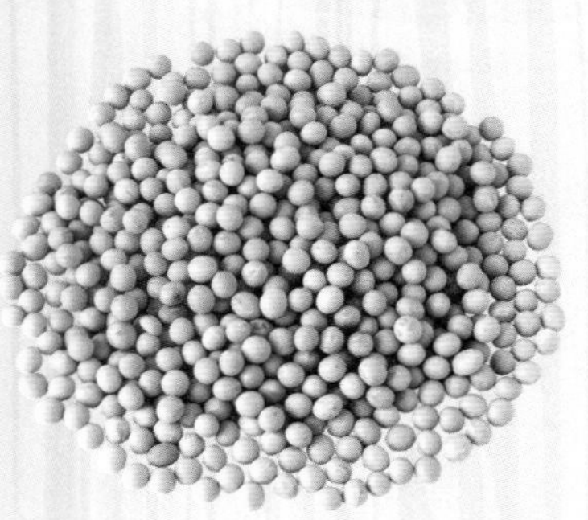

搭配宜忌

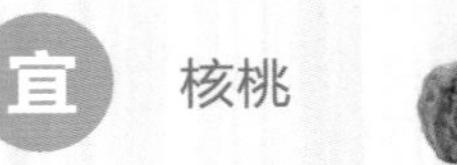

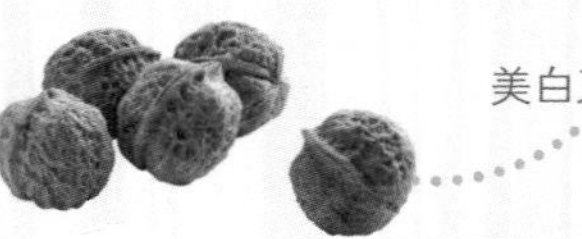

美白又健脑

增强脑力

牛奶

容易引起肠胃不适

消化不良

什锦黄豆

原料：黄豆 50 克，粉丝、豆角、杏鲍菇各 80 克，盐、葱花、蚝油各适量。

做法：❶ 黄豆洗净，用水浸泡片刻放入锅中，加水煮熟，捞出。❷ 豆角洗净，切段；杏鲍菇洗净，切细条；粉丝用开水烫一下。❸ 油锅烧热，下豆角段与杏鲍菇条翻炒，再加入黄豆与粉丝，加蚝油、盐、葱花，翻炒至全熟即可。

排毒功效：黄豆可以下气、补脾、益血、解毒、降脂、美容，改善肌肤晦暗问题。

豌豆

《本草纲目》记载，豌豆有祛除面部黑斑，令面部有光泽的功效。现代研究发现，豌豆含有丰富的维生素A原，能在体内转化为维生素A，具有润泽肌肤的作用。此外，豌豆中还含有赤霉素和植物凝素等物质，具有抗菌消炎、促进新陈代谢的作用。

这样做最排毒

炒豌豆或者用豌豆做汤，不仅可获得充足的维生素，还能摄入足够的水来滋养皮肤。脾胃虚弱的人吃豌豆可能会导致消化不良，但食用豌豆苗就能弥补这个缺憾。豌豆苗含有多种人体必需氨基酸，能维护皮肤细胞功能，同样是美容的好食物。

豌豆排毒宜注意

豌豆中的碳水化合物含量高，不容易消化，每次食用量不宜超过50克。食用过多，易导致腹胀。

搭配宜忌

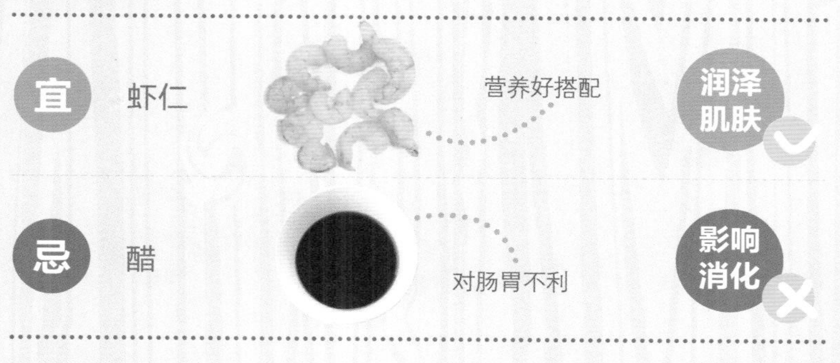

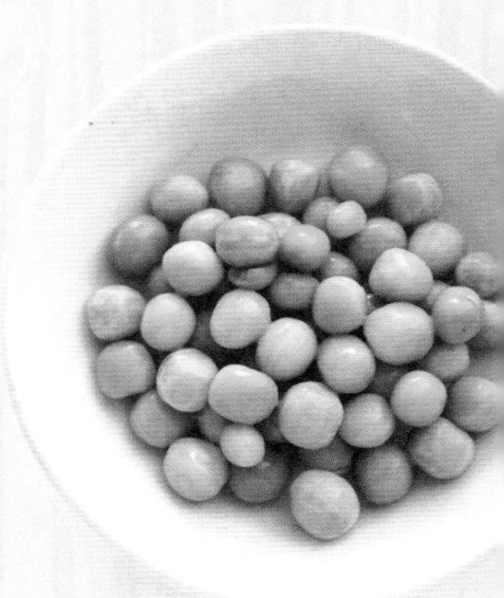

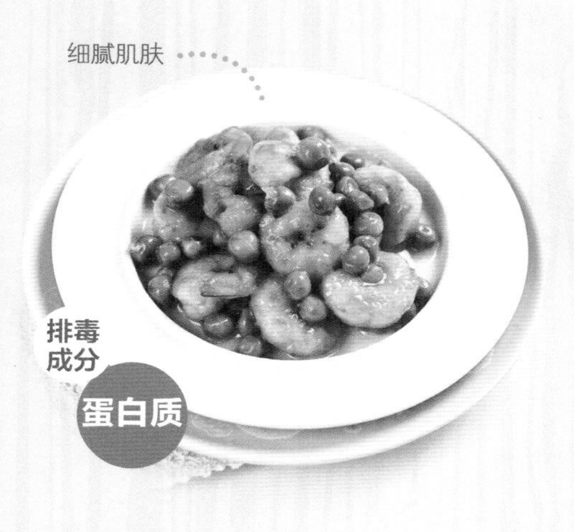

豌豆炒虾仁

原料：豌豆100克，虾仁150克，盐、蒜末、姜末、料酒、水淀粉各适量。

做法：❶ 豌豆、虾仁洗净；将虾仁用盐与料酒腌制5分钟；豌豆用沸水焯过后沥干。❷ 油锅烧热，下虾仁滑炒片刻，盛出。❸ 另起油锅，烧热，下姜末、蒜末爆香后，放入豌豆炒2分钟，再入虾仁一起翻炒，加盐，用水淀粉勾芡即可。

排毒功效：豌豆富含植物性蛋白，虾仁富含动物性蛋白，完美的蛋白质搭配，能细腻肌肤。

丝瓜

中医认为丝瓜有清热利湿的功效，对痘痘有一定的缓解作用，有痘痘困扰的人群可适当多食。其实，这是由于丝瓜中含有丰富的维生素 C 成分。维生素 C 有较强的抗氧化功效，长期食用，可抵抗自由基，美白、除皱。

这样做最排毒

清炒、做汤时，丝瓜的营养不会受到影响，可美白肌肤。还可以将丝瓜去皮，焯烫熟后凉拌食用。直接用丝瓜秧取汁，加入纯净水，做面膜或爽肤水敷在脸上，美白效果也很明显。

丝瓜排毒宜注意

宜现切现做，丝瓜汁水丰富，切块放置过程中容易造成维生素 C 的流失，而且也容易出现氧化变黑的情况。烹制丝瓜时应注意尽量保持清淡，油要少用，可勾稀芡，也能令丝瓜发挥更好的美肤润肠作用。

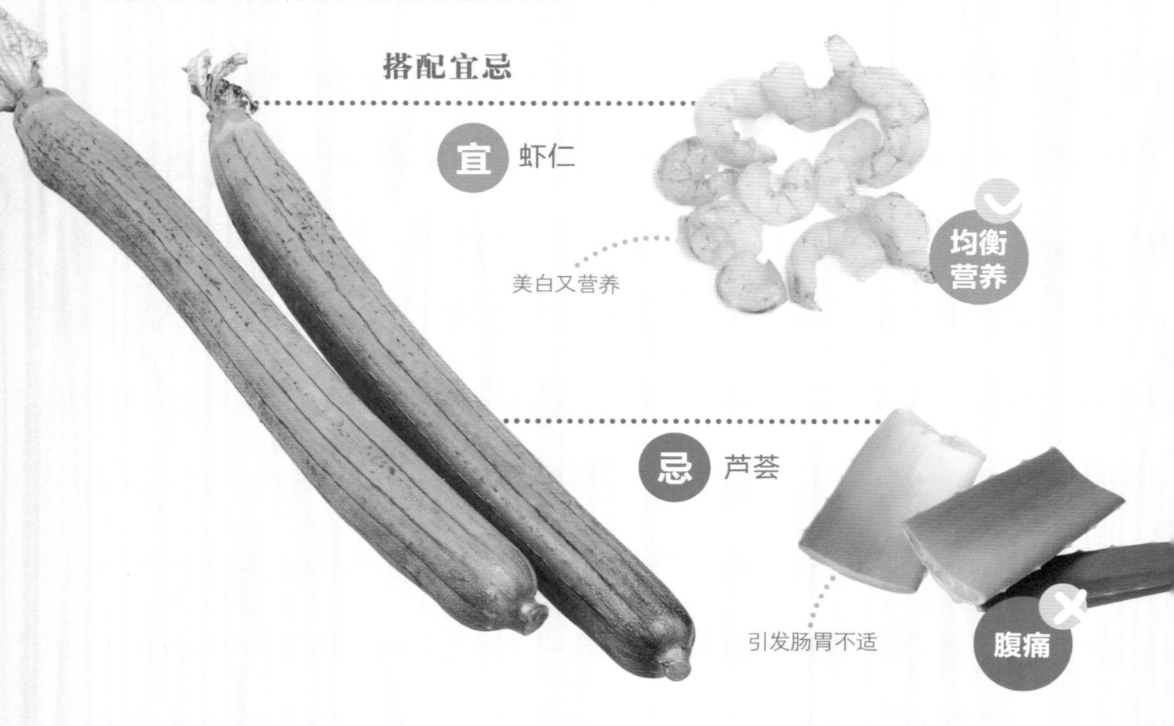

丝瓜中的丝瓜络有催奶的功效，让哺乳妈妈的乳汁充足。

哺乳妈妈吃丝瓜，催乳又美白。

丝瓜炖豆腐

美白肌肤

排毒成分 维生素C

原料：丝瓜100克，豆腐250克，酱油、葱花、盐、香油各适量。

做法：❶ 丝瓜洗净，去皮，切块；豆腐洗净，切块。❷ 锅中加入适量清水，煮开后加入丝瓜块和豆腐块。❸ 煮熟时加酱油、盐、香油调味，最后撒上葱花即可。

排毒功效：丝瓜和豆腐都有美白肌肤的功效，两者搭配，可补充充足的蛋白质和维生素C。

虾仁丝瓜汤

美白抗皱

排毒成分 丝瓜苷

原料：虾仁、丝瓜各100克，盐、葱末、姜末、香油各适量。

做法：❶ 虾仁洗净；丝瓜洗净，去皮，切段。❷ 油锅烧热，放入葱末、姜末爆香，放入虾仁翻炒，再放入丝瓜段同炒，倒入适量水，调入盐烧沸，淋上香油即可。

排毒功效：丝瓜虾仁汤能使皮肤细胞保持饱满活力，有助于美白抗皱。

双椒丝瓜

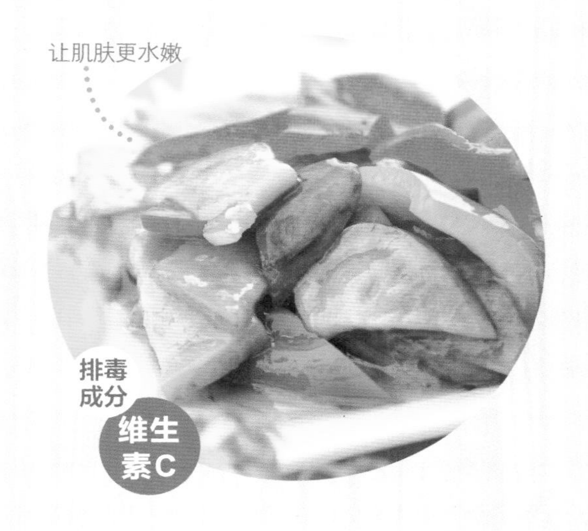

原料：丝瓜300克，青、红椒各1个，葱段、姜丝、盐、料酒、高汤各适量。

做法：❶ 丝瓜去皮，洗净，切薄片；青、红椒去蒂，去子，洗净，切成菱形片。❷ 油锅烧热，将葱段、姜丝煸出香味，下入丝瓜片翻炒片刻，放入青、红椒片、盐、料酒和少许高汤，翻炒片刻即可。

排毒功效：丝瓜和青椒、红椒都富含维生素C，有抗氧化功效，可令肌肤更加光滑、水嫩。

牛奶

牛奶非常有营养，可补充充足的蛋白质，为皮肤提供封闭性油脂，形成薄膜以防皮肤水分蒸发，从而使皮肤光滑润泽。牛奶中的乳清有抑制黑色素沉积的作用，可淡化多种色素引起的斑痕。牛奶还有助眠作用，充足、优质的睡眠是最好的“美容剂”。

这样做最排毒

牛奶不宜加热至沸腾，否则会破坏牛奶中的营养成分，不利于营养的吸收。保证每天 500 毫升摄入量，长期坚持可以明显感觉到皮肤、头发的变化。皮肤会变得更加莹润，而头发则会乌黑油亮。

牛奶排毒宜注意

牛奶的最佳加热温度为 80℃左右，而且加热时宜隔水加热，不宜用微波炉直接加热。不宜与各种果汁混合，因为果汁中的鞣酸易与牛奶中的蛋白质结合，形成不利于身体吸收的物质。

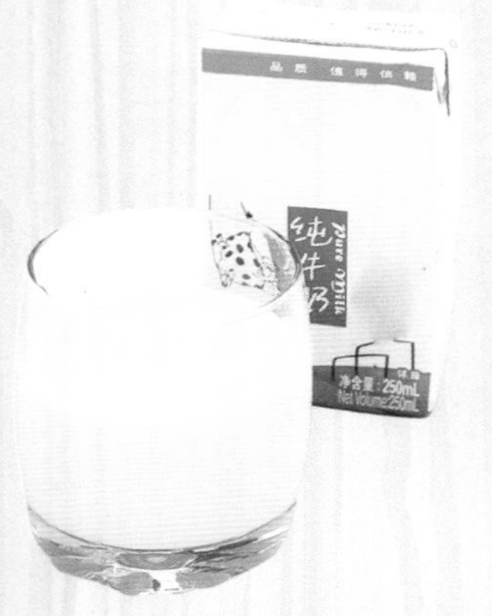

搭配宜忌

宜  面包 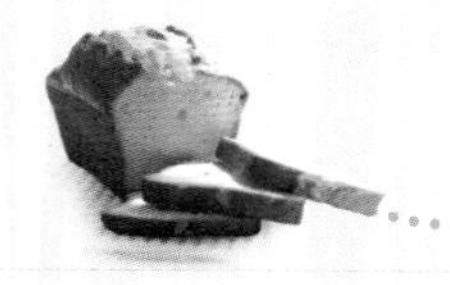 让牛奶的营养吸收更好 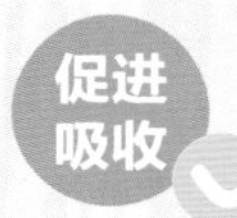

忌  菠菜 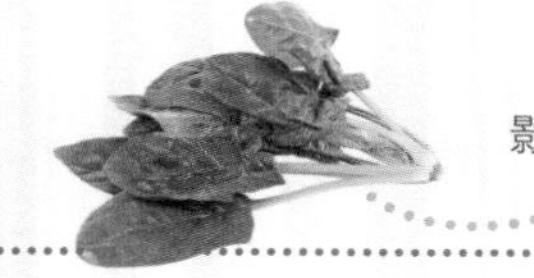 影响钙的吸收 

牛奶麦片

原料：鲜牛奶 250 毫升，麦片 50 克，鸡蛋 1 个，葡萄干适量。

做法：❶ 鸡蛋放入冷水锅中，小火煮开，继续煮 5 分钟，关火，闷 10 分钟，捞出，剥去蛋壳，切碎。❷ 麦片放入碗中；鲜牛奶倒入奶锅中加热至 80℃左右，倒入麦片碗中。❸ 撒上葡萄干，泡 5~8 分钟，放入鸡蛋碎即可。

排毒功效：牛奶麦片富含膳食纤维和蛋白质，可促进肠胃排毒，让肌肤更光滑洁净。

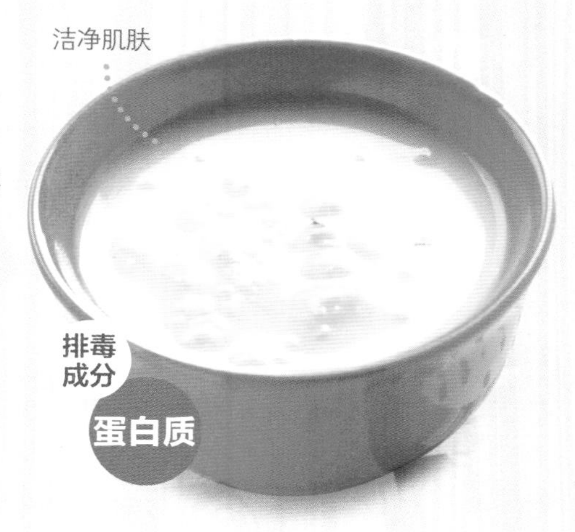

杏仁

研究发现，杏仁能促进皮肤微循环，其所含的脂肪油能软化角质层，进而使皮肤红润有光泽。杏仁中蛋白质含量高，而且还含有一定比例的膳食纤维，对降低胆固醇、促进肠道蠕动，以及保持体重有很好的辅助作用。

这样做最排毒

杏仁炒制后，其中的脂肪、蛋白质结构发生改变，更容易被身体吸收，有抗衰老的效果。每天 5~10 颗效果好，不宜多食，可在两餐之间食用。

杏仁排毒宜注意

杏仁中有苦杏仁苷，进入体内可被胃酸水解，产生剧毒物质，所以不能过量食用杏仁，以每天不超过 5~10 颗为宜，以免中毒。苦杏仁烹制前要先煮熟，然后用清水浸泡 1 天左右，去皮再食用，而且每次食用宜控制在 5~10 颗。

搭配宜忌

宜
各种坚果
美白效果更
加明显
滋养
皮肤
忌
栗子
容易引起腹泻
胃痛

延缓皮肤衰老
排毒
成分
不饱和
脂肪酸

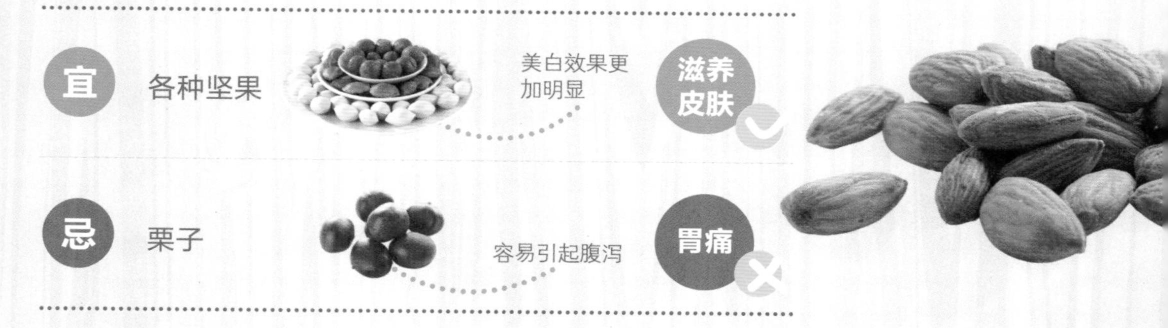

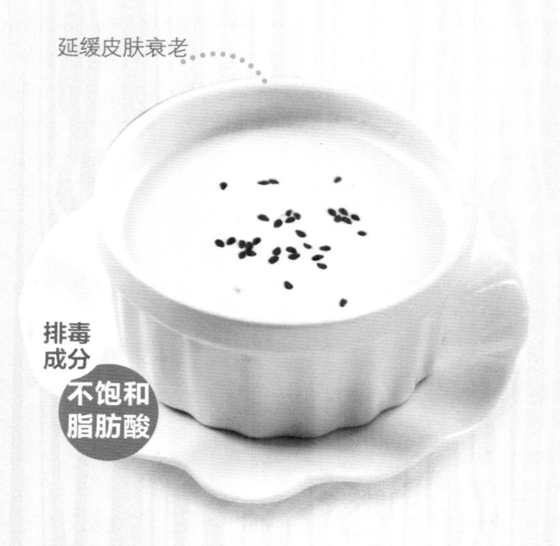

杏仁芝麻茶

原料：杏仁、核桃仁各 100 克，牛奶 250 毫升，冰糖、熟黑芝麻各适量。

做法：❶ 杏仁、核桃仁与牛奶、冰糖一起放入搅拌机中打匀。❷ 将打匀的杏仁核桃牛奶倒入碗中，放入沸水中隔水加热 5 分钟，取出，撒上熟黑芝麻即可。

排毒功效：杏仁芝麻茶富含不饱和脂肪酸，能润肠通便，还能延缓皮肤衰老，抗皱去皱。

红枣

红枣能补中益气、养血安神、美白养颜，不同人群食用红枣，能起到不同的效果。老年人食用，能增强体质，延缓衰老。有神经衰弱症状者，食用红枣能安心守神，增进食欲。春季用红枣加桑叶煎汤饮用，还能防伤风感冒。夏季食用可利气消暑。冬季食用，则可驱寒暖胃。

这样做最排毒

红枣可生吃，红枣中含有多种维生素，有抗氧化的作用，有利于美白肌肤，也可以用来煮粥，有“要使皮肤好，粥里加红枣”的说法。

红枣排毒宜注意

女性在月经期，常有眼肿或肢肿的湿重现象，此时不宜食用红枣，红枣易生痰生湿，导致水湿积于体内，从而加重水肿症状。体质燥热者也不宜多食，因为红枣性温，有温补作用，有助于阳气生发，体质燥热者过多食用红枣有可能会加重内热。

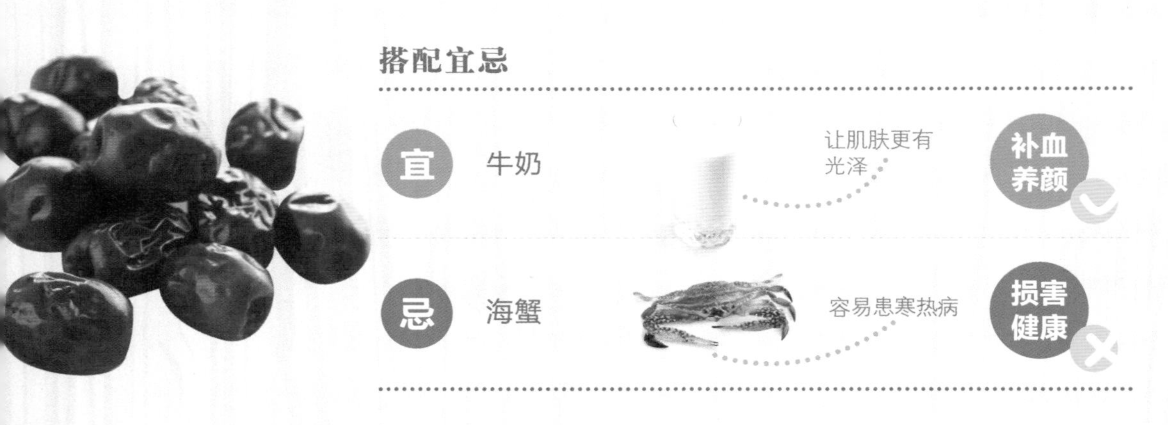

牛奶红枣粥

原料：大米 50 克，鲜牛奶 200 毫升，红枣适量。

做法：❶ 红枣洗净，取出枣核后，枣肉切片备用；大米洗净，用清水浸泡 30 分钟。❷ 锅中加入适量水，将大米放入后，大火煮沸，转小火熬 30 分钟，至大米绵软。❸ 加入鲜牛奶和红枣，小火慢煮至粥浓稠时即可。

排毒功效：红枣与牛奶搭配，可为人体提供均衡的营养，维持皮肤的微循环，美白肌肤。

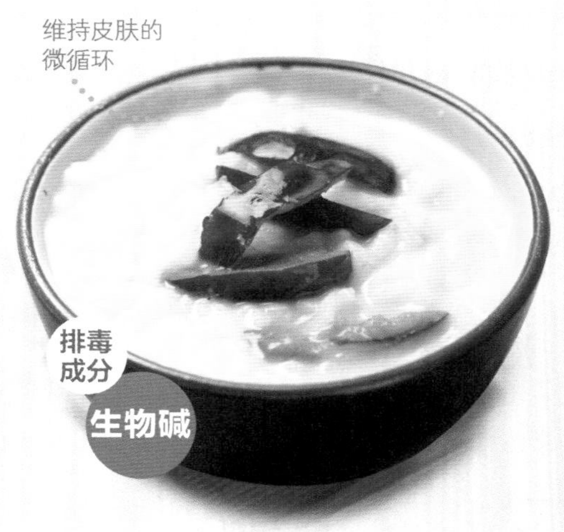

猕猴桃

猕猴桃含有大量的天然糖醇类物质——肌醇，能有效调节糖代谢，调节细胞内的激素和神经的传导效应，对防治糖尿病和抑郁症有独特功效。猕猴桃含有优良的膳食纤维和丰富的抗氧化物质，可以快速清除体内堆积的毒素，改善皮肤血液循环，稳定情绪。

这样做最排毒

最宜夏末秋初食用，此时猕猴桃成熟，保存时间最短，能最大限度地保留营养。直接食用或榨汁，能保留大量膳食纤维和维生素，润肠排毒效果更好。

猕猴桃排毒宜注意

猕猴桃中的果酸与牛奶混合后，易与牛奶中的蛋白质结合，形成不易被消化吸收的物质，影响其营养价值。研究发现，5 岁以下儿童吃猕猴桃易过敏，但这种现象会随着年龄增长而消失。为了安全起见，尽量少给 5 岁以下儿童吃猕猴桃。

搭配宜忌

西米

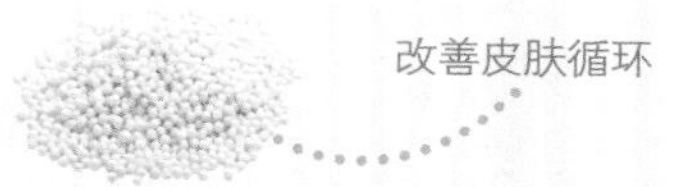

改善皮肤循环

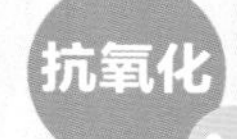

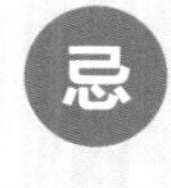

黄瓜

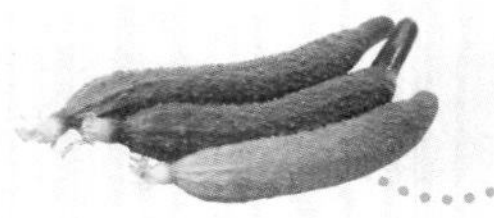

影响维生素 C 吸收

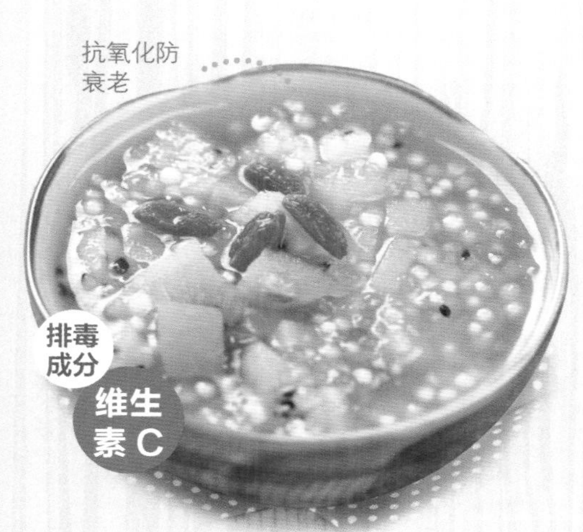

西米猕猴桃糖水

原料：西米 100 克，猕猴桃 2 个，枸杞子、白糖各适量。

做法：❶ 将西米洗净，用清水泡 2 小时；猕猴桃去皮切成粒；枸杞子洗净。❷ 锅里放适量水烧开，放西米煮 15 分钟，加猕猴桃、枸杞子、白糖，用小火煮透即可。

排毒功效：这是一款女性钟爱的甜品，在美白肌肤的同时，还能防治糖尿病和抑郁症。

石榴

石榴含有丰富的红石榴多酚和花青素，有强抗氧化作用，能快速地为肌肤补充水分，有保湿效果。花青素还是一种强抗氧化剂，其抗氧化效果比维生素 E 还强。此外，花青素还是目前为止能够从食物中提取的保护眼部肌肤的物质，多食石榴能够保护眼睛。

这样做最排毒

能保持石榴营养的食用方法就是直接食用和榨汁，抗氧化效果最好。吃完石榴的石榴子也不要扔，将其洗净，晾干，磨碎后制成面膜，敷在脸上，有美白肌肤的作用。

石榴排毒宜注意

石榴虽然营养好，但其含有的果酸等成分也很高，所以吃完石榴后一定要及时刷牙，否则会腐蚀牙齿。石榴虽好，却不能多吃，普通人 1 天内吃 1 个中等大小的石榴即可，老人和胃肠功能较差的人吃半个即可。

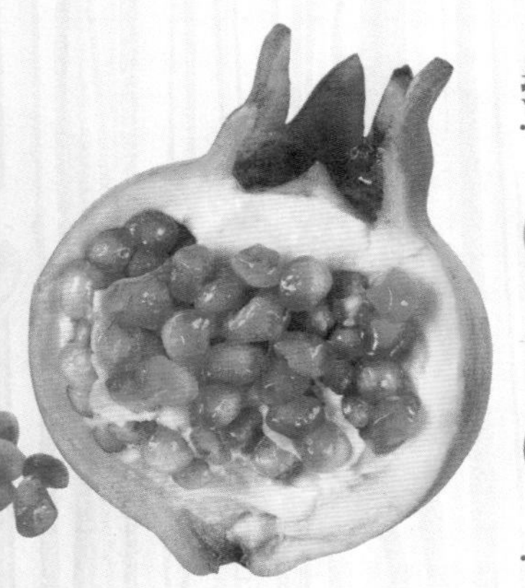

搭配宜忌

宜 酸奶

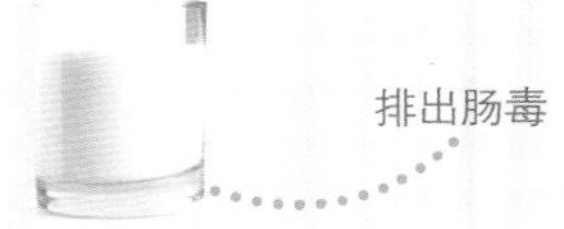

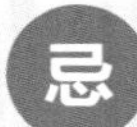

排出肠毒
红润肌肤

忌

海参

容易出现恶心腹痛

吸收困难

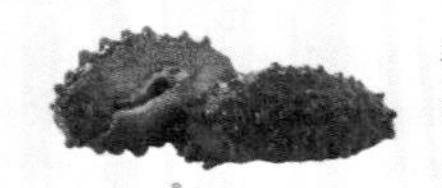

西柚石榴汁

原料：西柚半个，石榴 1 个，酸奶适量。

做法：❶ 将西柚去外皮去膜，将果肉剥入碗中备用；将石榴的果粒剥入碗中备用。❷ 将西柚果肉和石榴果粒放入榨汁机中榨汁，去渣后加入适量酸奶即可。

排毒功效：石榴中的花青素抗氧化能力强，让肌肤透亮白皙，还可帮助清除血液杂质。

透亮肌肤
排毒成分
花青素

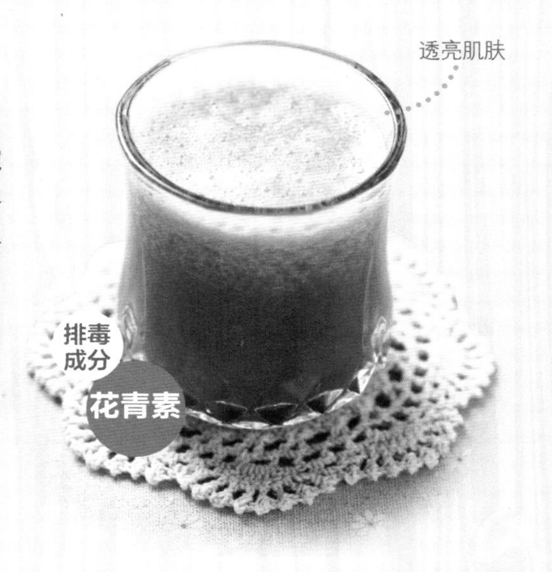

排毒养颜信号 3：长痘痘

痘痘是毛囊发炎的一种表现，也是一种慢性炎症，常发生于脸部、胸背部。出现痘痘后，最好采取简单的消炎措施，令痘痘自然脱落。在长痘期间，除了要保持情绪愉悦、规律作息外，在饮食方面宜多吃清淡排毒食物，如银耳、草莓等。

草莓

草莓中的营养物质有助于体内“垃圾”的清除，有助于排出皮肤毒素，使皮肤保持光洁。长期食用草莓有祛皱增白、保湿的效果，睡前饮用草莓汁，可缓解神经紧张，辅助刺激皮肤代谢，有助于美容。

这样做最排毒

草莓直接食用或榨汁食用最能保留草莓的营养，对健康和皮肤代谢最为有益。草莓中含有一定量的果酸，切片或打碎敷在脸上，有助于去除角质，适合油性肌肤使用。

草莓排毒宜注意

草莓表面斑斑驳驳不易洗净，所以买回后可以先用清水冲一遍，然后放入淡盐水中浸泡 15 分钟左右，有助于除菌。

搭配宜忌

宜
柠檬
补充丰富的
维生素
排毒
护肤
忌
牛奶
影响蛋白质吸收
降低
营养

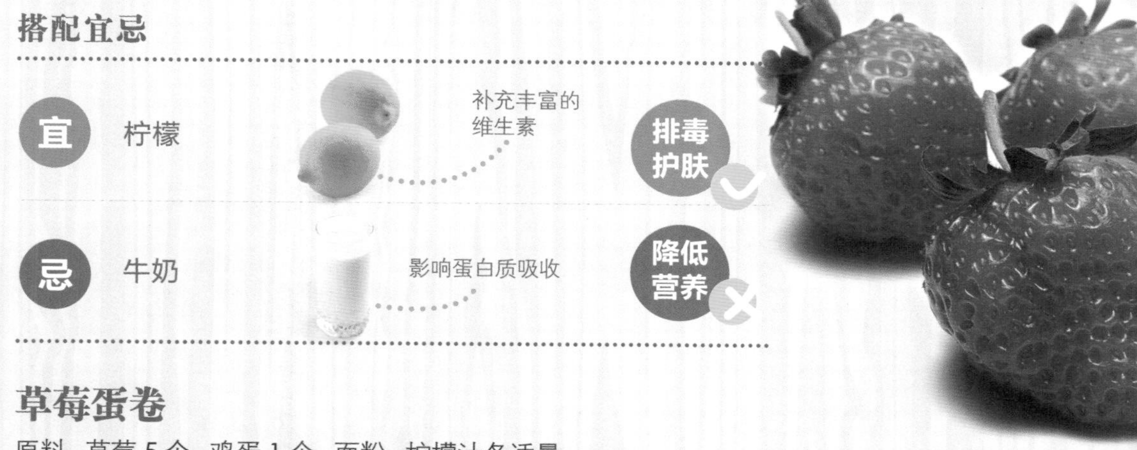

草莓蛋卷

原料：草莓 5 个，鸡蛋 1 个，面粉、柠檬汁各适量。

做法：❶ 将鸡蛋打散，加水、柠檬汁和面粉调成糊；草莓洗净，切粒。❷ 油锅烧热，倒入面糊，摊成蛋饼，将蛋饼切条并卷成卷儿，草莓粒放在蛋饼卷上即可。

排毒功效：草莓中的果酸与鸡蛋中的优质蛋白搭配，能软化角质层，为皮肤补充蛋白质。

四季豆

四季豆化湿而不燥烈，健脾而不滞腻，是脾虚湿滞常用的食物。四季豆豆荚中含有丰富的膳食纤维，能促进胃肠蠕动，清肠毒，而其豆荚中的豆则含有大量的植物蛋白质，也能降低体内胆固醇含量，进而平衡皮肤油脂的分泌。

这样做最排毒

四季豆清炒能最大限度地保留四季豆的营养，尤其是其中的膳食纤维，能清肠毒，有助于控制皮肤油脂分泌。四季豆中有皂苷，吃多了容易导致腹胀、排气，所以四季豆不宜多吃，一周吃两三次，每次 150 克左右即可。

四季豆排毒宜注意

烹饪时宜少放油脂，如猪肉、食用油，特别是在长痘痘期间，以免食用后刺激皮肤油脂分泌，加重痘痘。

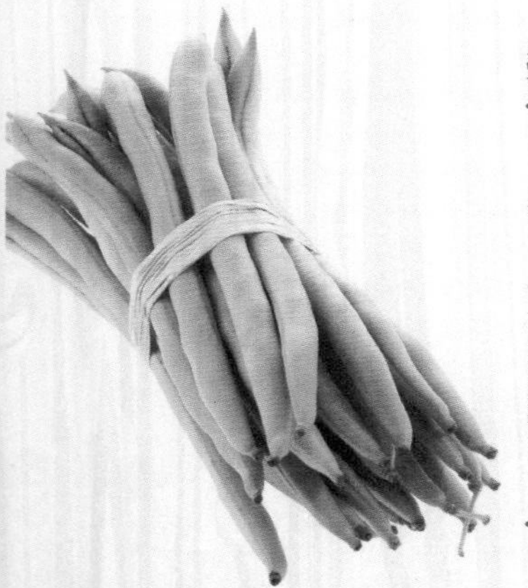

搭配宜忌

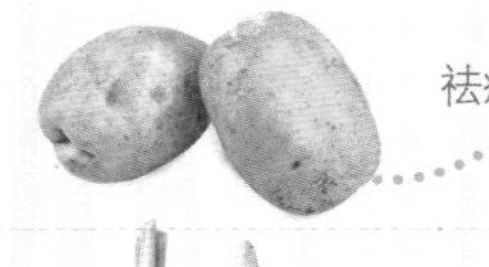

宜	土豆	祛痘美白	调节肠胃
忌	大蒜	加重痘痘	刺激肠胃

橄榄菜炒四季豆

原料：四季豆 150 克，橄榄菜 20 克，盐适量。

做法：❶ 四季豆择洗干净，切段，用沸水焯 2 分钟。❷ 油锅烧热，放入四季豆段翻炒一会，加入橄榄菜翻炒。❸ 出锅前放入适量盐调味即可。

排毒功效：橄榄菜炒四季豆能清肠毒，控制皮肤油脂的分泌，预防痘痘萌发。

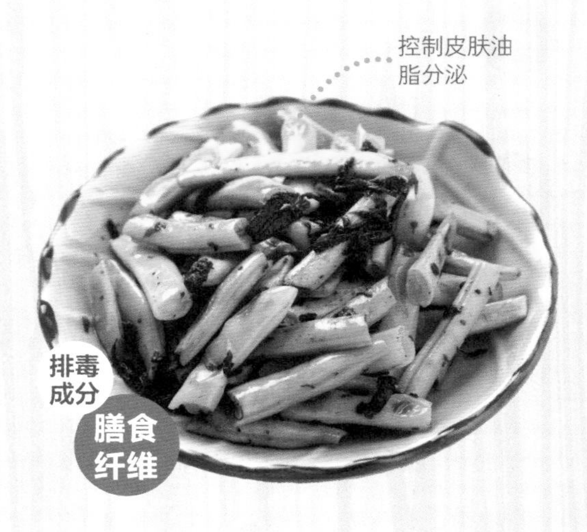

葡萄

葡萄中含有丰富的果酸、果糖，有“植物奶”的美誉，有超强的抗酸化、抗氧化功效，能在体内自由基伤害细胞前将其除去，从而起到紧致肌肤、延缓衰老的作用。葡萄子中含有的多酚物质，抗氧化功效是维生素 E 的 50 倍。

这样做最排毒

直接食用或榨汁对葡萄的营养成分影响较少，可促进皮肤新陈代谢，令肌肤保持年轻态。葡萄中的花青素大多存在于葡萄皮中，这种强抗氧化成分能有效延缓衰老，所以吃葡萄时宜连皮一起吃。

葡萄排毒宜注意

葡萄中含有大量糖分，若在吃葡萄后立即大量饮水，果糖会被冲入肠道，肠道中渗透压升高，会促进排便。如果有便秘症状，可以吃葡萄后饮水。但如果本身脾胃较弱，容易出现腹泻，则不要在吃葡萄后立即饮水。

搭配宜忌

绿茶

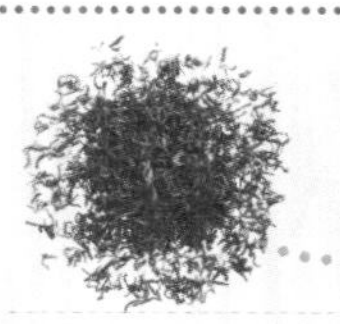

消炎排毒

忌 海鲜

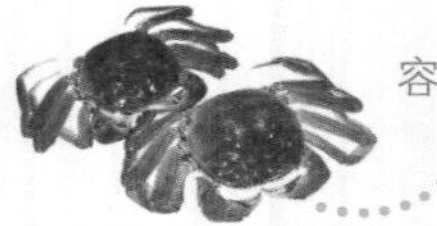

容易腹泻

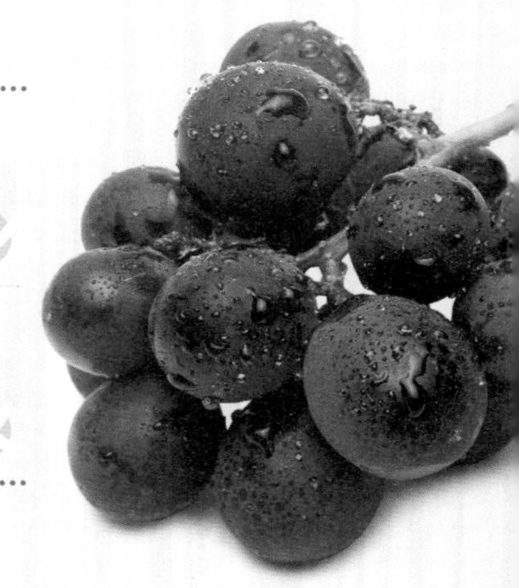

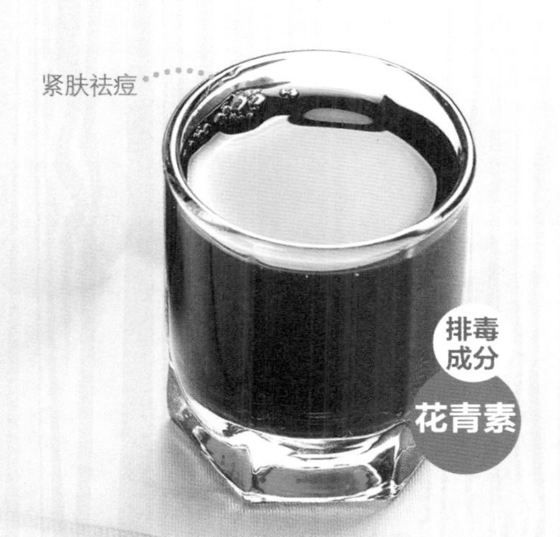

葡萄汁

原料：葡萄 50 克。

做法：❶ 将葡萄在清水中浸泡 5 分钟，然后洗净。❷ 将葡萄放入榨汁机内，加入适量的温开水，榨成汁，过滤出汁液即可。

排毒功效：葡萄榨汁可以保留葡萄的绝大部分营养成分，特别是可以连皮一起榨汁，能够充分保留葡萄皮中的花青素，对抗氧化成分，紧致皮肤，减少痘痘。

银耳

银耳中含有丰富的海藻糖、葡萄糖、多酸戊糖和甘露醇等成分，这些成分以多糖体的形式存在，而多糖体结构与皮肤最重要的滋养物——玻尿酸结构非常相似，它更加亲水，可以滋养皮肤角质层，令皮肤细腻有弹性。

这样做最排毒

银耳中的多糖黏质必须经过熬煮才能析出，因此要想达到润肤、美白的效果，制作银耳汤是最佳的选择。银耳也可以在熬煮后打碎，制作成面膜，直接涂抹于皮肤上，滋润效果也很好。

银耳排毒宜注意

银耳要用温水泡发，用冷水泡发不容易清除银耳表层吸附的污垢，而用热水泡发会严重损失营养成分。银耳本色为白中略带黄色，过白或过黄的银耳可能经化学制剂熏染过，不利于健康。

搭配宜忌

宜
雪梨
滋养肌肤
润肺
滋阴
忌
白酒
容易咳嗽
易致
血热

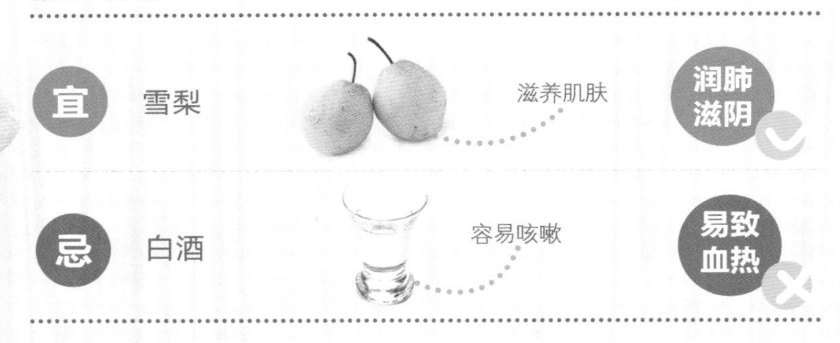

银耳红枣雪梨粥

原料：雪梨 200 克，泡发银耳 10 克，红枣 5 颗，大米 50 克，冰糖适量。

做法：❶ 泡发银耳洗净去蒂，撕成小块，在沸水中焯一下。❷ 雪梨洗净，切成小块；红枣去核，洗净；大米洗净，浸泡 30 分钟。❸ 锅置火上，放入大米和水，大火烧沸后放入银耳、红枣，小火煮 20 分钟，再放入雪梨块、冰糖略煮既可。

排毒功效：银耳红枣雪梨粥味道甜糯，可令肌肤细腻有弹性，减少皮肤出油带来的痘痘。

滋养皮肤
角质层
排毒
成分
海藻糖

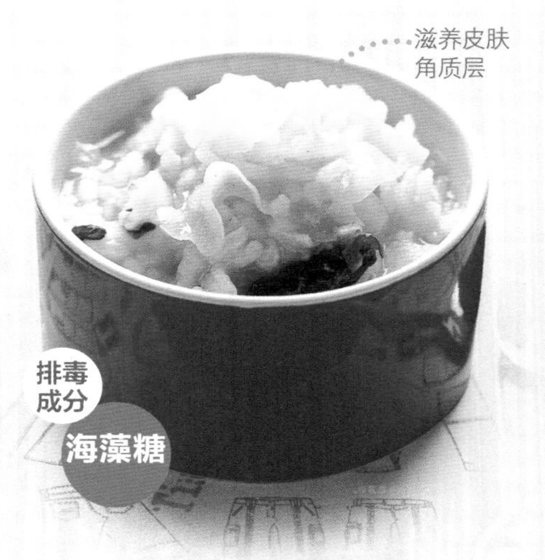

排毒养颜信号 4：脱发、白发

头发伴有发质脆弱、枯黄或油腻的现象，继而会出现白发或者落发，这是肝肾不足、营养不良、精神压力大等内毒因素的外在表现，需要多补充铜、钙、镁、锌、硒等矿物质，并多食富含胡萝卜素、维生素 E 和 B 族维生素的五谷果蔬。

核桃

《开宝本草》记载，核桃"食之令人肥健、润肌、黑须发"，现代营养研究表明，核桃中含有丰富的磷脂，能增强细胞活力，对造血、促进皮肤细嫩和伤口愈合、促进毛发生长等都有重要作用。因此，生活中经常食用核桃，有助于乌发、润发。

这样做最排毒

核桃油脂过多，吃多了容易上火，每天四五个核桃即可，既能保证营养，又不会导致上火、恶心。核桃仁上的褐色薄皮，有舒经活络、软化血管、防治癌症的作用，因此吃核桃的时候最好不要去掉核桃仁表面的薄皮。

核桃排毒宜注意

核桃久放之后容易变质，产生黄曲霉素，因此不要吃变质的核桃。

搭配宜忌

宜 黄豆 滋养头发和皮肤 平衡油脂

忌 蛋黄 磷铁不能同时吸收 降低营养

香椿苗核桃仁

原料：香椿苗 250 克，核桃仁 50 克，香油、盐各适量。

做法：❶ 香椿苗择好，洗净；核桃仁掰小块。❷ 将香椿苗、核桃仁、盐一起拌匀，最后淋上香油即可。

排毒功效：香椿芽核桃仁可健脾开胃，富含维生素 E，有抵抗衰老、促进毛发生长的作用。

黑芝麻

中医认为，黑芝麻有补肝肾、滋五脏、益精血、润肠燥的功效。五脏润、肠道通畅后，皮肤自然光洁、滋润。此外，黑芝麻中含有丰富的酪氨酸酶，能滋养头发和皮肤细胞，促进头发中黑色素的合成，有乌发、美肤的作用。

这样做最排毒

黑芝麻所含的油脂会提供大量的热量，过量食用反而易造成肥胖、脱发。每天以食用 50 克为宜。将黑芝麻炒熟，放入密封的罐子中储存，时常捏几十粒食用，仔细咀嚼，吸收效果最佳。

黑芝麻排毒宜注意

黑芝麻中丰富的油脂在储存环境中很容易变质，产生一种黄曲霉素的致癌物质，所以久置的黑芝麻，尤其是吃起来感觉有辛辣味时，切勿食用，以免影响健康。

搭配宜忌

宜 鱼肉
乌发
美肤
促进新陈代谢
忌 鸡肉
不利于身体健康
消化
不良

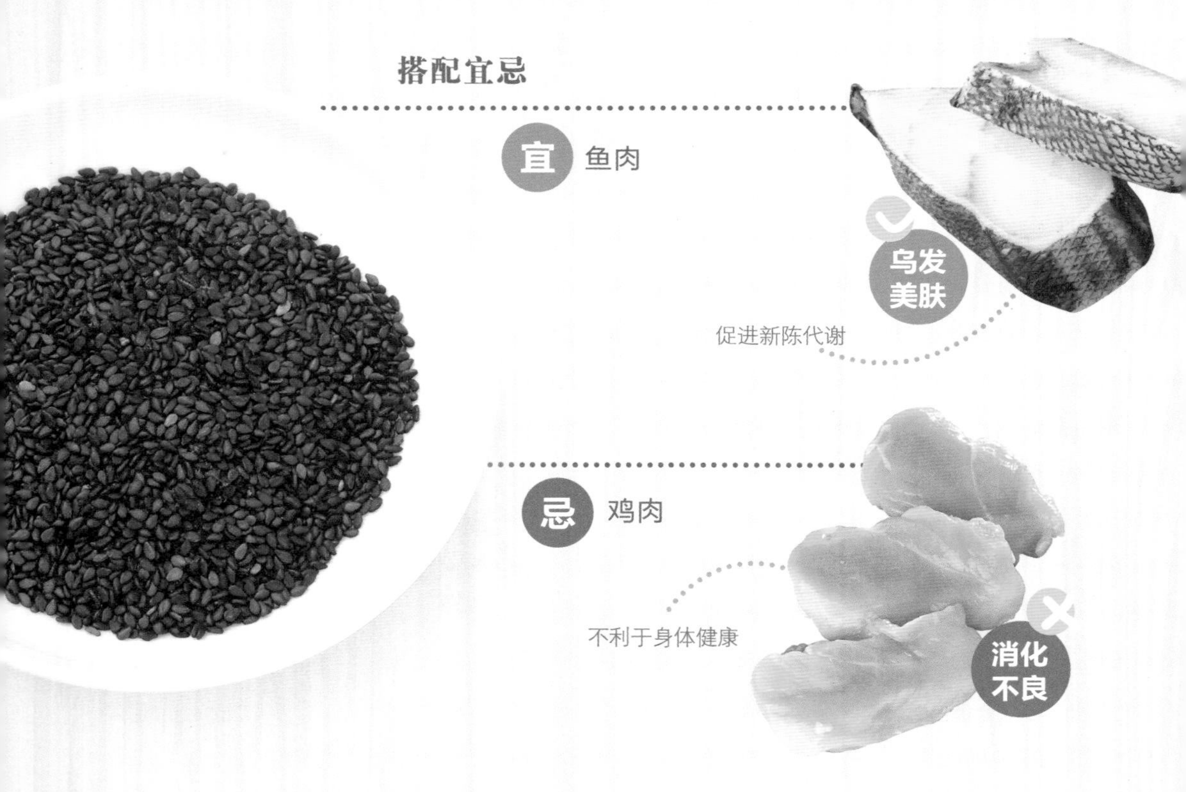

黑芝麻富含不饱和脂肪酸，有健脑益智的作用，

青少年适量吃些黑芝麻，可以提高记忆力。

黑芝麻带鱼

原料：带鱼500克，面粉、黑芝麻、鸡蛋、姜末、盐、白糖、酱油、料酒各适量。

做法：❶ 带鱼处理干净，切段，用料酒腌制片刻；黑芝麻下锅炒香后盛出。❷ 鸡蛋磕入碗中，加面粉搅成面糊；带鱼裹面糊下油锅炸至金黄，捞出沥油。❸ 锅留底油，加热后下姜末煸香，加入带鱼、盐、白糖、酱油和水，焖熟带鱼，最后撒上黑芝麻即可。

排毒功效：黑芝麻和带鱼都富含卵磷脂，能防止毒素的生成，还能滋养头发，提高脑力。

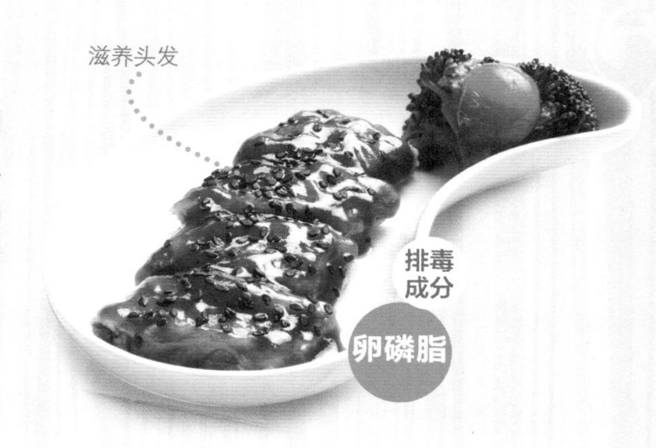

黑芝麻饭团

原料：米饭300克，黑芝麻、白醋、盐、白糖各适量。

做法：❶ 将白醋、盐、白糖混合拌匀，加入煮好的米饭中再次拌匀，晾凉。❷ 锅置火上，下黑芝麻炒香。❸ 将米饭握成比拳头小一些的饭团。❹ 最后将饭团表面裹上炒好的黑芝麻即可。

排毒功效：黑芝麻饭团作为主食食用，可以补充足量的络氨酸酶，能乌发润肤。

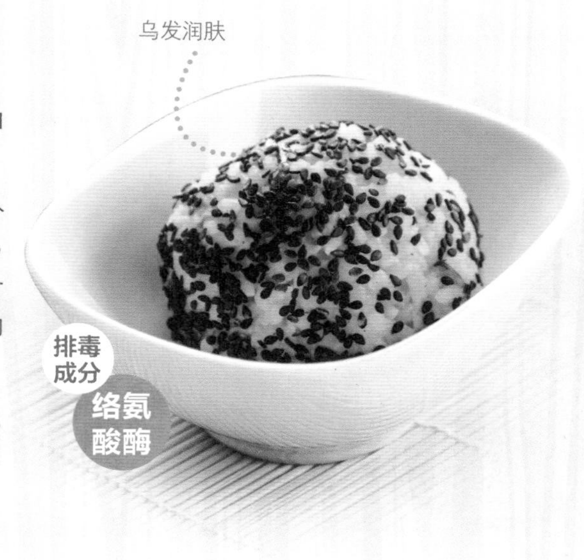

黑芝麻瘦肉汤

原料：猪瘦肉60克，熟黑芝麻30克，胡萝卜50克，盐适量。

做法：❶ 猪瘦肉洗净，切块；胡萝卜洗净，去皮，切块。❷ 把猪瘦肉块放入锅内，加适量水，大火煮沸后，用小火炖煮1小时。❸ 加入胡萝卜块炖熟，最后撒上熟黑芝麻，加盐调味即可。

排毒功效：黑芝麻有补肾强身、乌发润肤的功效，特别适合肾虚弱者进补食用。

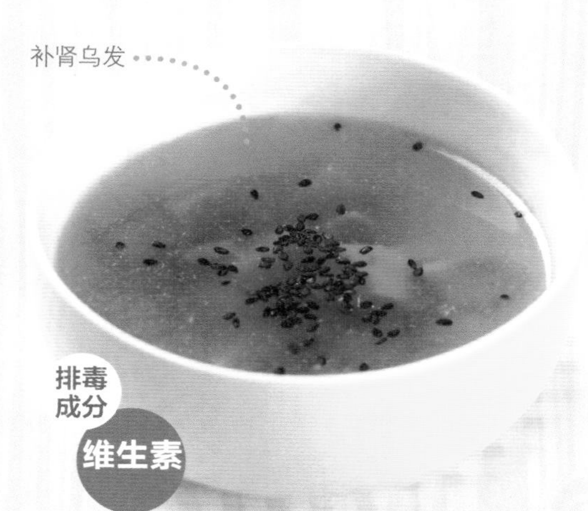

黑米

古医书记载，黑米“可入药入膳，对头昏目眩、贫血白发、腰膝酸软疗效尤佳”，长期食用可延年益寿。黑米中维生素 B_1 含量较高，有利于新陈代谢，促进毒素排出。而且，黑米中的花青素具有很强的抗氧化活性和清除自由基能力，有助于延缓衰老。

这样做最排毒

黑米外部有坚韧的种皮，煮粥更利于营养物质的析出，还能最大限度地保留黑米中有助于排毒的成分。也可以用豆浆机打碎制成米糊，使其更容易被身体消化吸收。

黑米排毒宜注意

食用黑米前应至少浸泡 2 小时，脾胃不好的人可以泡 12 小时，否则不但无法排毒，还影响消化。黑米不容易消化，最好避免在刚起床时当早餐食用，以免对胃肠造成负担，当成两餐之间的加餐食用，效果很不错。

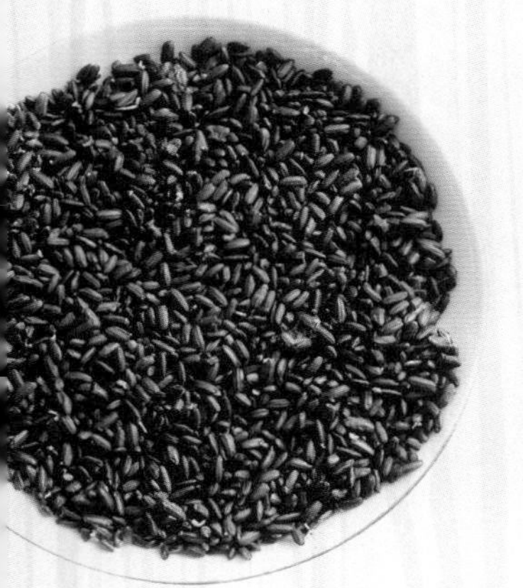

搭配宜忌

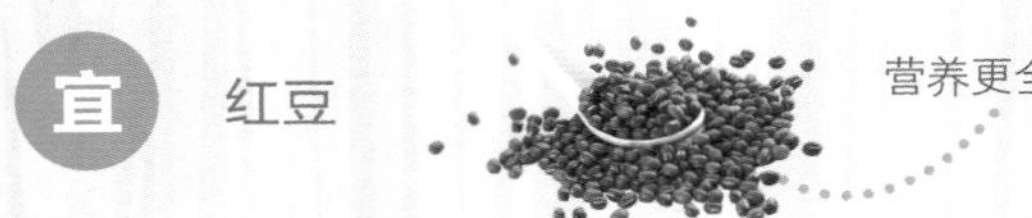

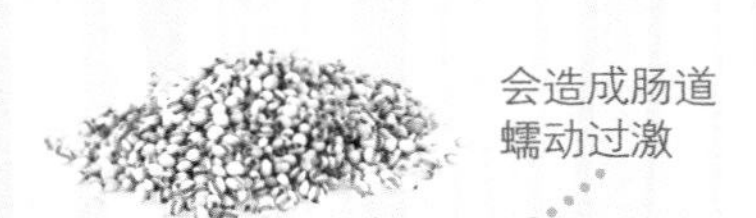

红豆板栗黑米糊

原料：黑米 50 克，红豆 20 克，板栗 30 克，白糖适量。

做法：❶ 黑米、红豆分别洗净，浸泡 2 小时；红豆煮熟备用。❷ 板栗洗净，煮熟后去壳，剥出板栗肉，切碎。❸ 把黑米、板栗，以及红豆连同煮红豆的水一起放入豆浆机中，按下“米糊”键。❹ 食用前调入适量白糖即可。

排毒功效：黑米中的花青素可帮助清除自由基，是滋补、抗衰老的佳品，能有效减少白发。

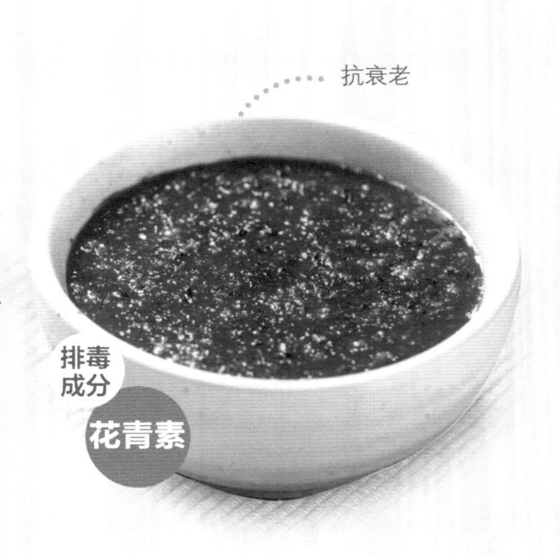

黑豆

黑豆有解毒利尿、祛风除热、调中下气的功效，能缓解因肾虚而造成的腰酸、腰痛、脱发、白发等症，有乌发、明目的功效。黑豆中的黑豆红素是一种生物活性物质，有明显的抗氧化作用，能清除体内自由基，滋阴养颜。

这样做最排毒

黑豆中的黑色素存在于豆皮中，且易溶于水，因此泡黑豆的水不要倒掉，可用来煲汤。醋泡黑豆是养生方，它可以使人最大限度地吸收黑豆中的黑色素。具体方法是将黑豆、醋以 1:3 的比例，黑豆先煮至豆皮爆开，再用小火煮 10 分钟。将黑豆和醋放入瓶中，晾凉后密封，放在阴凉处，待黑豆完全吸收醋而变得膨胀后即可。

黑豆排毒宜注意

醋泡黑豆能降血脂，对预防心血管疾病有益，但有消化道溃疡疾病者不宜食用，会加重病情。

搭配宜忌

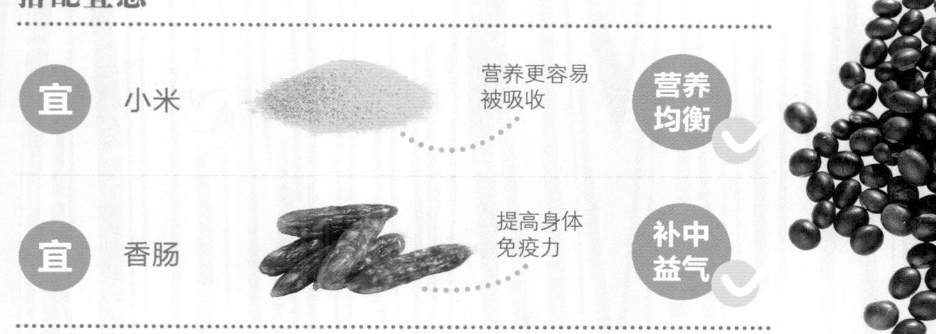

黑豆小米鸡蛋粥

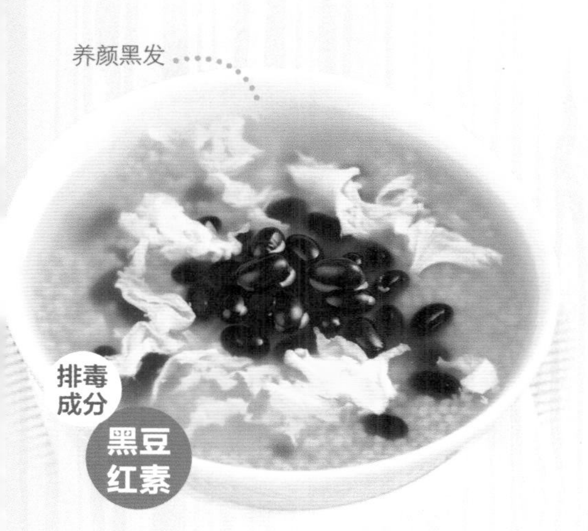

原料：黑豆 30 克，鸡蛋 1 个，小米 50 克，白糖适量。

做法：❶ 黑豆洗净，浸泡 4 小时；小米洗净；鸡蛋磕入碗中，打散。❷ 黑豆与小米放入锅中，加适量水，大火煮开后改小火焖煮。❸ 豆熟米烂之时，淋入鸡蛋液，搅出蛋花，加白糖调味即可。

排毒功效：黑豆有固本培元、防老抗衰、滋养头发的作用，与小米、鸡蛋同食，营养更均衡。

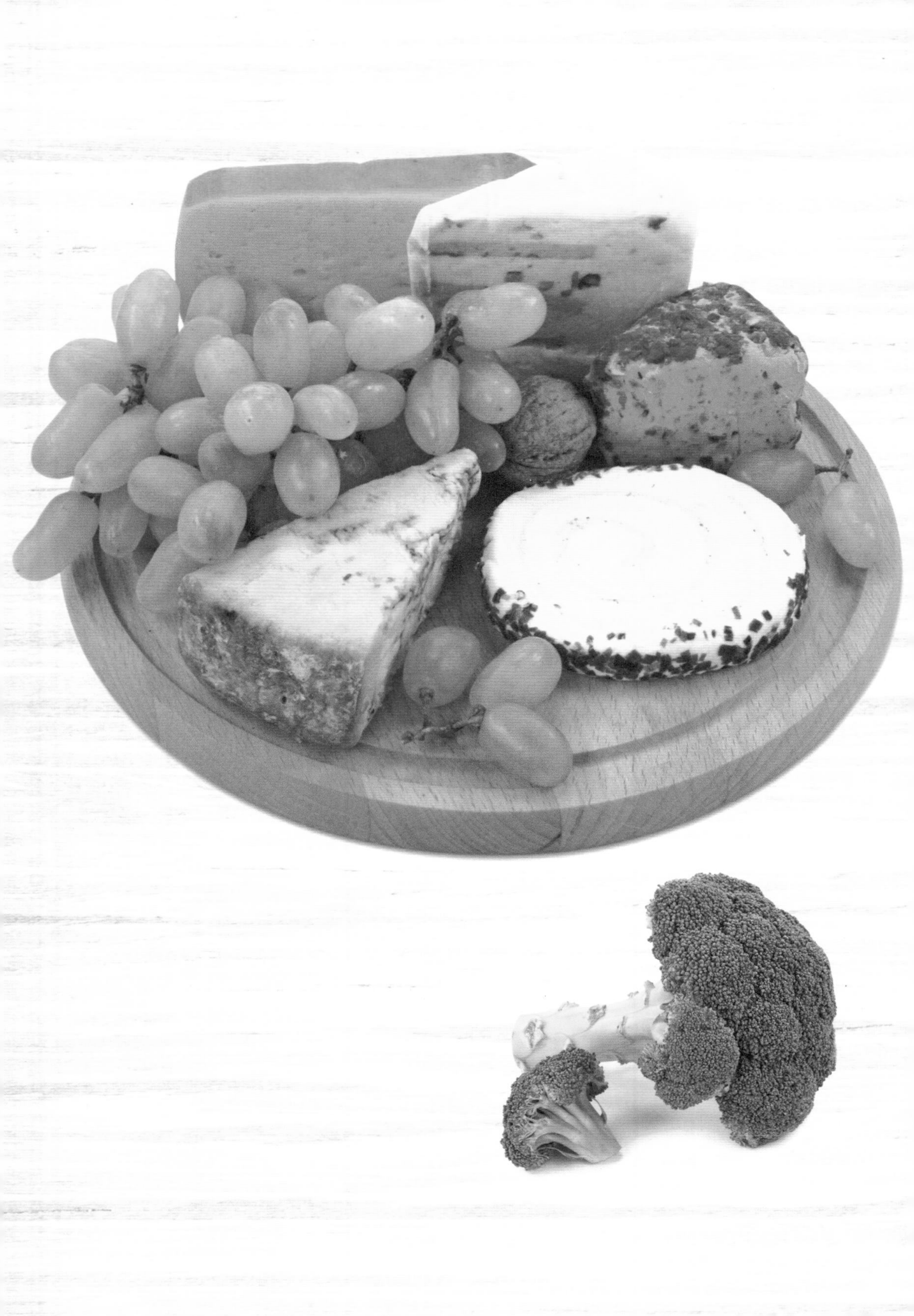

第五章

排毒防“三高”

血液中某些成分，如脂肪、葡萄糖等含量增加，会导致血液对血管的压力增加，就形成了高血压，而身体也会表现出高脂血症、高血糖、高血压的“三高”症状。说到底，“三高”是代谢性疾病，只有养成健康的生活方式，并合理安排饮食，才能排除毒素，控制疾病。

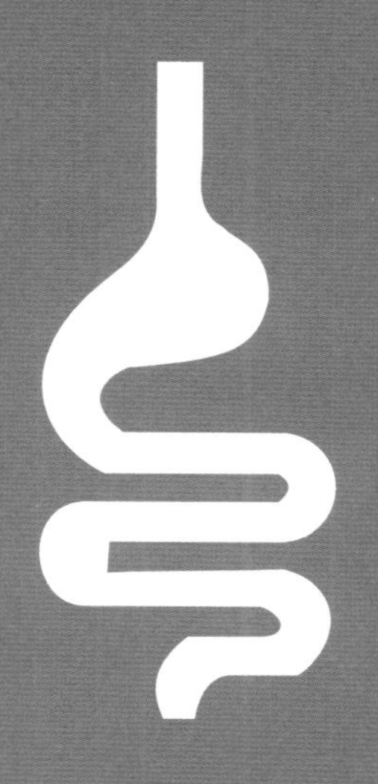

专家说：吃对、吃好防“三高”

高血压、高血糖、高脂血症（又被称为血脂异常）合称为“三高”，且三者有着密切的关系，这三种疾病极易互为因果，得了其中一种病，若没有引起高度重视，就很容易患上其他两种，因此对人体健康危害极大。除了日常生活中要做好保健，如坚持运动、保持规律的作息等，还需要在饮食上加以讲究，“管住嘴”是“三高”人群的饮食原则，远离高脂肪、高热量的食物。

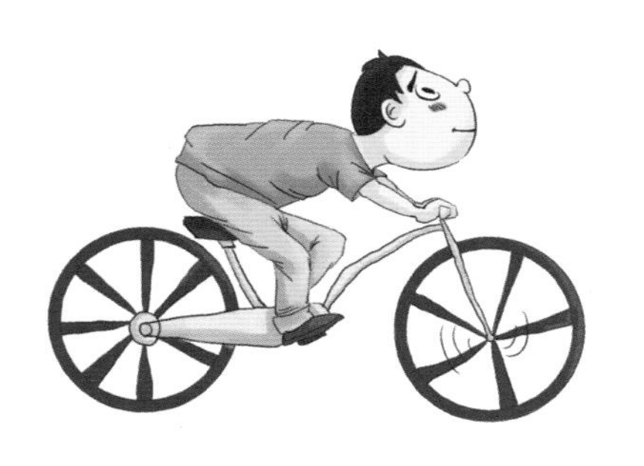

1 这些食物绝对不要碰

高热量、高油脂会加剧“三高”症状，如肥肉、蛋黄、榴莲、黄油、动物肝脏、腌制食物、汤圆、火锅等，会令血液黏稠。

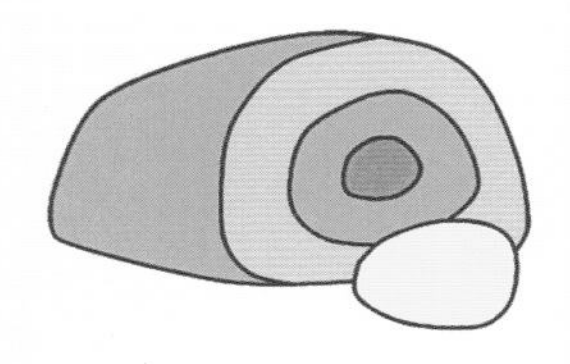

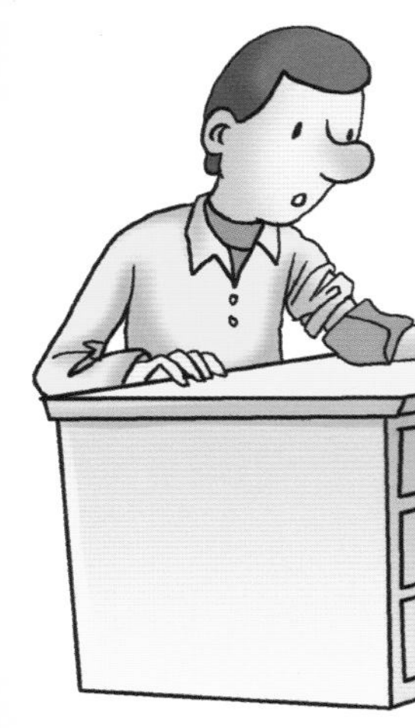

2 定时定量进食，稳住血糖

高血糖人群进食一定要定时定量，注意少吃碳水化合物含量高的食物，如粥、粉条、面条、米饭等，每顿吃小半碗即可。

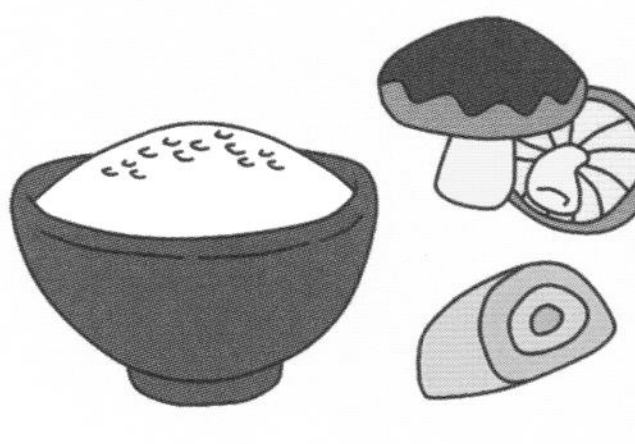

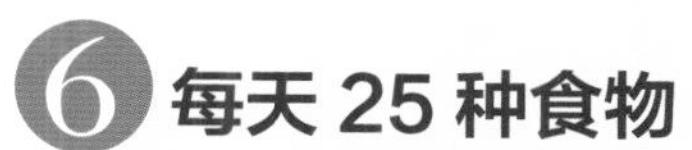

6 每天 25 种食物

每天 25 种食物说的是食物的种类，而不是 25 道菜品。一盘凉拌菜中就可以包含 4 种食物，如在凉拌海带丝中加入胡萝卜丝、青椒丝、大蒜等。

7 早餐吃好防高血压

不吃早餐会不自觉地增加午餐的摄入量，久而久之，就会导致肥胖，增加患高血压的危险。因此，早餐不但要吃，还要注意吃得合理。

5 低盐饮食平血压

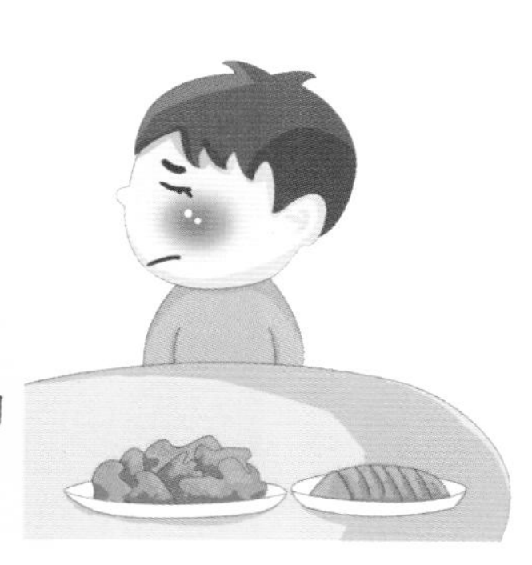

高血压要坚持低盐饮食，但低盐并不是完全忌盐。高血压患者宜遵从最低量，摄入 5 克左右，即调料勺半勺量。

4 多喝茶防治“三高”

茶叶含有 10 多种维生素、抗氧化物质茶多酚、咖啡因等，有防止人体内胆固醇升高、清除自由基、预防心脑血管疾病的功效，是排毒、控“三高”的好食材。

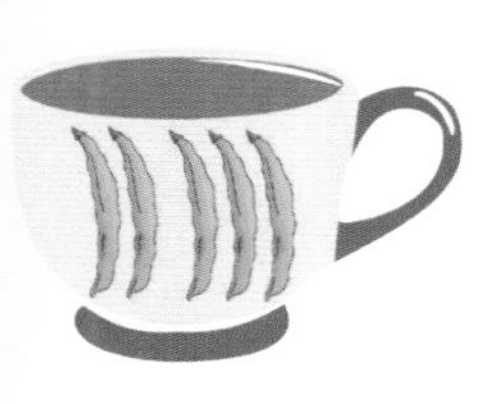

3 晚餐宜少

晚餐不要毫无顾忌地大吃大喝，会导致胃肠功能负担过重，也不利于血压、血糖的稳定。晚餐宜吃易消化的食物。

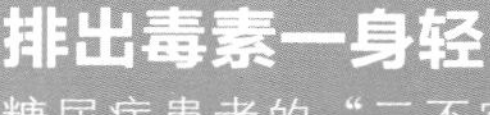

排出毒素一身轻

糖尿病患者的“三不宜”

- **高糖** 不宜吃含糖量高的食物 › 少吃糖、蛋糕 ›
- **高油** 肥胖是糖尿病的敌人 › 要少摄入脂肪 ›
- **高盐** 饮食宜清淡 › 少吃咸菜、酱油 ›

排毒信号 1：高血压

正常血压范围为：收缩压在 90~140 毫米汞柱，舒张压在 60~90 毫米汞柱，当收缩压超过 140 毫米汞柱，以及舒张压超过 90 毫米汞柱，则为高血压。高血压与饮食密切相关，生活中要少油腻、少辛辣刺激，多吃降压食物。

芹菜

芹菜含有利尿的有效成分，可消除体内水钠潴留，有利尿消肿的功效。经常喝酒的人吃芹菜还能促进尿液排出，减轻肝脏负担。天气干燥时，吃些芹菜有助于清热解毒、解渴除烦。此外，芹菜含铁丰富，能预防贫血，可使目光有神、头发黑亮。

这样做最排毒

芹菜中丰富的维生素大多为水溶性维生素，加热过程中会流失，而大火快炒能最大限度地保留芹菜中的营养。芹菜叶也可降压、安神、润肠排毒，不要扔掉。

芹菜排毒宜注意

每餐不宜多食芹菜，因为其中的膳食纤维多为不可溶性膳食纤维，摄入过多会影响其他营养的吸收，所以每次食用量不宜超过 30 克，可每天食用。

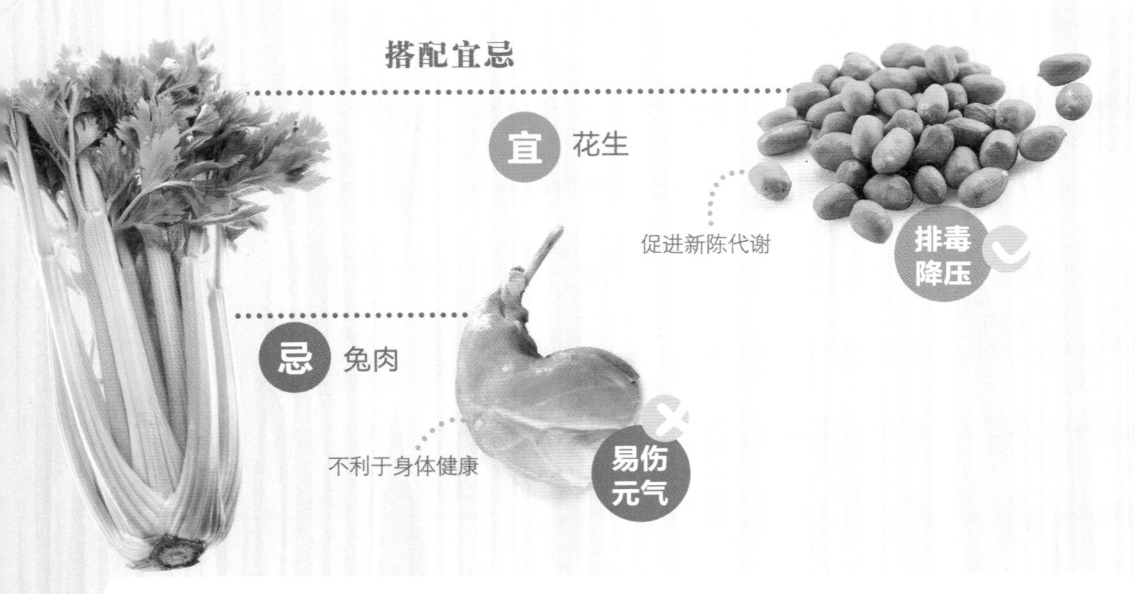

芹菜对降血压有很好的疗效，适合高血压患者适当食用。
此外，便秘的人常吃芹菜可以改善便秘症状。

芹菜香干炒肉丝

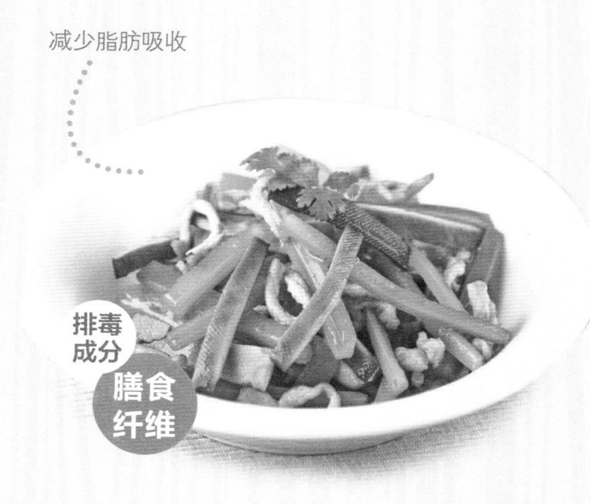

原料：芹菜、猪肉丝各200克，豆腐干100克，酱油、盐、料酒、葱段、姜末各适量。

做法：❶ 芹菜去根，择去老叶，洗净，切段；豆腐干洗净，切条。❷ 油锅烧热，下葱段、姜末炒香，再下猪肉丝，加料酒、酱油翻炒。❸ 下豆腐干条、芹菜段炒熟，加盐调味即可。

排毒功效：芹菜有清热解毒、除烦消肿的作用，可以排肝毒、降血压，减少脂肪吸收。

虾仁炒芹菜

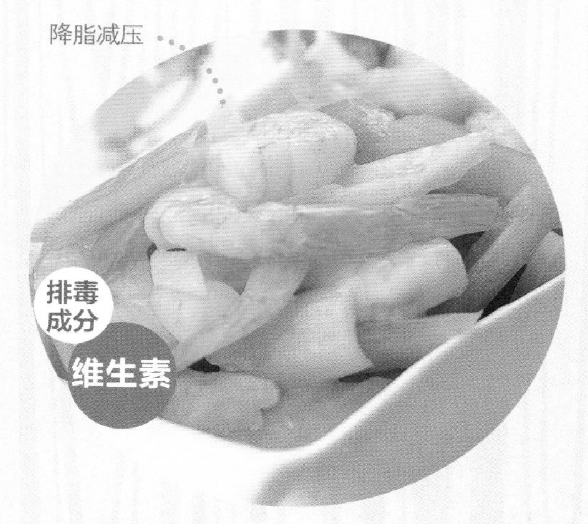

原料：芹菜300克，虾200克，料酒、盐各适量。

做法：❶ 芹菜去根，择去老叶，洗净，切段；虾洗净，去头，剥除虾壳，挑出虾线，留虾仁。❷ 芹菜在沸水中焯一下，捞出。❸ 油锅烧热，下虾仁翻炒，再加芹菜翻炒，最后加料酒、盐调味即可。

排毒功效：虾仁炒芹菜脂肪低，营养丰富，可减脂降压，预防动脉硬化，缓解神经衰弱。

凉拌芹菜叶

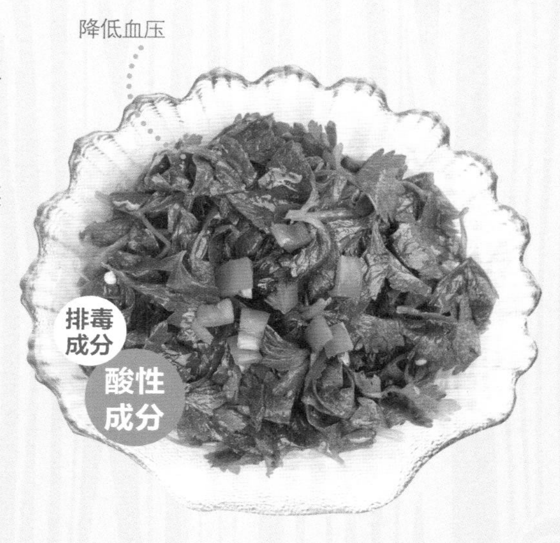

原料：芹菜叶200克，香油、盐、蒜蓉、红椒丁各适量。

做法：❶ 芹菜叶洗净，放入沸水中焯一下。❷ 将适量香油、盐、蒜蓉、红椒丁调入芹菜叶中，拌匀即可。

排毒功效：凉拌芹菜叶是降血压的好食物，对老年人的心脑血管健康很有帮助。

荞麦

荞麦是药食两用的食物,《全国中草药汇编》中记载,荞麦适用于高血压、毛细血管脆弱性出血的治疗,对防治中风也有一定作用,因此荞麦也有“天然血管软化剂”之称。研究发现,连食 4 周荞麦食物,有助于心脑血管健康。

这样做最排毒

将荞麦磨粉制成点心,能提高人体对膳食纤维的消化和吸收程度,促进肠道排毒。荞麦中的芦丁能降血脂、降胆固醇、软化血管,但芦丁易溶于水,所以吃荞麦面条的时候最好把面汤也喝了。

荞麦排毒宜注意

荞麦性凉,吃荞麦面时有“三烫”的说法,即用热水烫面,然后煮滚两次,这样做才能保证荞麦营养被身体消化吸收。荞麦中的膳食纤维过多,一次食用过多,易造成消化不良。

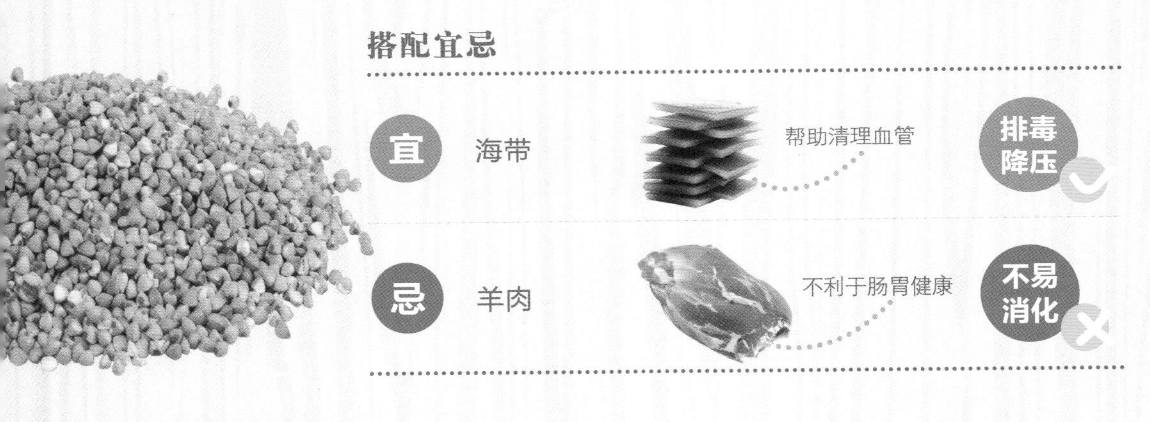

荞麦凉面

原料:荞麦面条 100 克,熟海带 50 克,酱油、醋、盐、白糖、熟白芝麻各适量。

做法:❶ 熟海带洗净,切丝;荞麦面条煮熟过凉开水,沥去多余水分。❷ 碗中放入适量水、酱油、醋、白糖和盐,搅拌均匀,倒在荞麦面上。❸ 撒上海带丝、熟白芝麻即可。

排毒功效:荞麦属于高膳食纤维、低脂肪的食物,可清理血管,缓解高血压。

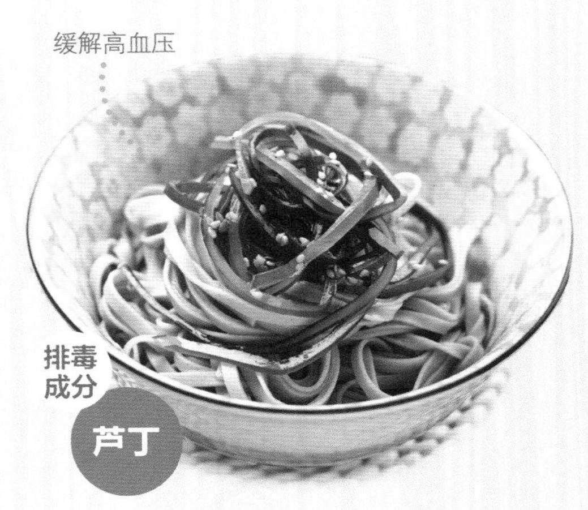

桃

桃中含有丰富的钾元素，有助于体内多余的钠元素排出，可在一定程度上降低血压；桃中含有丰富的膳食纤维，可促进脂肪代谢，将多余胆固醇排出体外，从而控制血液中胆固醇的含量。桃还含有大量肌醇，有助于降低血糖，对糖尿病患者也很有利。

这样做最排毒

可直接食用，也可榨汁，还可用来煮汤，但直接吃或榨汁食用，营养价值最高。桃性温，有助热升阳的作用，摄入过多易导致“上火”症状，加重高血压者的不适感，不利于高血压的控制与恢复，每天最多食用1个。

桃排毒宜注意

桃的香味并非来源于果糖，而是蔗糖，在30℃左右桃会产生更多的蔗糖，令桃更甜。所以买回的桃放在室温下保存即可，不必放入冰箱中。

搭配宜忌

宜 菠萝 排除多余胆固醇 促进消化

忌 白酒 加重高血压者不适感 容易上火

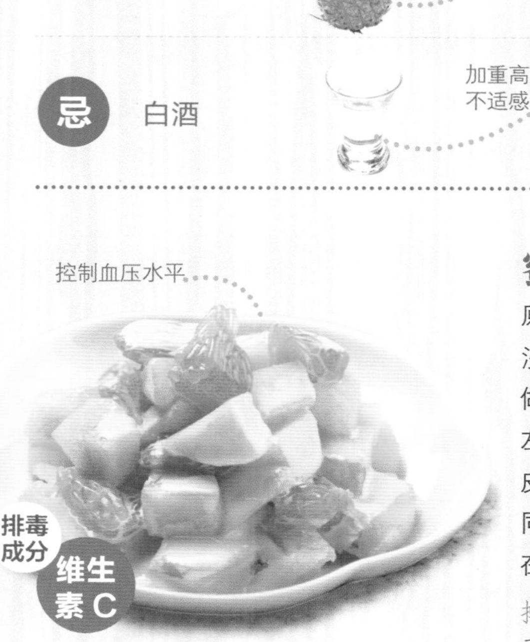

蜜桃菠萝沙拉

原料：桃子1个，菠萝半个，柚子2瓣，蜂蜜、沙拉酱、盐各适量。

做法：❶ 菠萝去皮切块，用淡盐水浸泡10分钟左右；柚子去皮，掰成小块。❷ 将梨、桃子去皮和核，分别切成小丁，和菠萝块、柚子块一同放入盘中。❸ 将沙拉酱、蜂蜜搅拌均匀，淋在上面即可。

排毒功效：多种水果搭配，富含维生素C，有助于平衡身体代谢，辅助控制血压水平。

圆白菜

圆白菜是“三高”人群和肥胖者的理想食物，它的维生素 C 含量比西红柿还高，拥有很强的抗氧化作用，能降低体内血清胆固醇和甘油三酯水平。圆白菜还含有丰富的钾元素，所含的生物活性物质能起到稀释血液的作用，可预防血栓形成。

这样做最排毒

圆白菜中的维生素 E 为脂溶性维生素，只有与油脂一起烹制才能被人体吸收。此外，圆白菜中丰富的维生素 C 在烹制过程中容易流失，所以宜大火快炒，可最大限度地保留营养。新鲜的圆白菜中含有的植物杀菌素能抑菌消炎，对咽喉疼痛、胃痛、牙痛有一定的作用，可以与梨、苹果等水果一起榨汁，但注意脾胃寒凉者不宜饮用。

圆白菜排毒宜注意

烹制圆白菜汤时，最好在汤即将做好时，再放入圆白菜，这样做是为了能更好地保留其中的维生素 C。

搭配宜忌

宜 木耳
清除肠内毒素
排毒
降压
忌 蜂蜜
破坏维生素 C
降低
营养

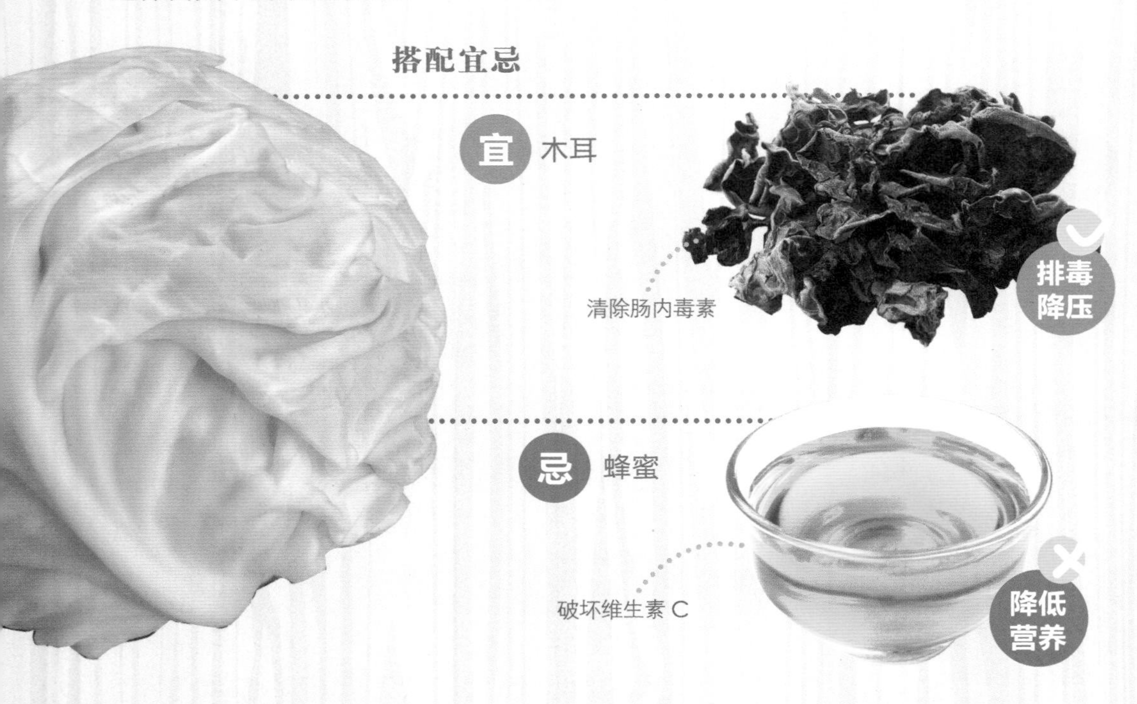

圆白菜含有萝卜硫素，是非常有效的抗癌成分。

老年人经常吃圆白菜可以防癌、控血压。

凉拌圆白菜

原料：圆白菜半个，香油、盐各适量。

做法：❶ 圆白菜洗净，撕成小片。❷ 锅中加水，烧开后放入少许盐和圆白菜片，焯熟后盛入碗中。❸ 加入盐、香油拌匀即可。

排毒功效：圆白菜富含维生素C，短时间焯烫可以最大限度保留营养，起到控制血压、血脂的作用。

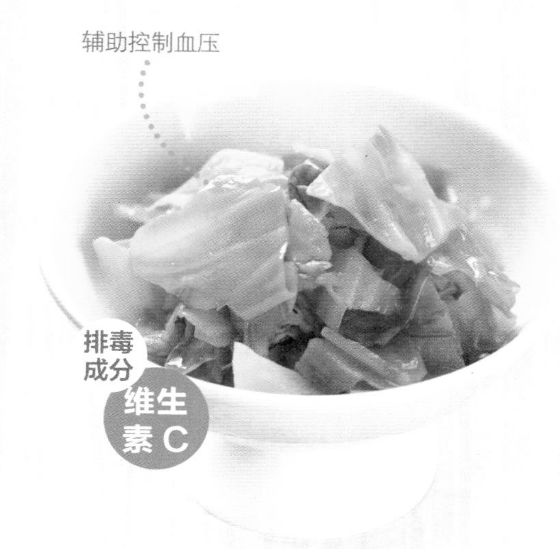

豆腐干炒圆白菜

原料：豆腐干200克，圆白菜250克，姜末、盐、酱油各适量。

做法：❶ 豆腐干洗净，切条；圆白菜洗净，切片。❷ 油锅烧热，下圆白菜炒至变软，下豆腐干、姜末一起翻炒。❸ 加酱油、盐，炒至食材全熟即可。

排毒功效：圆白菜中丰富的钾，可稀释血液，缓解高血压，与豆腐干搭配，可补充优质蛋白质。

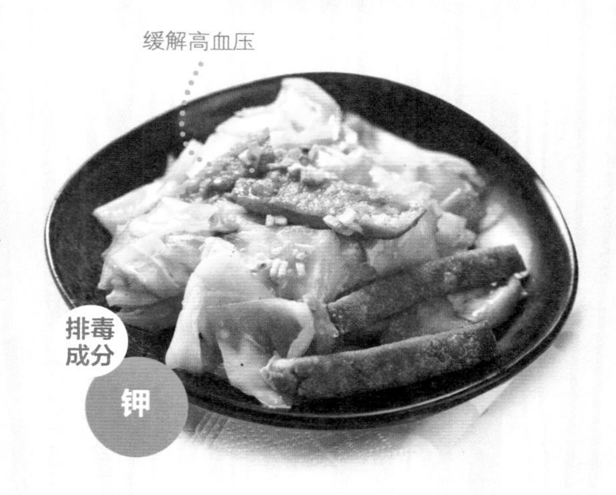

圆白菜牛奶羹

原料：圆白菜200克，菠菜100克，面粉、黄油、牛奶、盐各适量。

做法：❶ 菠菜和圆白菜洗净，入开水锅中焯烫后切碎。❷ 用黄油在锅里将面粉炒好，然后加入牛奶煮，并轻轻搅动，再加入切好的菠菜碎和圆白菜碎同煮。❸ 当蔬菜煮烂之后放适量盐调味即可。

排毒功效：圆白菜和牛奶都含有丰富的维生素E，能够抑制动脉硬化，对预防高血压有良好作用。

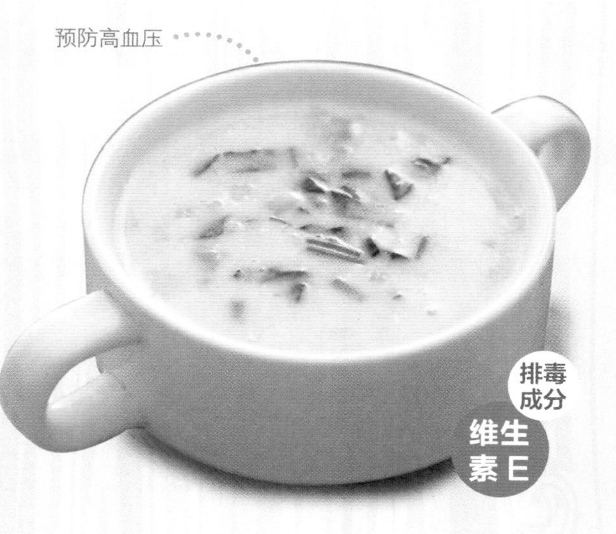

莴苣

莴苣含钾量较高，有利于促进排尿，减少对心脏的压力，对高血压和心脏病患者极为有益。莴苣糖含量较低，并含有丰富的维生素、矿物质，可增进食欲、刺激消化液分泌，有利于体内毒素的排出，这对保持身体健康、预防心血管疾病非常有益。

这样做最排毒

莴苣叶中含有对身体有益的苦味素，有降压、降脂的功效，因此，食用莴苣时，最好不要将莴苣叶弃掉。生莴苣能最大限度地保留营养，而且吃起来甘甜可口，凉拌或者做成沙拉，排毒效果更好。

莴苣排毒宜注意

油麦菜实际上是叶用莴苣，其营养与莴苣叶相同，含有的莴苣苦味素有降血压、降血脂的作用，所以不爱吃莴苣的人，可以适当多吃些油麦菜，也能起到相同的效果。

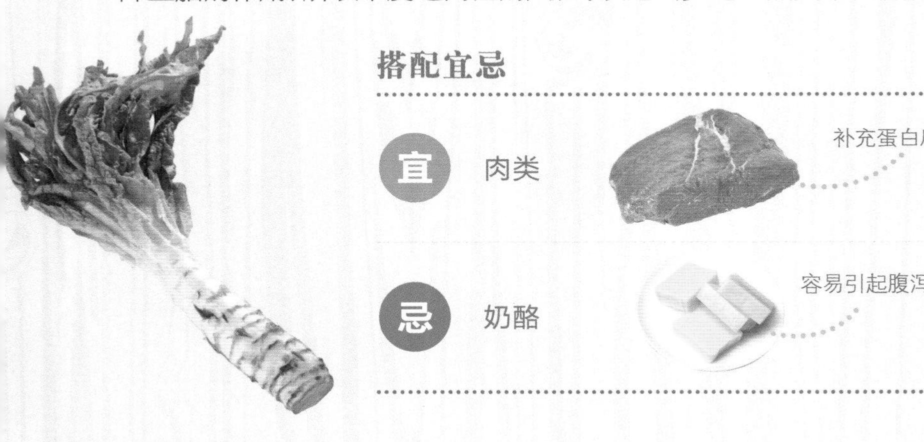

莴苣瘦肉粥

原料：莴苣 150 克，大米 50 克，猪瘦肉 100 克，酱油、盐、香油各适量。

做法：❶ 莴苣去皮、洗净，切细丝；大米淘洗干净。❷ 猪肉洗净，切成末，放入碗内，加适量酱油、盐，腌 10~15 分钟。❸ 锅中放大米，加适量清水，大火煮沸，加入莴苣丝、猪肉末，改小火煮至米烂时，加盐、香油搅匀。

排毒功效：莴苣含钾高，可维持体内水钠平衡，减少心脏压力，对高血压和心脏病患者有益。

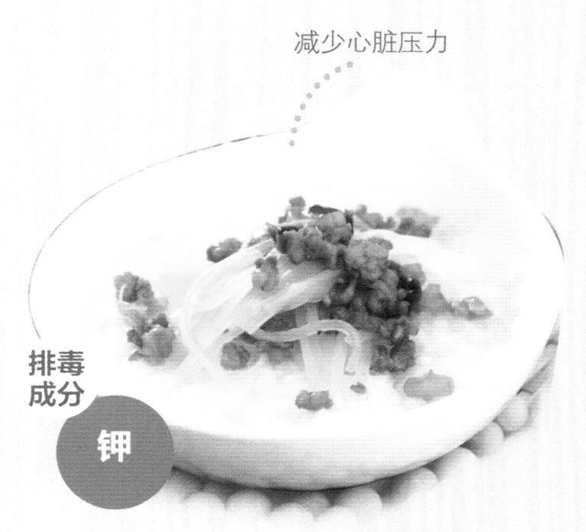

樱桃

樱桃富含类黄酮，可清理血管，减少心血管疾病的发生，而且樱桃含有维生素 P，能够降低毛细血管通透性，有助于消肿利尿、降低血压。常吃樱桃还可补充身体对铁元素的需求，促进血红蛋白再生，排除血液中的毒素，增强体质，还能使皮肤光滑润泽，祛皱消斑。

这样做最排毒

樱桃生吃、榨汁、煮粥均可，都能为人体提供钾，对高血压有缓解作用。当皮肤出现溃疡时，将樱桃子磨碎，加水煎煮，微温后清洗患处，效果很好。

樱桃排毒宜注意

樱桃调中益气、健脾和胃，对体质虚弱、脾胃不好的人来说，是很好的食物。但樱桃含钾量高，慢性肾病患者应少吃，否则会出现高血钾，对心脏十分不利。

搭配宜忌

柠檬

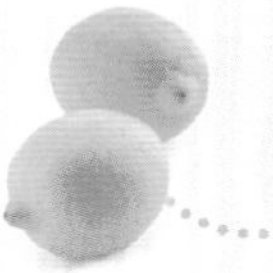

有助于降低血压

蜂蜜

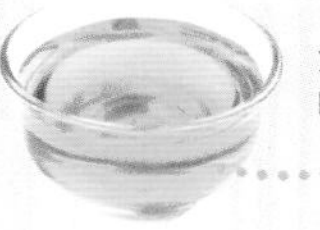

影响维生素 C 吸收

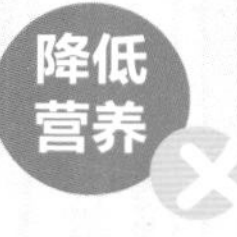

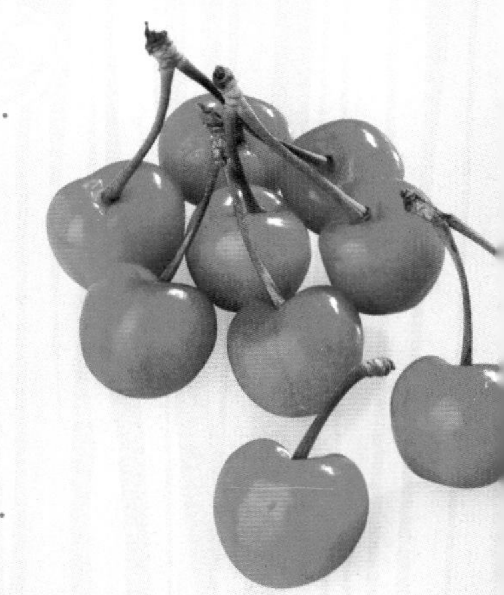

降压美肤

排毒成分 维生素 P

樱桃桂圆甜汤

原料：樱桃 100 克，桂圆、冰糖、枸杞子、香菜叶各适量。

做法：❶ 樱桃洗净；桂圆去壳；枸杞子洗净。❷ 锅内加适量清水，加入冰糖，放入樱桃、枸杞子、桂圆，煮 20 分钟左右。❸ 加入香菜叶点缀即可。

排毒功效：这是女性爱吃的一道调养品，在降压减脂的同时还能滋阴养颜、美白肌肤。

木耳

木耳有“天然的阿司匹林”之称，能阻止血液中的胆固醇在血管壁上沉积和凝结，减少血液凝块，预防血栓形成。这是由于木耳含有木耳多糖，可以疏通血管、清除血管中的胆固醇。此外，木耳中还有少量磷脂质，可健脑。

这样做最排毒

木耳适合炖汤烹饪，有助于消化，营养流失较少，因此更适合“三高”人群食用。木耳中的膳食纤维和植物胶原不易消化，以每次不超过100克为宜，每周吃2次即可。

木耳排毒宜注意

千万不要食用鲜木耳，因为鲜木耳中含有一种“卟啉”的特殊物质，这种物质有致日光性皮炎的效果。木耳泡发时，将木耳放置于温水中并盖上盖子，可以花很短时间就泡发好，而且木耳叶片较为延展，也利于冲洗。

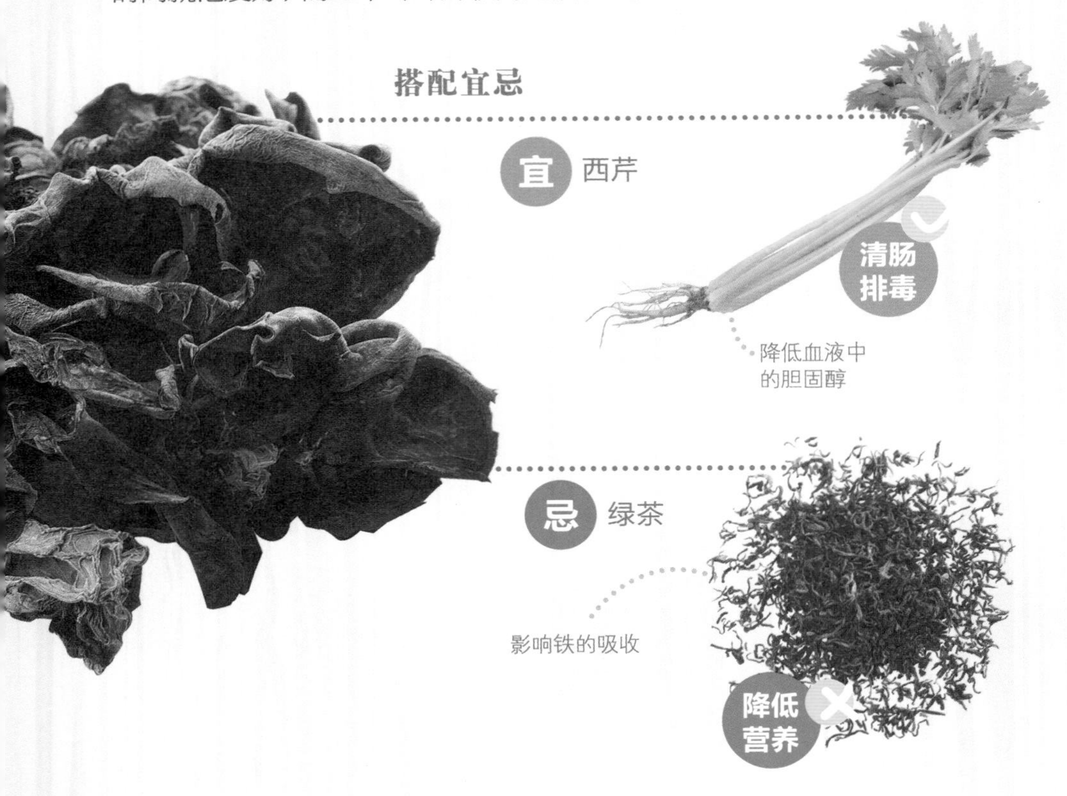

木耳中铁的含量很丰富，是猪肝的7倍，能养血驻颜。

缺铁性贫血者可常吃木耳，可养颜、补血、降血压。

西芹拌木耳

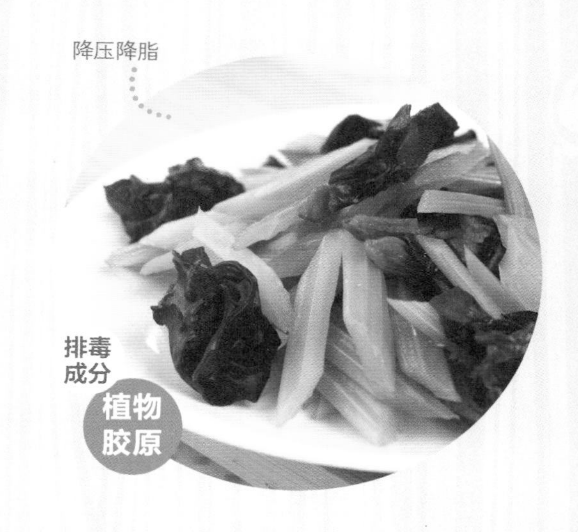

原料：木耳10克，西芹200克，枸杞子、蒜蓉、盐、白糖、香油各适量。

做法：❶ 木耳用水泡发，洗净，撕成小朵；西芹洗净，切段。❷ 将木耳和西芹段分别用水焯熟，沥干水分。❸ 将木耳、西芹段、枸杞子、白糖、盐、蒜蓉、香油拌均匀装盘即可。

排毒功效：西芹拌木耳可以为身体补充植物胶原和膳食纤维，还能降血压、降血脂。

木耳香菇粥

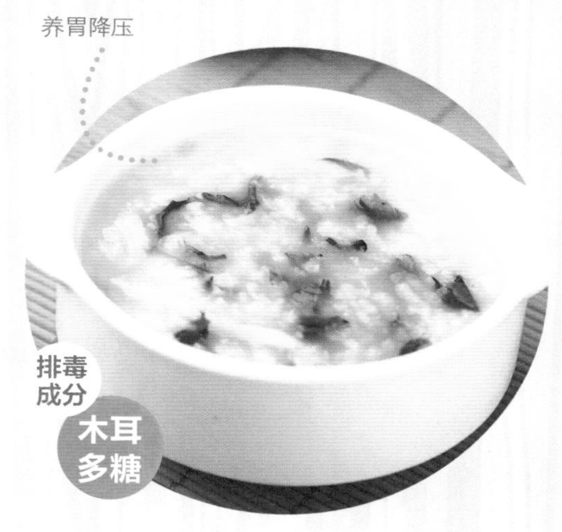

原料：大米80克，木耳10克，香菇30克，盐适量。

做法：❶ 大米洗净；木耳泡发，洗净，切碎；香菇洗净，切丁。❷ 大米放入锅中，加适量水，大火煮开后改小火炖煮。❸ 粥开始变黏稠时放入木耳碎和香菇丁继续炖煮。❹ 待食材全熟时加盐调味即可。

排毒功效：木耳香菇粥有健脾益胃、提振食欲、降脂降压、预防动脉硬化的作用。

三丝木耳

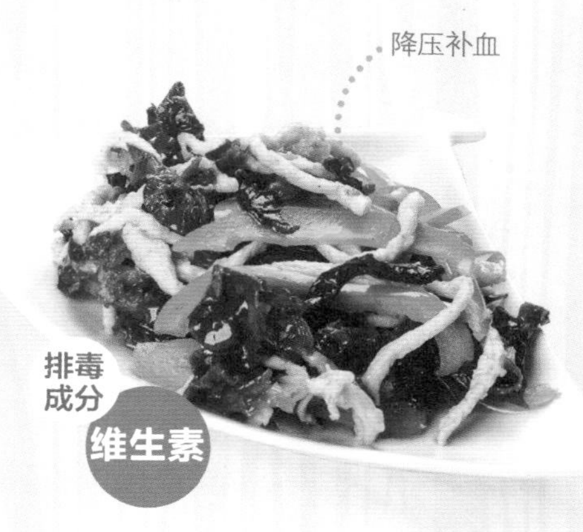

原料：木耳10克，猪肉、红椒各100克，葱末、盐、酱油、淀粉各适量。

做法：❶ 木耳泡发，洗净，切成丝；红椒洗净，去蒂，切成丝。❷ 猪肉洗净切成丝，加入酱油、淀粉腌15分钟。❸ 油锅烧热，用葱末炝锅，放入猪肉丝快速翻炒，再将木耳丝、红椒丝一同放入炒熟，出锅前放盐调味即可。

排毒功效：三丝木耳富含维生素、铁、蛋白质等营养成分，可解毒降压，还能补血养颜。

排毒信号 2：高脂血症

高脂血症是指血液中多余的脂质沉积在真皮内引起动脉硬化的现象，实际上就是血液中以“血脂”形式存在的毒素过多。高脂血症对健康危害大，一旦形成则不可逆，需要在饮食上注意，多食用低脂肪、低热量食物，如小麦、西葫芦、生菜等。

小麦

小麦入心经、脾经、肾经，而高脂血症、高血糖即是心、脾、肝等系统代谢性疾病，所以适当食用有助于降“三高”。小麦胚芽中含有丰富的膳食纤维和维生素 E，可改善血液循环，降低血液中胆固醇的含量，能有效预防动脉硬化等心血管疾病。

这样做最排毒

小麦芽适合榨汁饮用，因为小麦芽含有丰富的水分、维生素和矿物质，能清肠、去脂，有利于减肥。小麦磨粉时要留少许麦麸，保留更多的膳食纤维和 B 族维生素，营养更均衡，也有助于改善血液循环，降低胆固醇。

小麦排毒宜注意

小麦中含有丰富的蛋白质和碳水化合物，进入体内会快速转化为葡萄糖，提供能量，所以每天以不超过 150~200 克为宜，以免摄入太多。

搭配宜忌
宜
大米
提高营养的吸收率
促进消化
忌
小米
增加肠胃负担
消化困难

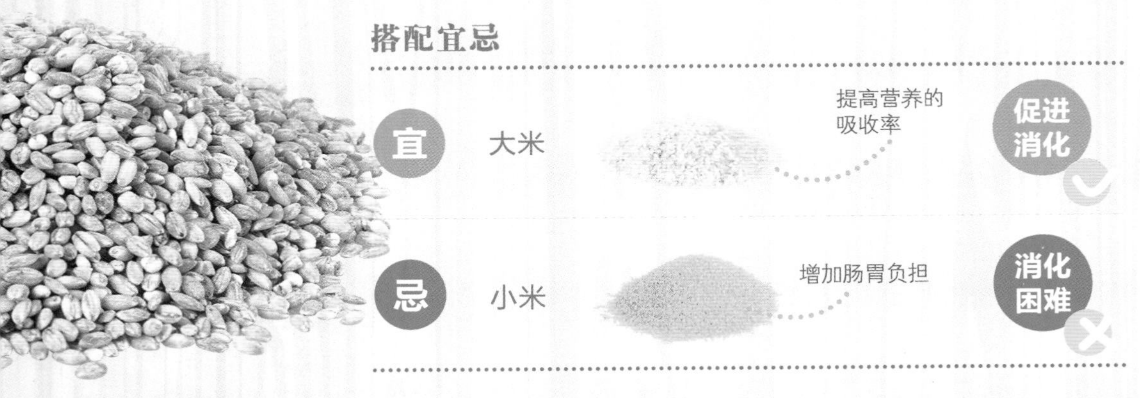

麦芽粥

原料：大米 50 克，生麦芽、炒麦芽各 60 克，红糖适量。

做法：❶ 大米洗净，用清水浸泡 30 分钟。❷ 将生麦芽与炒麦芽一同放入锅内，加清水大火煎煮。❸ 将大米放入锅中与麦芽一起煮。❹ 煮到大米完全熟时，加入红糖即可。

排毒功效：麦芽粥养胃，能让身体吸收的蛋白质更加完善，并降低血液中的胆固醇。

乌鸡

在《本草纲目》等古医书中有乌鸡“补肝肾、益气血，主消渴”的记载，可见使用乌鸡辅助治疗“三高”症状的做法早在明代就已出现。乌鸡中含有大量钾、磷等矿物质元素，有助于保护血管、降低血压；乌鸡中的烟酸具有降低胆固醇和甘油三酯的功效。

这样做最排毒

将乌鸡连骨剁碎，然后慢火熬汤，滋补效果最佳。要注意乌鸡脂肪存储于鸡皮下，因此“三高”人群在吃乌鸡时，最好去除鸡皮。乌鸡宜与莲藕、竹笋、山药等富含膳食纤维的食材一同炖煮，能平衡乌鸡中的脂肪，促进胆固醇排出。

乌鸡排毒宜注意

高脂血症者虽需要补充蛋白质，但不宜天天吃乌鸡，乌鸡性温，有温补作用，天天食用会导致高脂血症者头晕，1 周食用 1 次即可。

搭配宜忌

宜
糯米
降血脂调肠胃
暖胃
健脾
宜
山楂
降低血液中脂质
加快
消化

补营养降血脂
排毒
成分
钾

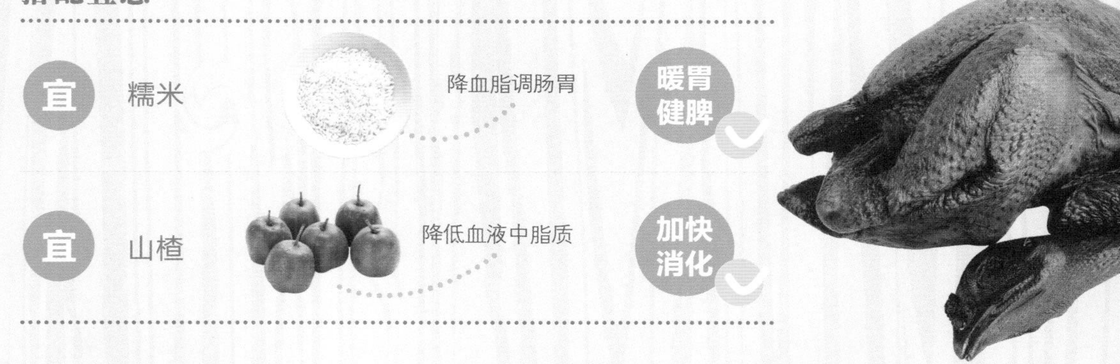

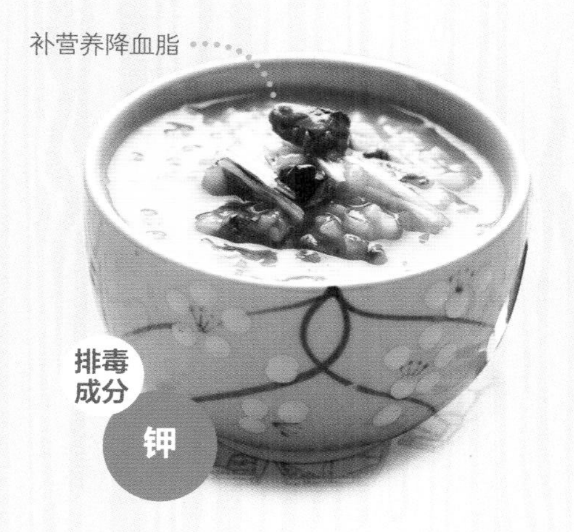

乌鸡糯米粥

原料：乌鸡腿 1 只，糯米 50 克，葱白、盐适量。

做法：❶ 乌鸡腿洗净，切成块，汆烫后洗净血沫，沥干；葱白切细丝。❷ 乌鸡腿块加水熬汤，大火烧开后转小火煮 15 分钟。❸ 倒入糯米，大火煮开后转小火煮。❹ 待糯米煮熟后，再加入盐调味，最后放入葱丝闷一下即可。

排毒功效：乌鸡煮粥温补效果好，能为高脂血症者补充优质蛋白质，又不会增加过量脂肪。

西葫芦

西葫芦本身是低脂、低热量蔬菜，而且其所含营养相对平衡，有利于身体吸收，所以不仅适合高脂血症者食用，高血压、高血糖者也可以放心食用。西葫芦中营养结构较为平衡，可缓解脂肪、碳水化合物向糖的转化，有助于血糖控制，非常适合“三高”人群。

这样做最排毒

西葫芦可炒食，也可以制成粥，均可降糖、降脂，但需注意的是，炒制或烹制时，宜大火快炒，以免过度加热造成营养流失。就餐时，如果有多种菜品选择，可先选择吃西葫芦，因为西葫芦温和，含有丰富的水分，能滋润肠道，有助于消化。

西葫芦排毒宜注意

不宜选太嫩的西葫芦，虽然嫩西葫芦口感较好，但其中水分含量过多，钙、磷、钾等成分相对较少，所以宜选择稍大一些的食用。

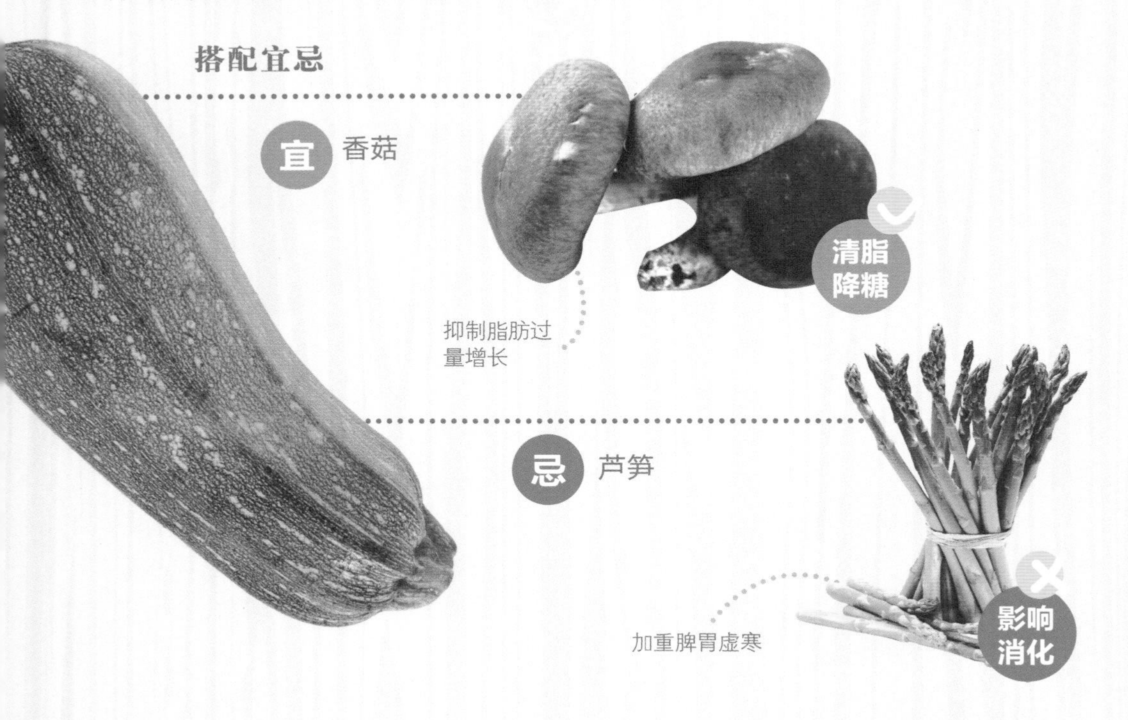

西葫芦含有丰富的水分和维生素，可以增强新陈代谢。

皮肤暗黄者可吃西葫芦，能降血脂又能水嫩肌肤。

西葫芦糊塌子

原料：面粉、玉米面、西葫芦各 100 克，盐、葱花各适量。

做法：❶ 西葫芦洗净，切丝。❷ 面粉放入大碗内，加入玉米面、西葫芦丝、葱花、盐、适量温水，搅拌成面糊。❸ 油锅烧热，将面糊倒入锅中，摊平，用小火慢煎至饼熟，切块盛盘即可。

排毒功效：西葫芦热量低，维生素 C 含量高，与玉米面搭配更适合高脂血症患者食用。

帮助降血脂

排毒成分

维生素C

糖醋西葫芦丝

原料：西葫芦 200 克，醋、盐、白糖、葱花各适量。

做法：❶ 西葫芦洗净，切丝。❷ 油锅烧热，煸香葱花，放入西葫芦丝翻炒。❸ 放入醋、白糖和盐，翻炒至熟即可。

排毒功效：西葫芦有清热利尿、消肿散结的功能，可促进人体代谢，净化血液。

促进人体代谢

排毒成分

钾

虾仁西葫芦

原料：西葫芦 250 克，虾仁 20 克，蒜蓉、盐、白糖、水淀粉各适量。

做法：❶ 将虾仁洗净；西葫芦洗净，切片。❷ 油锅烧热，加蒜蓉翻炒几下，加入西葫芦片继续翻炒。❸ 西葫芦片快熟时加虾仁翻炒，加盐、白糖调味，最后用水淀粉勾薄芡即可。

排毒功效：西葫芦与虾仁搭配，可补充蛋白质和矿物质，有助于补益身体，降低血脂。

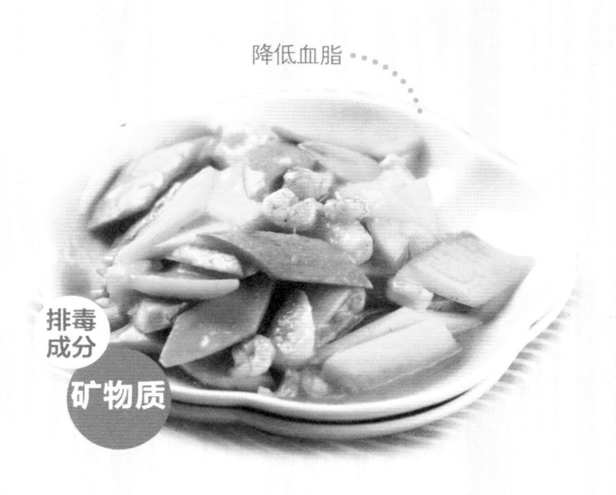

生菜

中医认为，生菜苦中带甘，有清肝利胆、养胃的功效，有助于肝胆排毒。生菜中的莴苣素有降低胆固醇等功效，对心毒引起的失眠、心悸、神经衰弱等症状有一定的疗效。生菜中还含有甘露醇等有效成分，可促进血液循环、利尿，帮助人体排出多余的体液。

这样做最排毒

生食生菜可以最大限度地保留生菜的营养，对“三高”人群是最好的吃法。生菜的热量极低，有“减肥生菜”的美誉。生菜最好大口大口地吃，尽量少破坏其膳食纤维，有利于减肥排毒，对肠道清洁很有好处。

生菜排毒宜注意

生菜叶片的褶皱不易被洗净，所以洗生菜时，宜多洗一段时间，最好用淡盐水浸泡 15 分钟。烹炒生菜时宜少放盐，也要少用酱油等高钠的调味料，以免影响体内钾钠平衡，对血管造成压力。

搭配宜忌
宜 牛奶
促进血液循环
补钙美颜
忌 蜂蜜
容易腹泻
损害肠胃

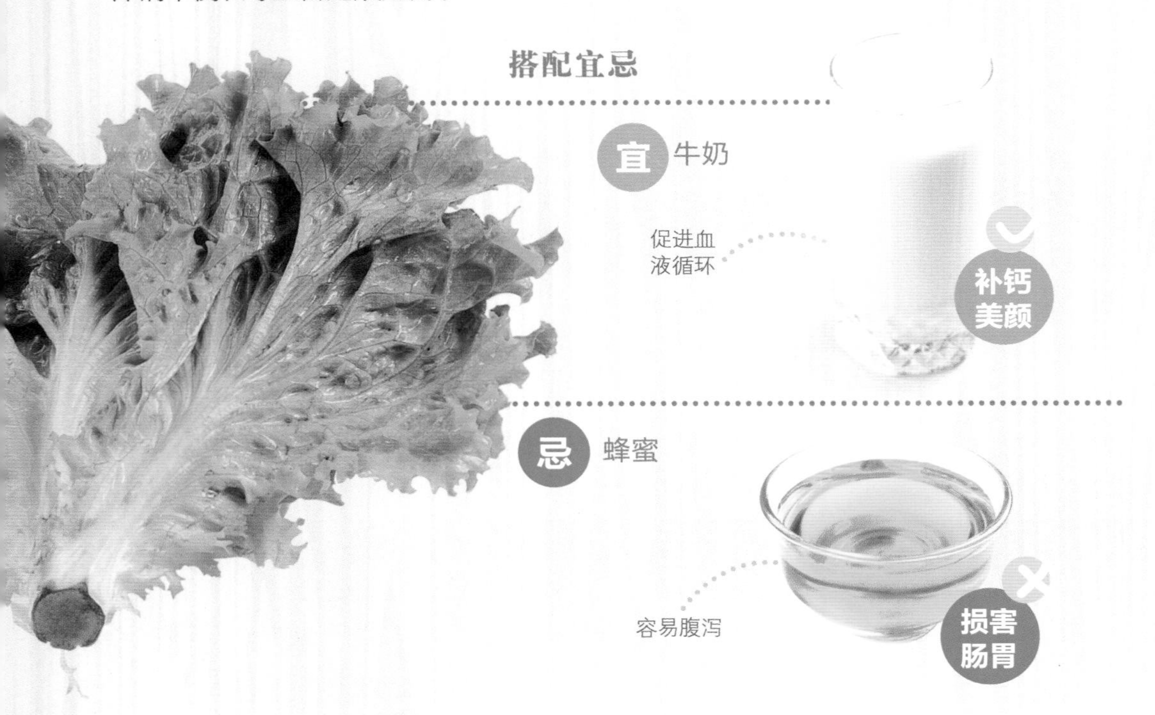

生菜中含有甘露醇，可利尿消肿、加快血液循环。

想减肥的人，可吃生菜降低脂血并控制体重。

蚝油生菜

原料：生菜300克，蚝油、高汤、盐、白糖、料酒、蒜蓉各适量。

做法：❶ 生菜剥片，用淡盐水浸泡一会，洗净。❷ 油锅烧热，放入生菜翻炒断生，装入盘中。❸ 锅内留底油，放入蒜蓉炒香，加料酒、蚝油、高汤、盐、白糖做成酱汁，浇在生菜上即可。

排毒功效：生菜的热量极低，能够帮助清理血液中的毒素和脂质，减肥又降血脂。

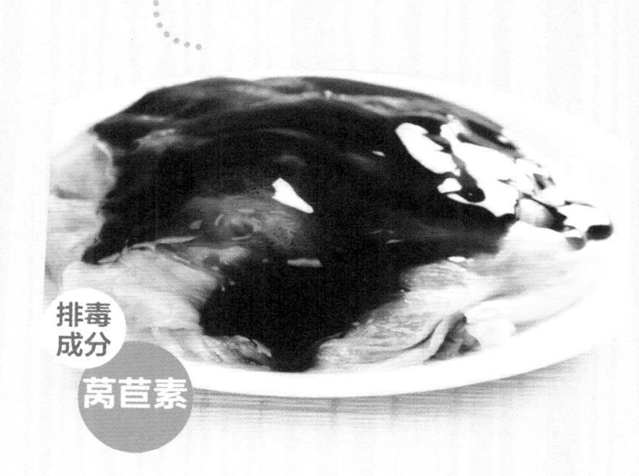

虾仁生菜粥

原料：生菜40克，虾仁40克，大米100克，盐适量。

做法：❶ 大米淘洗干净，放入清水中浸泡半小时；生菜洗净撕片；虾仁处理干净。❷ 锅置火上，放入大米，加适量水煮至五成熟。❸ 放入虾仁煮至米粒开花，放入生菜稍煮后加盐调味即可。

排毒功效：生菜富含维生素C，搭配虾仁中的DHA及蛋白质，既平衡营养，又可以清热安神，养胃益肾。

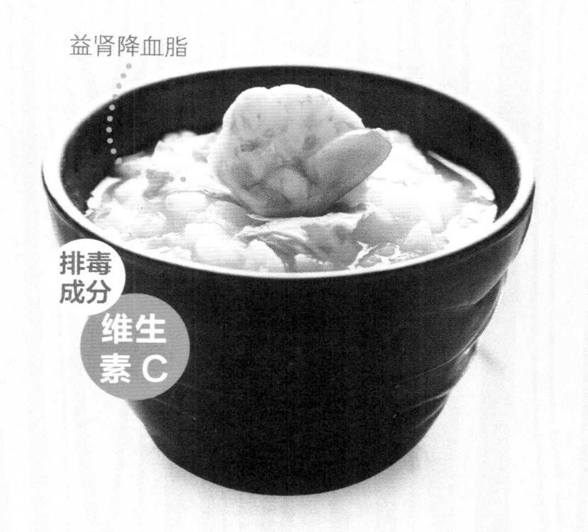

五色沙拉

原料：生菜50克，圣女果2个，洋葱、紫甘蓝、黄椒各30克，沙拉酱适量。

做法：❶ 将紫甘蓝、黄椒洗净，切丝；洋葱洗净，切圈。❷ 圣女果洗净，对半切开；生菜洗净，用手撕开。❸ 紫甘蓝丝、黄椒丝、洋葱圈放入开水中焯一下，捞出沥干。❹ 将所有食材加适量沙拉酱搅拌均匀即可。

排毒功效：多种蔬果搭配，可补充多种维生素，既有助于降低血脂，又能瘦身美颜。

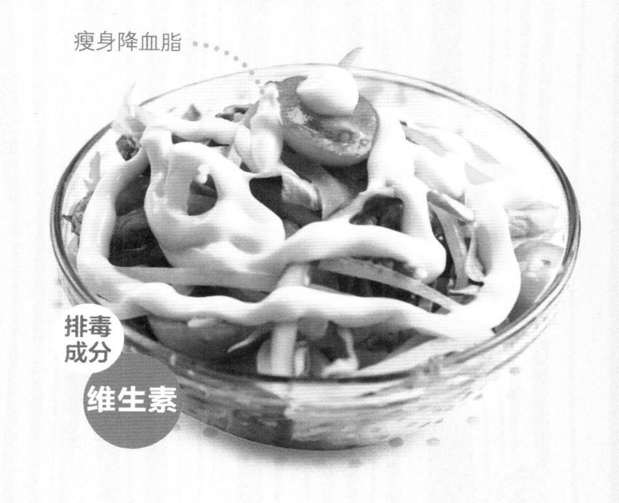

鸭肉

高脂血症者要保证每天摄入足够的蛋白质，才能维持健康，所以高脂血症者也需要吃肉。鸭肉富含不饱和脂肪酸和低碳脂肪酸，有助于降低胆固醇，保护心脑血管。另外，鸭肉中含有丰富的烟酸，对心脏有保护作用。

这样做最排毒

鸭肉中的脂肪大都存储在鸭皮中，“三高”人群食用鸭肉时最好去掉鸭皮，尽量吃鸭胸脯肉。与蔬菜搭配炒食，有助于降低脂肪的过多摄入，平衡血脂指数。

鸭肉排毒宜注意

鸭肉可炒食、炖煮、煲汤。煲汤时，脂肪大多溶于汤中，不利于“三高”人群控制血压、血脂、血糖指数，宜少食。鸭胗、鸭肝、鸭肠等含有丰富的脂肪，其中鸭肝中胆固醇含量非常高，“三高”人群不适合食用。

搭配宜忌

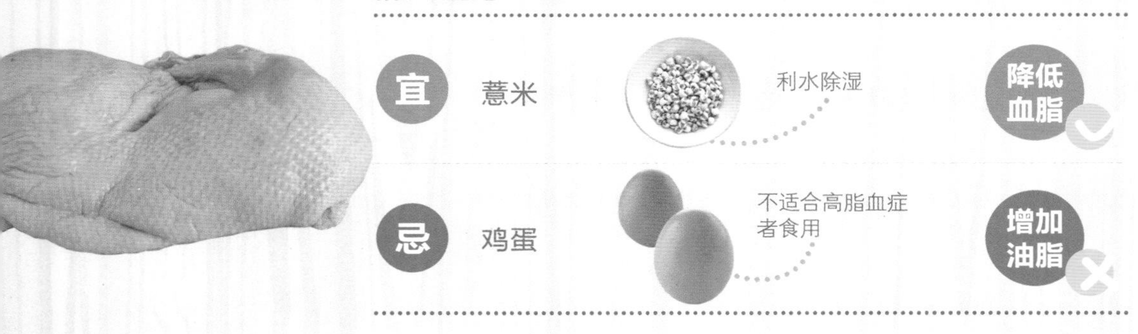

薏米老鸭汤

原料：老鸭半只，薏米 20 克，姜片、葱段、盐各适量。

做法：❶ 老鸭洗净，切块，在沸水中汆一下捞出；薏米洗净。❷ 锅中加入适量水，放入鸭块、薏米、姜片、葱段，大火烧开后改小火炖煮。❸ 待鸭肉烂熟时加盐调味即可。

排毒功效：薏米老鸭汤滋阴生津、利水消肿，其富含的脂肪酸有保护心脑血管的作用。

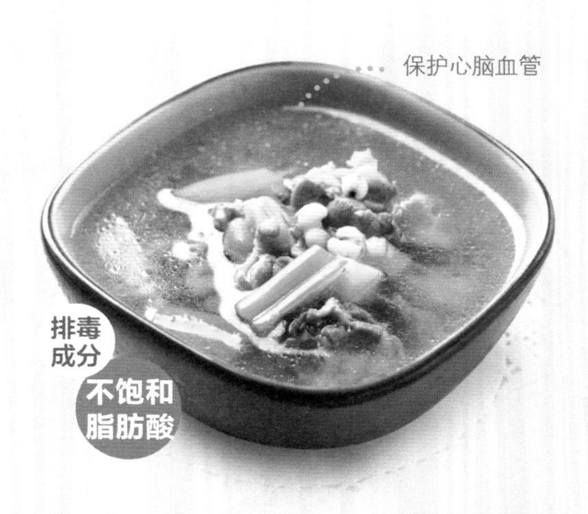

茼蒿

茼蒿中富含多种氨基酸及较多的镁、钾等矿物质，能调节体内水液平衡，有通利小便、消除水肿、稳定情绪、降低血脂和血压的作用。茼蒿中还含有特殊香味的挥发性物质，有宽中理气、消食开胃的功效，很适合积食、食欲缺乏的人食用。

这样做最排毒

茼蒿不宜长时间烹饪，宜大火快炒或简单焯水后食用，能最大限度地保留其本身的营养成分不被破坏。将茼蒿加水煎煮，微温后用来清洗湿疹、皮肤瘙痒的患病部分，效果显著。

茼蒿排毒宜注意

茼蒿老少皆宜，尤其适合高脂血症、高血压患者和冠心病患者，其挥发性物质对头晕眼花、心慌失眠有食疗作用，但茼蒿性寒，脾胃虚弱、便溏、腹泻者不宜食用。

搭配宜忌

宜
木耳
提高排毒能力
营养搭配
忌
柿子
损害脾胃健康
增加寒性

排毒降血脂
排毒成分
膳食纤维

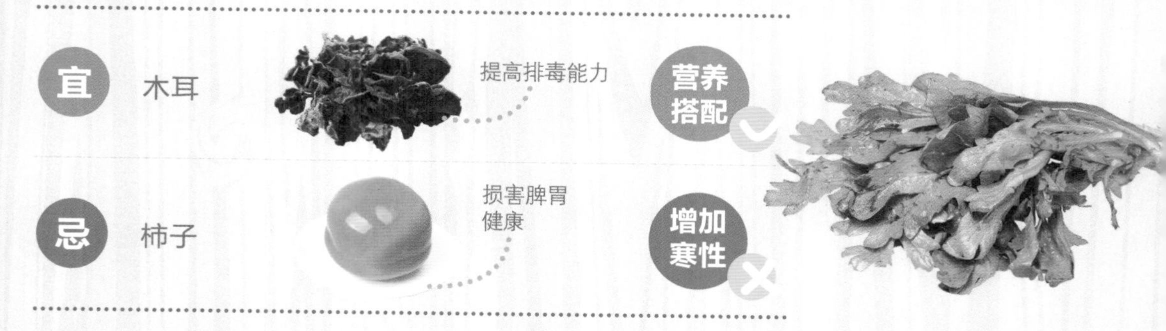

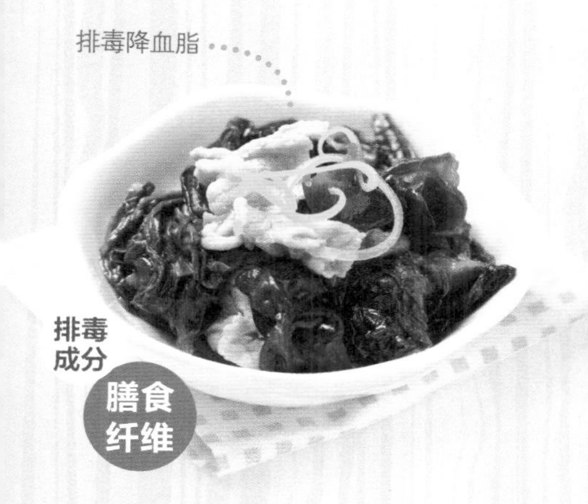

茼蒿木耳炒肉

原料：茼蒿 200 克，木耳 30 克，猪瘦肉 100 克，姜片、葱段、盐、黄椒丝各适量。

做法：❶ 将茼蒿洗净，切段；木耳泡发洗净，撕成小朵；猪瘦肉切丝。❷ 油锅烧热，加姜片和葱段炝锅，放入猪瘦肉丝翻炒，倒入木耳炒熟。❸ 加入茼蒿段一起翻炒至熟，加盐调味，盛盘后装饰黄椒丝即可。

排毒功效：茼蒿热量低，富含膳食纤维，能帮助血液排毒，木耳中的胶质也有排毒功效。

金针菇

金针菇含有大量的膳食纤维，可以吸附胆酸，降低胆固醇，促进胃肠蠕动，常吃对患有高脂血症的人有一定的好处。金针菇中还含有一种叫朴菇素的物质，能降低胆固醇，预防肝脏疾病和胃肠道溃疡。金针菇也很好处理、烹饪，非常适合忙碌的年轻人食用。

这样做最排毒

金针菇富含锌，与发酵后的米面一起食用，有助于补锌。金针菇不宜生食，但是可以放入沸水中焯熟后，挤掉水分后加入少许调料调味，能最大限度地保留营养。

金针菇排毒宜注意

焯烫金针菇的时间不宜超过 1 分钟；炒制或者做汤时也宜在菜品快熟时，再放金针菇。金针菇宜现买现做，如果需要保存，最好将根部剪掉后，在淡盐水中浸泡 10 分钟，沥干后在冰箱冷藏保存，这样可以保存 7 天左右。

搭配宜忌
宜 鸡肉
营养均衡
满足高脂血症者的蛋白质需求
忌 牛奶
消化不良
影响身体健康

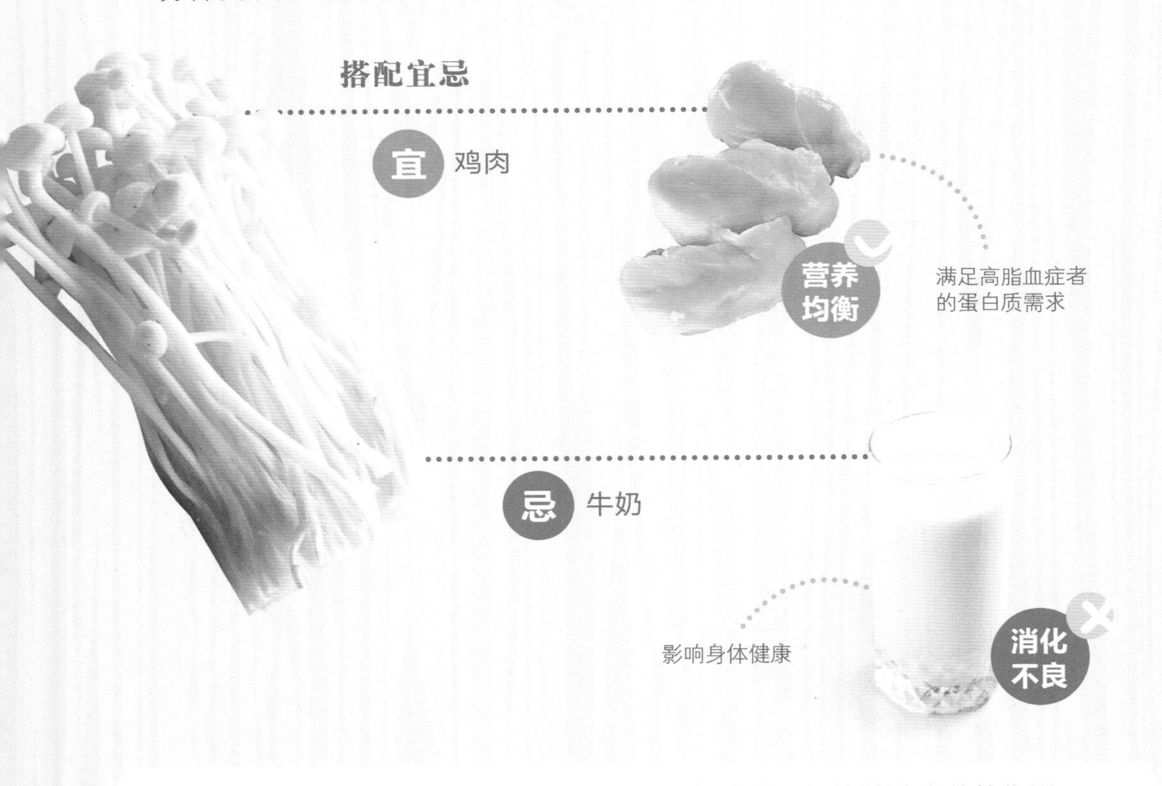

研究表明，金针菇除降血脂外，还具有抵抗疲劳、加快消除疲劳的作用。经常感到疲惫的人可常吃金针菇。

拌金针菇

原料：金针菇150克，鱿鱼、鸡肉各80克，高汤、葱花、姜片、香油、盐各适量。

做法：❶ 鸡肉洗净，切丝，放入沸水中煮熟；金针菇去根，洗净，煮熟。❷ 鱿鱼切丝，与姜片一起放入沸水中煮熟。❸ 将金针菇、鱿鱼丝、鸡肉丝中加入高汤、香油和盐搅拌均匀，最后撒上葱花即可。

排毒功效：金针菇具有低热量、高蛋白、低脂肪、多维生素的特点，很适合高脂血症患者补充营养食用。

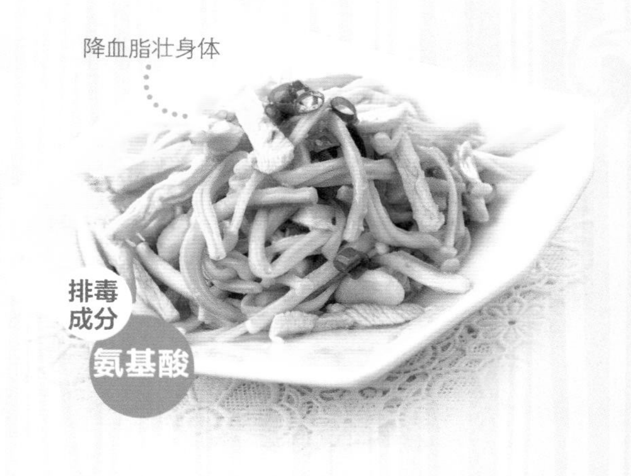

丝瓜炒金针菇

原料：丝瓜200克，金针菇100克，盐、水淀粉各适量。

做法：❶ 丝瓜去皮，洗净，切条，用盐腌一下；金针菇洗净，切段，在开水中焯一下，沥干备用。❷ 油锅烧热，放丝瓜条翻炒，再加入金针菇段同炒，加盐调味，最后用水淀粉勾芡即可。

排毒功效：金针菇富含膳食纤维，有助于肠胃和血液排毒，与丝瓜同食，排毒效果更强。

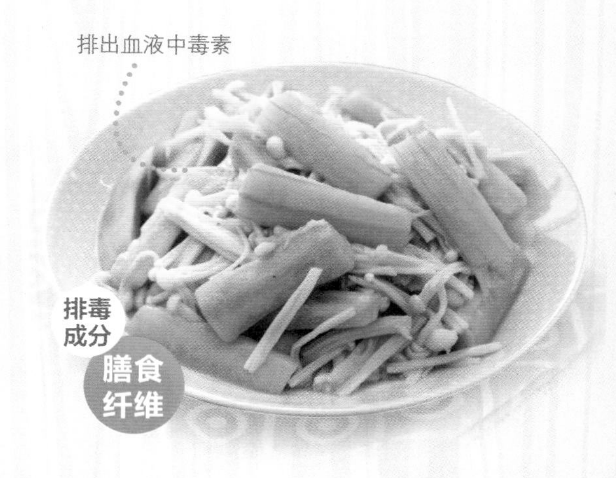

金针菇培根卷

原料：培根400克，金针菇、盐、黑胡椒粉各适量。

做法：❶ 金针菇洗净，切除根部，切段，在开水中加盐焯熟。❷ 用培根将金针菇卷起来用竹签穿入培根卷将其固定。❸ 油锅烧热，将培根卷放入锅中，煎至培根变色，食材全熟时撒上黑胡椒粉即可起锅。

排毒功效：金针菇中的朴菇素可降低血液中的胆固醇、预防肝脏疾病，适合老年人食用。

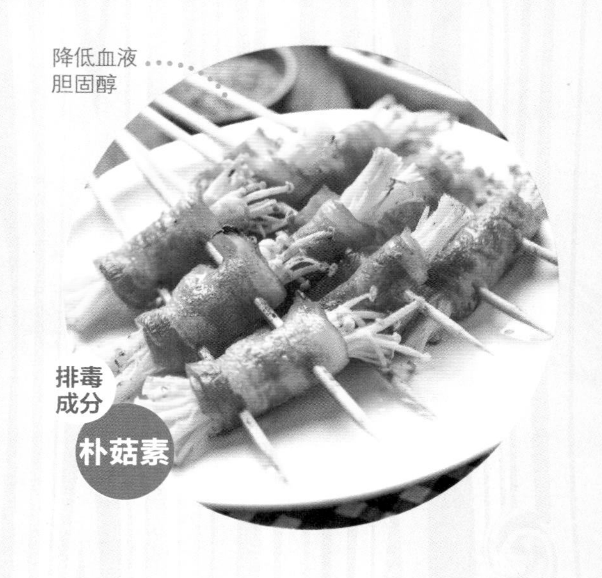

排毒信号 3：糖尿病

糖尿病是一组以高血糖为特征的代谢性疾病，导致高血糖的原因有胰岛素分泌缺陷或其生物作用受损，或两者兼有。糖尿病患者的饮食要严格遵照医嘱，因为食物进入体内后会直接影响血糖水平。要少吃香蕉、红枣、葡萄、西瓜等高糖食物。

豇豆

豇豆是糖尿病患者的理想食物，它含有丰富的烟酸，是糖尿病患者很需要的维生素，是天然的血糖调节剂。豇豆含有的磷脂，可促进胰岛素分泌、加强糖代谢，所含的磷、钾等矿物质，有助于清除体内“垃圾”，因此适合肥胖、高血糖者常食。

这样做最排毒

对高血糖人群来说，焯熟后凉拌、炒食豇豆对身体都有益，但一次不要吃太多。夏季到秋初是豇豆的成熟季节，此时可每次吃 1 小碗豇豆，有助于清脂、降糖。

豇豆排毒宜注意

生豇豆中含有有毒物质，进入体内会对胃肠道有强烈的刺激作用，一定要充分加热煮熟后食用。所有食物，在进入身体后都会首先转化为葡萄糖，所以任何食物一次都不宜吃太多，以免影响血糖水平，豇豆每次可以吃 150 克左右。

搭配宜忌
宜 大蒜
促进血液循环
降糖
降脂
忌 茶
影响
消化
容易出现便秘

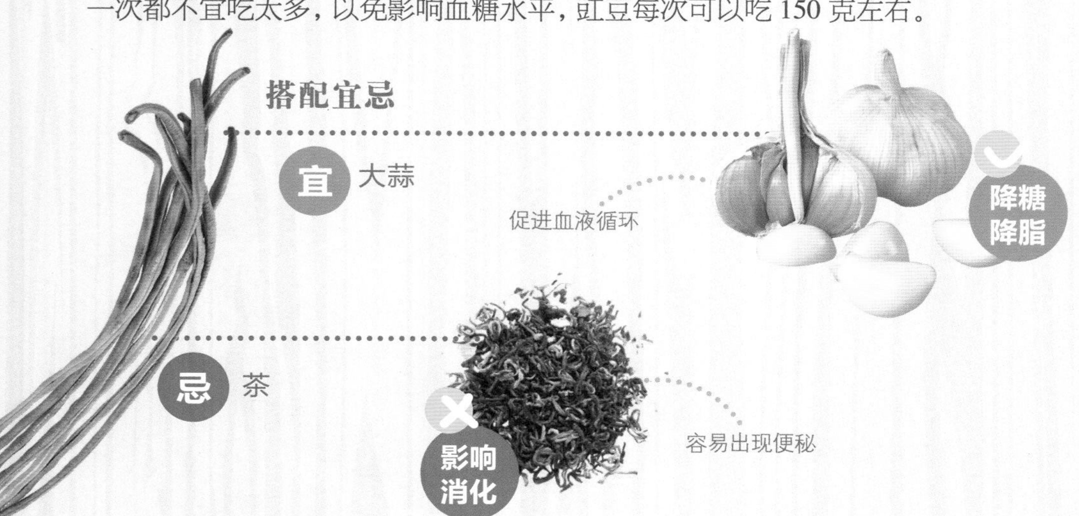

豇豆所含的 B 族维生素能维持正常的消化腺分泌，增进食欲。
食欲缺乏的人可食用豇豆改善食欲。

肉末豇豆

原料：猪肉末 100 克，豇豆 300 克，姜末、蒜蓉、料酒、酱油、白糖、盐各适量。

做法：❶ 猪肉末中加料酒、酱油、白糖、盐搅匀；豇豆洗净，切段，焯水后捞出。❷ 油锅烧热，倒入猪肉末翻炒，再加豇豆段、姜末、蒜蓉一起炒。❸ 炒熟后加盐调味即可。

排毒功效：豇豆含有丰富的磷脂，可以有效促进胰岛素的分泌，与肉末同食可补充蛋白质。

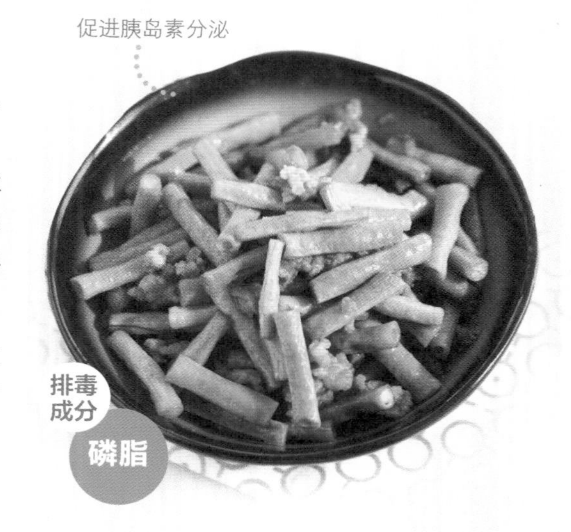

豇豆烧茄子

原料：豇豆 200 克，茄子 100 克，盐、蚝油、蒜蓉、姜末各适量。

做法：❶ 豇豆洗净，切段；茄子洗净，切条。❷ 油锅烧热，加蒜蓉、姜末煸炒几下，加豇豆段、茄子条、蚝油继续炒。❸ 食材快熟时加盐调味，炒熟即可。

排毒功效：豇豆烧茄子含糖量少，且富含矿物质，可降低胆固醇，加强糖代谢。

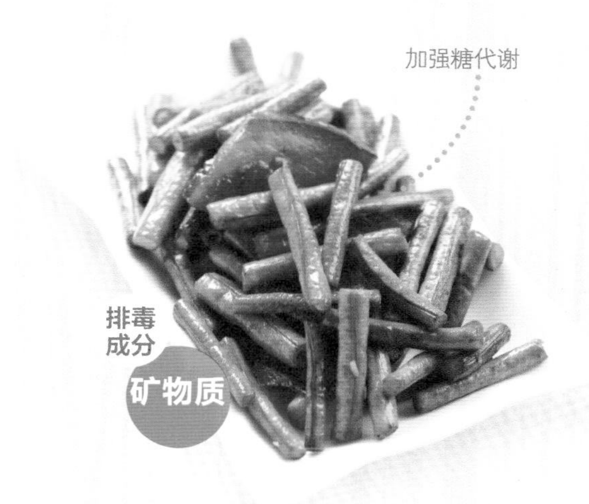

豇豆焖米饭

原料：大米 100 克，豇豆 200 克，盐适量。

做法：❶ 豇豆、大米洗净。❷ 豇豆切丁，放在油锅里略炒一下。❸ 将豇豆丁、大米放在电饭锅里，再加入比焖米饭时稍少一点的水，焖熟即可，可根据自己口味适当加盐调味。

排毒功效：豇豆焖米饭能健脾开胃，豇豆特有的烟酸是天然的血糖调节剂，可防止餐后血糖升高。

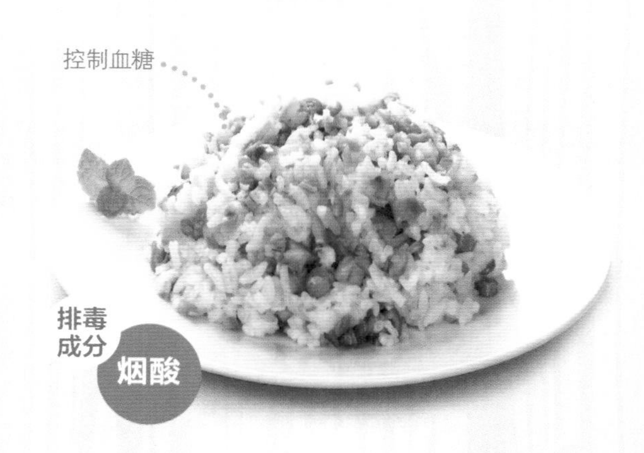

莜麦

莜麦是燕麦的一种，其营养成分和结构非常适合“三高”人群。研究发现，常食莜麦，胆固醇、β-脂蛋白、甘油三酯及体重都明显降低，对于因肝肾病变、糖尿病等引起的继发性高脂血症也有同样疗效。此外，莜麦本身含糖量较低，是降糖、降压的较好食物。

这样做最排毒

莜麦中膳食纤维含量过高，自身筋性稍差，与面粉搭配后，蛋白质结合较好，口感也更好。莜麦性寒，可将其炒熟后磨成面粉，用开水烫熟后和成面，做成多种面点食用。这样可以抵消莜麦的寒性，降低对脾胃的伤害，更利于“三高”人群。

莜麦排毒宜注意

莜麦本身性寒，不宜多食，否则易造成胃痉挛或腹胀。此外，一次进食过多，也容易导致转化的葡萄糖过多，影响血糖水平。

搭配宜忌
宜
豆角
补营养降血糖
降糖
降压
忌
燕麦
膳食纤维过多
搭配
失衡

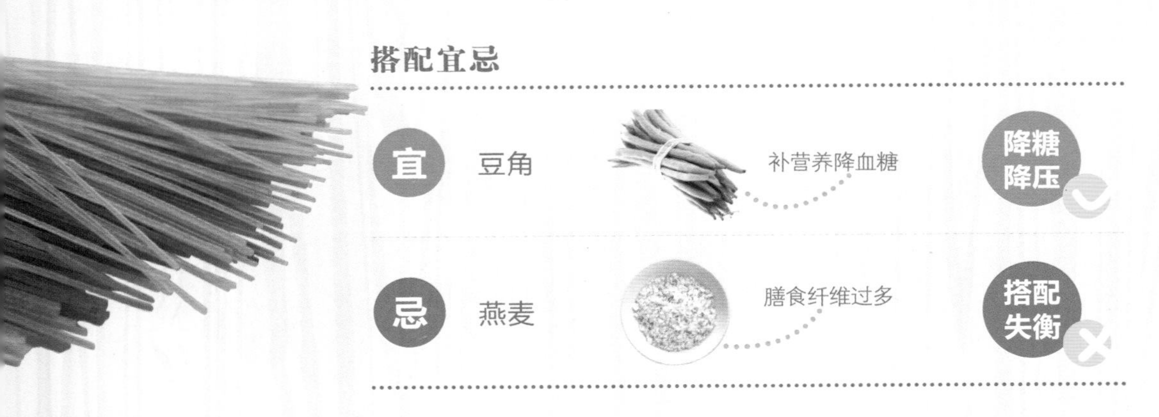

豆角焖莜面

原料：湿莜麦面条250克，豆角100克，酱油、蒜蓉、葱花、盐各适量。

做法：❶ 豆角洗净，切丝。❷ 油锅烧热，加豆角煸炒片刻，加水没过豆角，煮开后，湿莜麦面条散开铺在豆角上，加盖焖10分钟。❸ 加酱油、蒜蓉、葱花、盐，再继续焖至食材全熟，翻动至汤汁均匀裹在面条上即可。

排毒功效：莜面是低糖食物，富含膳食纤维和矿物质，常吃可维持血脂、血糖的平衡。

维持血糖血脂
平衡
排毒
成分
矿物质

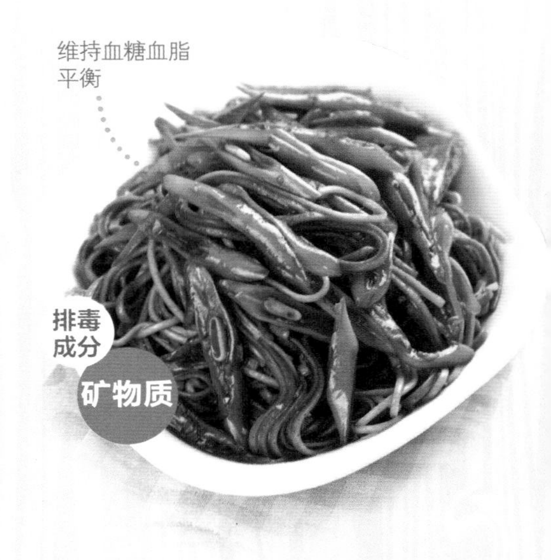

茭白

中医指出，茭白属于甘寒性食物，性滑而利，因此具有利尿的功效，在日常生活中可以辅助治疗小便不利、四肢浮肿等症状。因此患有糖尿病或者是肾功能不全的患者，如果有全身浮肿的情况出现，就可以通过食用茭白来达到消肿的功效。

这样做最排毒

茭白中含有大量草酸，会影响钙的吸收，因此在食用前应用沸水焯烫几分钟，可去除大部分草酸。茭白具有很好的解酒毒的作用，在饮酒前以及饮酒后可以适量吃点茭白。

茭白排毒宜注意

茭白热量低、水分高，其含有的豆醇能清除活性氧，阻止黑色素的生成，并软化皮肤表面的角质层，所以是很多女性钟爱的排毒养颜食物，但是要注意，脾胃虚弱者、腹泻者都不宜食用茭白，有结石疾病史的人也不宜用茭白排毒。

搭配宜忌

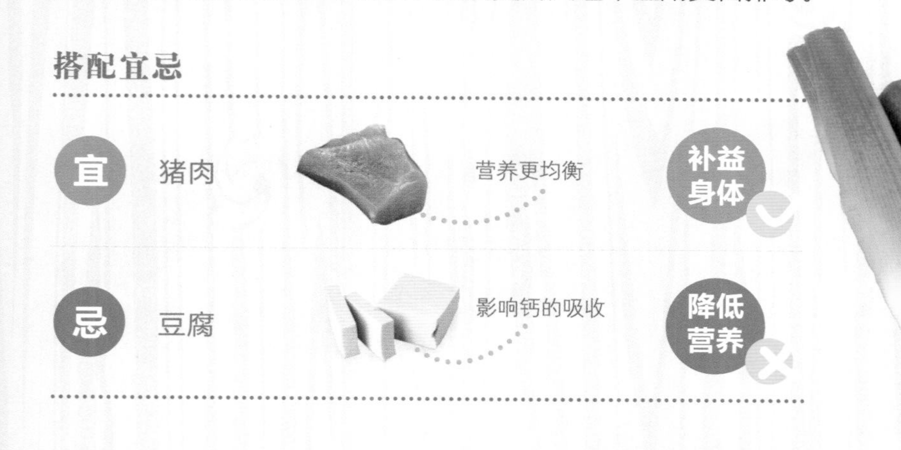

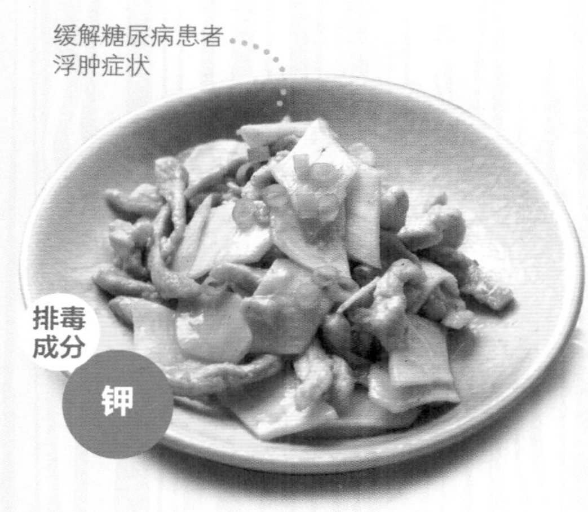

茭白炒肉丝

原料：茭白 2 根，猪肉 50 克，葱花、盐各适量。

做法：❶ 茭白洗净、去皮，除去老根，切片；猪肉洗净切丝。❷ 油锅烧热，放入猪肉丝翻炒至变色，再放入茭白片翻炒至熟。❸ 出锅前加盐调味，撒上葱花即可。

排毒功效：茭白利尿消肿，对糖尿病者的浮肿有缓解作用，与猪肉搭配，可补充多种营养素。

苦瓜

苦瓜是高血糖患者、2 型糖尿病患者很好的保健蔬菜。这是由于苦瓜中含有的苦瓜苷、苦味素可刺激胰腺细胞分泌胰岛素。苦瓜还含有丰富的维生素 C 和矿物质钾，可有效降低血压，其萃取物还能促进体内的脂肪平衡，适宜“三高”人群食用。

这样做最排毒

苦瓜宜榨汁或凉拌食用，这样能最大限度地保留营养。苦瓜可以与猕猴桃或是西红柿一起榨汁，但不要加过甜的水果，因为过多糖分会降低苦瓜中有利成分的稳定性。苦瓜性寒凉，不宜多食，每次吃 1 根苦瓜，一周吃两三次即可。苦瓜中的膳食纤维可促进肠道蠕动和分解肠道内脂肪。

苦瓜排毒宜注意

苦瓜苦寒，性收敛，有促进子宫收缩的作用，经期的女性应少吃苦瓜，以免导致痛经，影响月经的顺畅。也不宜空腹吃苦瓜，易引起胃肠不适。

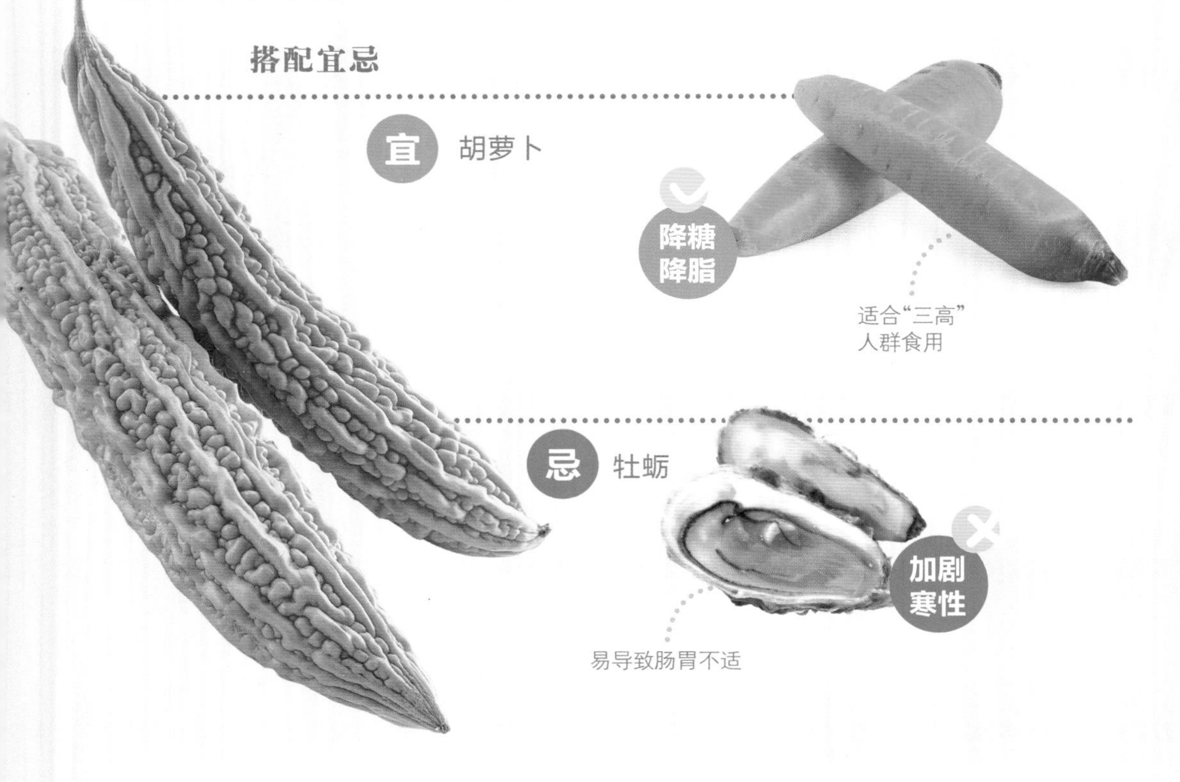

苦瓜素被誉为“脂肪杀手”，能减少人体对脂肪和糖分的摄入。

夏季减肥者多吃点苦瓜，瘦身美白又降血糖。

香菇苦瓜丝

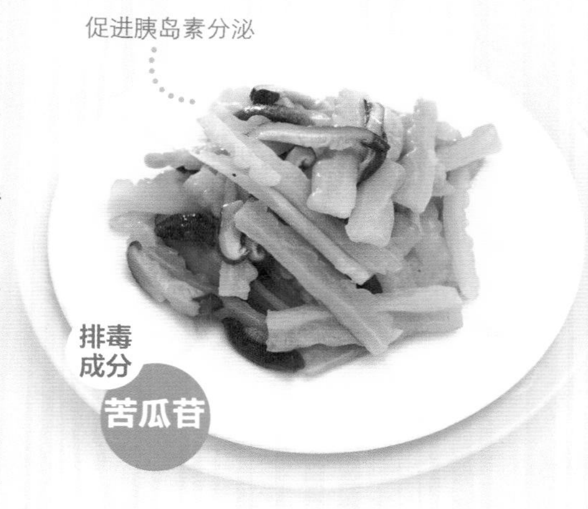

原料：苦瓜150克，干香菇2朵，白糖、香油、盐、姜各适量。

做法：❶ 苦瓜洗净，去内膜，斜切成条；姜洗净，切成细丝。❷ 干香菇发好，洗净，切丝。❸ 油锅烧热，爆香姜丝后，放入苦瓜条、香菇丝、盐翻炒几下，加入白糖继续翻炒片刻，淋上香油即可。

排毒功效：苦瓜中的苦瓜苷可促进胰岛素分泌，与香菇同食还能提高食欲，降低胆固醇。

苦瓜焖鸡翅

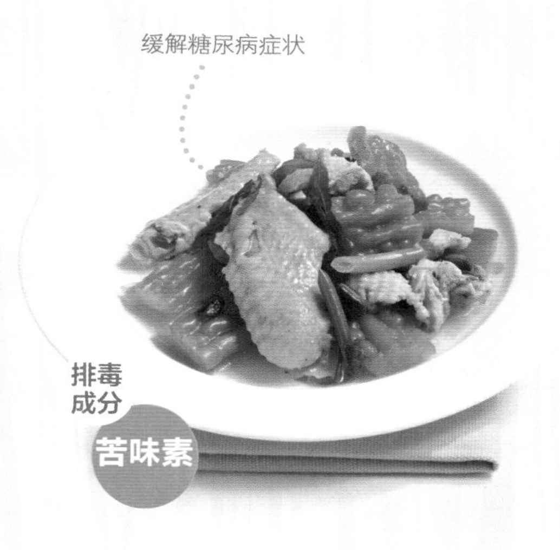

原料：苦瓜150克，鸡翅中5个，盐、姜末、香油、辣椒丝各适量。

做法：❶ 苦瓜洗净，去瓤，切块；鸡翅中洗净。❷ 锅中加适量水，煮开后加入鸡翅中焖煮至八成熟。❸ 加入苦瓜块、姜末、辣椒丝煮至熟烂，起锅前加盐调味，最后淋上香油即可。

排毒功效：苦瓜鸡翅可温中益气、调养五脏、健脾保肝，还能帮助缓解糖尿病症状。

菠萝苦瓜汁

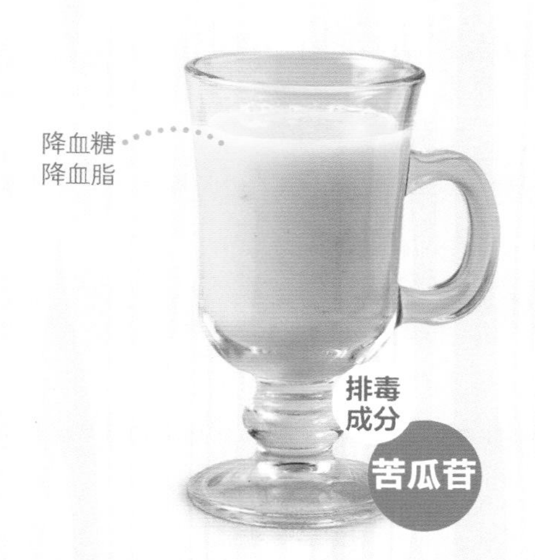

原料：菠萝半个，苦瓜150克，盐适量。

做法：❶ 菠萝洗净，去皮，切块，用盐水浸泡片刻。❷ 苦瓜洗净，去瓤，切小块。❸ 将两种食材放入榨汁机中榨成汁即可。

排毒功效：菠萝苦瓜汁清热解毒、益气补脾、降血脂、降血糖，非常适合夏季饮用。

豆芽

豆芽是胰岛素“刺激剂”，其所含的维生素 B_1 和烟酸，有刺激胰岛素分泌的功效，有助于缓解高血糖症状。豆芽含有的丰富膳食纤维，可适度缓解消化系统对糖分的吸收和转化，延缓餐后血糖上升。

这样做最排毒

通过热水焯烫、大火快炒等方式能最大限度地保留营养，更利于高血糖人群食用。一般说来，豆芽越长，营养流失越多。购买时，挑选长约 5 厘米长的为好。

豆芽排毒宜注意

焯烫豆芽时间不宜过长，因为高温是维生素的天敌，高温加热豆芽会令其中的维生素快速流失。因此焯烫或烹制豆芽时，最好焯一下就出锅，或者用大火快炒，以减少维生素的流失。

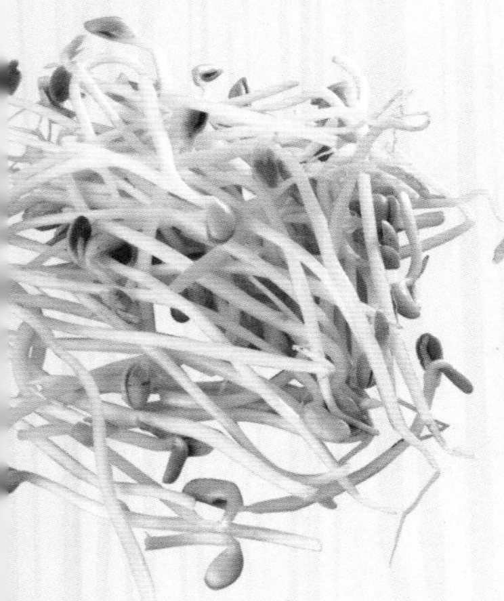

搭配宜忌

宜 肉类

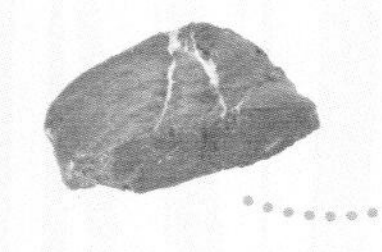

补充多种氨基酸

营养均衡

忌 猪肝

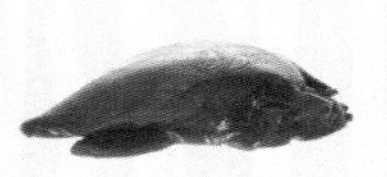

不利于消化吸收

冬笋拌豆芽

原料：冬笋 150 克，黄豆芽 100 克，火腿 25 克，白糖、香油、盐各适量。

做法：❶ 黄豆芽洗净，放入沸水中焯烫，过凉。❷ 火腿切成 3 厘米左右的条，备用。❸ 冬笋切成细条，焯熟后过凉，沥干。❹ 将冬笋条、黄豆芽、火腿条一同放入盘内，加白糖、香油、盐，搅拌均匀即可。

排毒功效：冬笋和豆芽都属于低脂肪、低糖的食物，很适合“三高”人群食用。

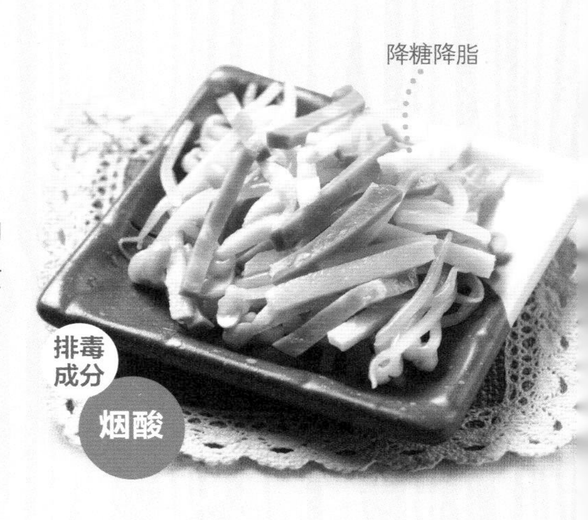

降糖降脂

排毒成分 烟酸

排毒信号 4：痛风

痛风一旦发作，往往让人难以招架。这疼痛是敲响的警钟，警告痛风人士要改变饮食习惯、作息习惯。痛风患者的一日三餐尤为重要，要遵从“少进多出”的原则，少食嘌呤含量高的食物，多吃碱性食物，多喝水，以碱化尿液，使尿酸盐多排出。

空心菜

空心菜清热凉血、利尿除湿，呈碱性，有助于尿酸的排出。空心菜中含有大量的钾元素，可降低肠道内酸度，有助于肠内多余水分排出，可降血压。此外，空心菜含有胰岛素成分，糖尿病患者、并发有糖尿病的痛风人士可经常食用。

这样做最排毒

炒空心菜时加点蒜，能降血脂及预防冠心病和动脉硬化，防止血栓形成，对防治痛风并发糖尿病、血管疾病有帮助。

空心菜排毒宜注意

空心菜属于寒凉性蔬菜，有一定的降脂、降压作用，血压偏低者不宜多食，否则可能会导致头晕。空心菜一次食入过多，易引起胃肠不适，所以一次不宜超过 200 克。

搭配宜忌

宜 鸡蛋 有助于尿酸代谢 促进代谢

忌 枸杞子 易导致腹胀、腹泻 消化不良

空心菜鸡蛋汤

原料：空心菜 300 克，鸡蛋 2 个，盐、香油各适量。

做法：❶ 空心菜洗净，切段；鸡蛋磕入碗中，打散。❷ 锅中放水，烧开后，放入空心菜段，稍煮片刻，打入蛋液，搅动至水烧开，加盐，淋入香油。

排毒功效：鸡蛋中含硒，与富含膳食纤维的空心菜搭配，能降低肠道酸度，促进尿酸排出。

青椒

青椒是低嘌呤的碱性食物，它含有丰富的辣椒素，但是却没有辛辣刺激性味道，非常适合痛风患者食用。青椒中的辣椒素能促进新陈代谢，含有的维生素 C 能保护体内细胞，促进嘌呤的利用，有助于降低血液中的尿酸含量。

这样做最排毒

生食可完整地保留青椒中的维生素 C，有助于保护细胞的作用发挥，促进嘌呤的利用。青椒肉厚，口感比较硬，一次不宜吃得过多，以 60 克左右为佳，多食易引起胃肠不适。

青椒排毒宜注意

青椒和尖椒不能混为一谈，青椒所含营养成分与尖椒非常相近，但是在口感上却大相径庭，尖椒味道辛辣刺激，并不适合痛风病人食用，所以在选择食材时一定要注意。

搭配宜忌

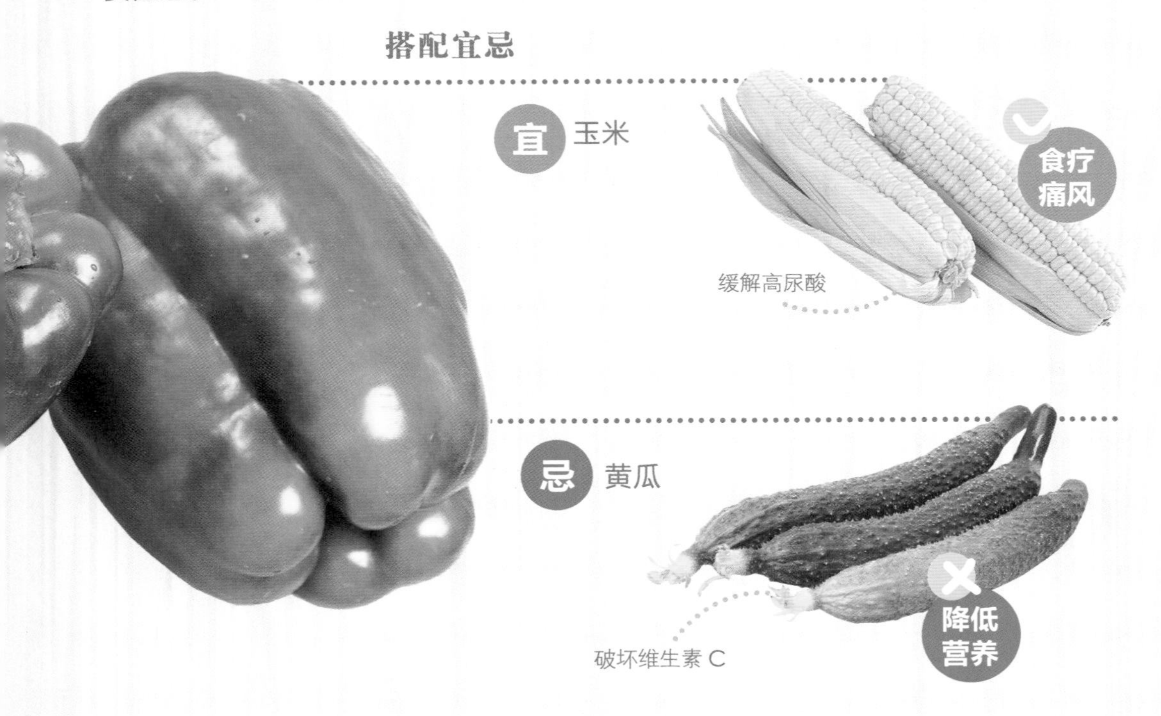

青椒富含维生素 C 和维生素 K，可防治坏血病。

牙龈出血、贫血的人，不妨多吃点青椒。

青椒炒玉米

原料：玉米粒150克，青椒300克，盐适量。

做法：❶ 玉米粒洗净；青椒洗净去蒂，切小丁。❷ 油锅烧热，下玉米粒翻炒片刻。❸ 加青椒丁继续翻炒。❹ 将熟时加盐调味即可。

排毒功效：青椒和玉米都属于低嘌呤食物，丰富的维生素C能促进胃肠蠕动，降低尿酸含量。

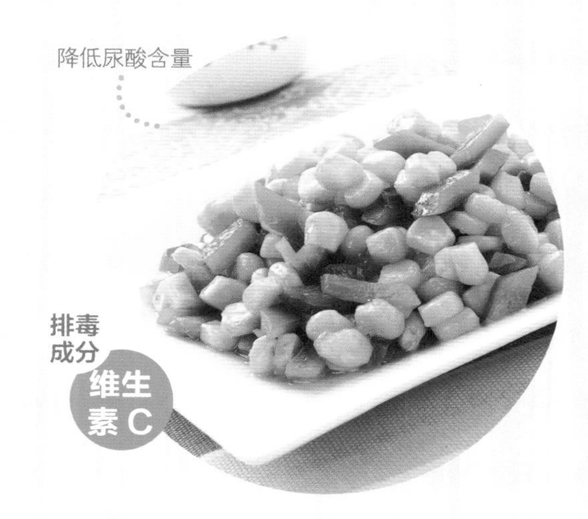

青椒炒肉

原料：猪瘦肉150克，青椒200克，盐适量。

做法：❶ 猪瘦肉洗净，切片；青椒洗净去蒂，切片。❷ 油锅烧热，下猪瘦肉片翻炒。❸ 将猪肉片炒至变色后，加入青椒片翻炒。❹ 待食材全熟后，加盐调味即可。

排毒功效：青椒炒肉荤素搭配，能保证营养均衡，青椒中的辣椒素可维持嘌呤代谢平衡。

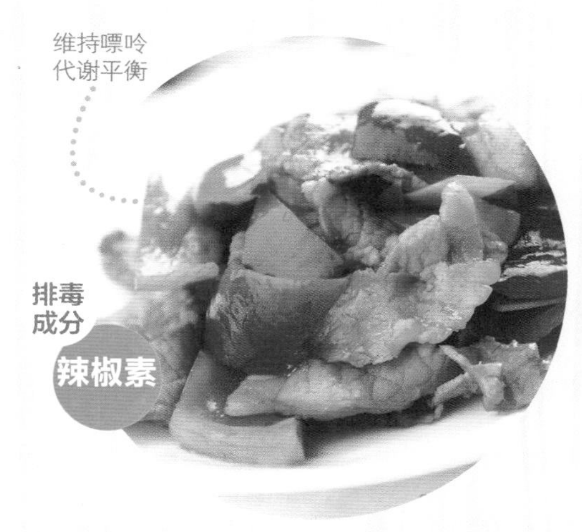

青椒炒鸡丁

原料：鸡胸肉200克，青椒300克，盐、料酒、淀粉各适量。

做法：❶ 鸡胸肉洗净，切丁并放入碗中，加盐、料酒、淀粉腌10分钟。❷ 青椒洗净去蒂，切成丁。❸ 油锅烧热，下鸡丁炒至变色，加青椒丁一同翻炒至熟，加盐即可。

排毒功效：青椒中维生素C可弥补鸡肉的营养不足，进而保护细胞，维持体内尿酸水平稳定。

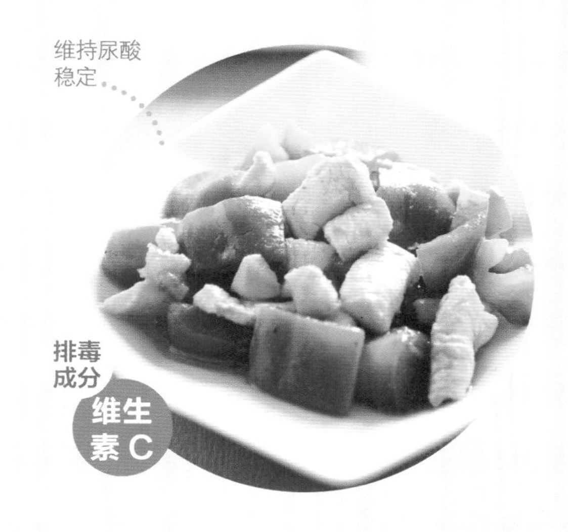

百合

百合有养阴清热、滋阴润肺、平喘安眠的功效。而且，其中富含的钾元素，能碱化尿液，便于尿酸盐排出体外。它还含有硒、铜等矿物质，能消除自由基，保护细胞，减少游离嘌呤。

这样做最排毒

百合与芹菜等搭配炒食，既能降压，又能减脂，还有助于碱化尿酸，能减少痛风急性发作。选用鲜百合清蒸，也能保留比较完全的营养，对降低血液中的尿酸含量有一定的作用。

百合排毒宜注意

要根据体质吃百合，百合性微寒，风寒咳嗽、虚寒出血、脾胃不好的人不宜吃百合。

搭配宜忌

宜　芹菜

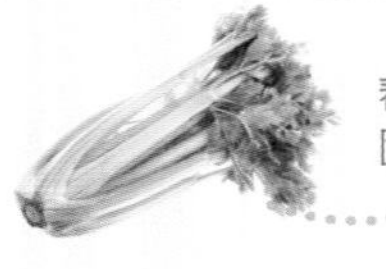

帮助排出胆固醇

宜　莲子

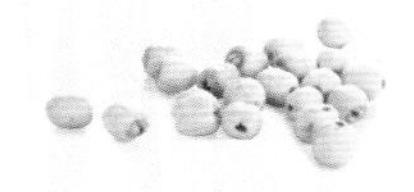

煮汤饮用最佳

西芹炒百合

原料：百合 50 克，西芹 300 克，葱段、姜片、盐、高汤、水淀粉各适量。

做法：❶ 百合洗净，掰成小片；西芹洗净，切段，在开水中焯一下。❷ 油锅烧热，放葱段、姜片煸炒几下，加入百合片、西芹段继续翻炒。❸ 加高汤、盐调味，起锅前用水淀粉勾薄芡即可。

排毒功效：西芹富含膳食纤维，与百合搭配，能减少游离的嘌呤，降低血液中尿酸的含量。

减少游离嘌呤

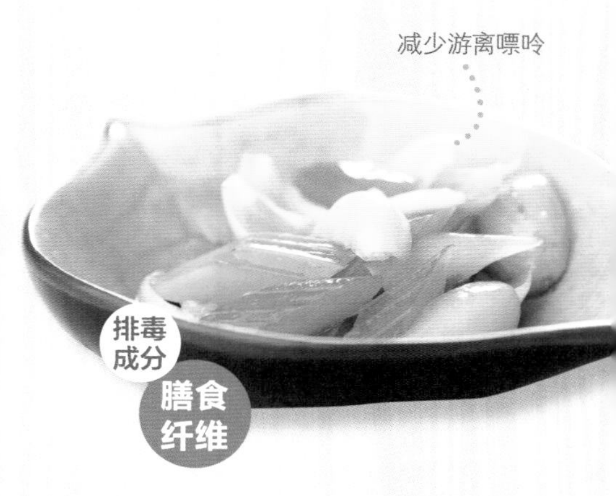

黄花菜

黄花菜，又叫萱草、忘忧草，是很好的健脑、抗衰老食物，它所含有的秋水仙碱成分是治疗痛风的重要物质。黄花菜中含有丰富的卵磷脂，有增强大脑功能的作用，还能清除动脉内的沉积物。此外，研究发现，多吃黄花菜还能滋润皮肤，有一定的抗菌免疫功能，可消炎解毒。

这样做最排毒

新鲜的黄花菜中秋水仙碱含量高，虽然秋水仙碱本身无毒，但直接食用，刺激较大，容易引起恶心。所以经过晒干后，食用干黄花菜更安全。黄花菜最适合煮汤，因为秋水仙碱易溶于水，能更好地吸收此物质。

黄花菜排毒宜注意

痛风病人以每次食用不超过 10 克干品为宜，过多食用，可能会导致腹泻等胃肠不适。泡发黄花菜时宜用冷水，痛风患者食用时，泡发时间 15~30 分钟即可。

搭配宜忌

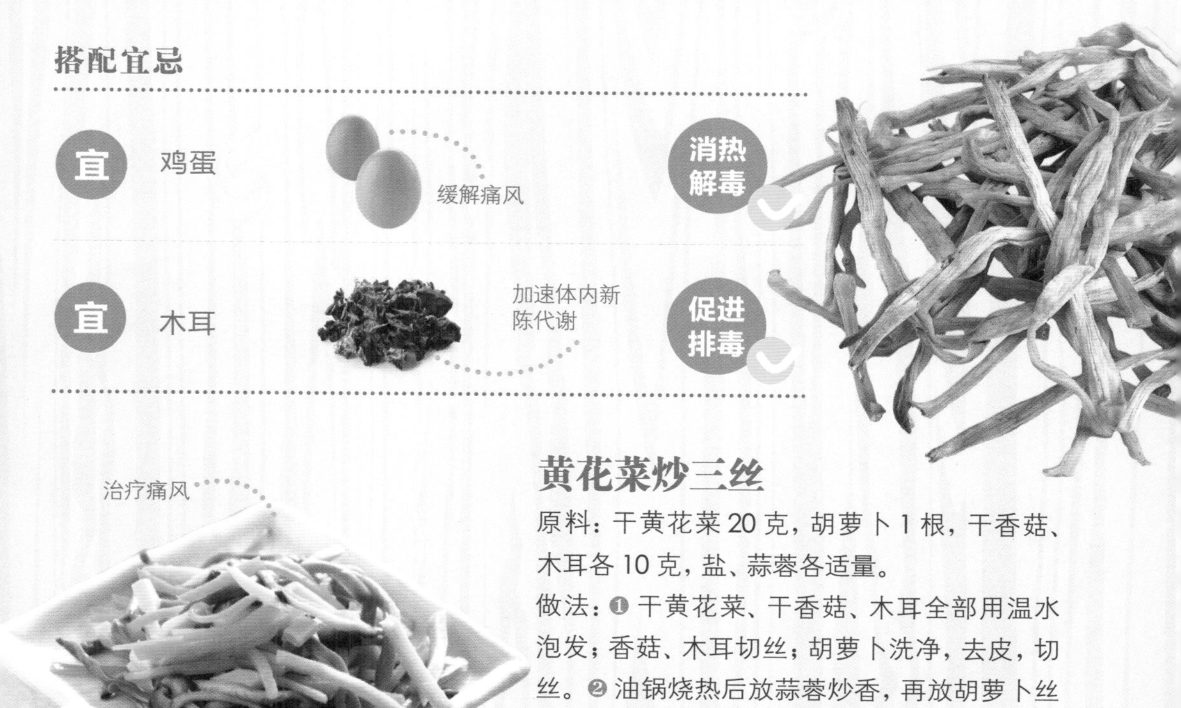

黄花菜炒三丝

原料：干黄花菜 20 克，胡萝卜 1 根，干香菇、木耳各 10 克，盐、蒜蓉各适量。

做法：❶ 干黄花菜、干香菇、木耳全部用温水泡发；香菇、木耳切丝；胡萝卜洗净，去皮，切丝。❷ 油锅烧热后放蒜蓉炒香，再放胡萝卜丝翻炒片刻。❸ 加入黄花菜、香菇丝、木耳丝一同翻炒，加盐调味即可。

排毒功效：黄花菜中的秋水仙碱与胡萝卜、木耳中的维生素搭配，对治疗痛风很有作用。

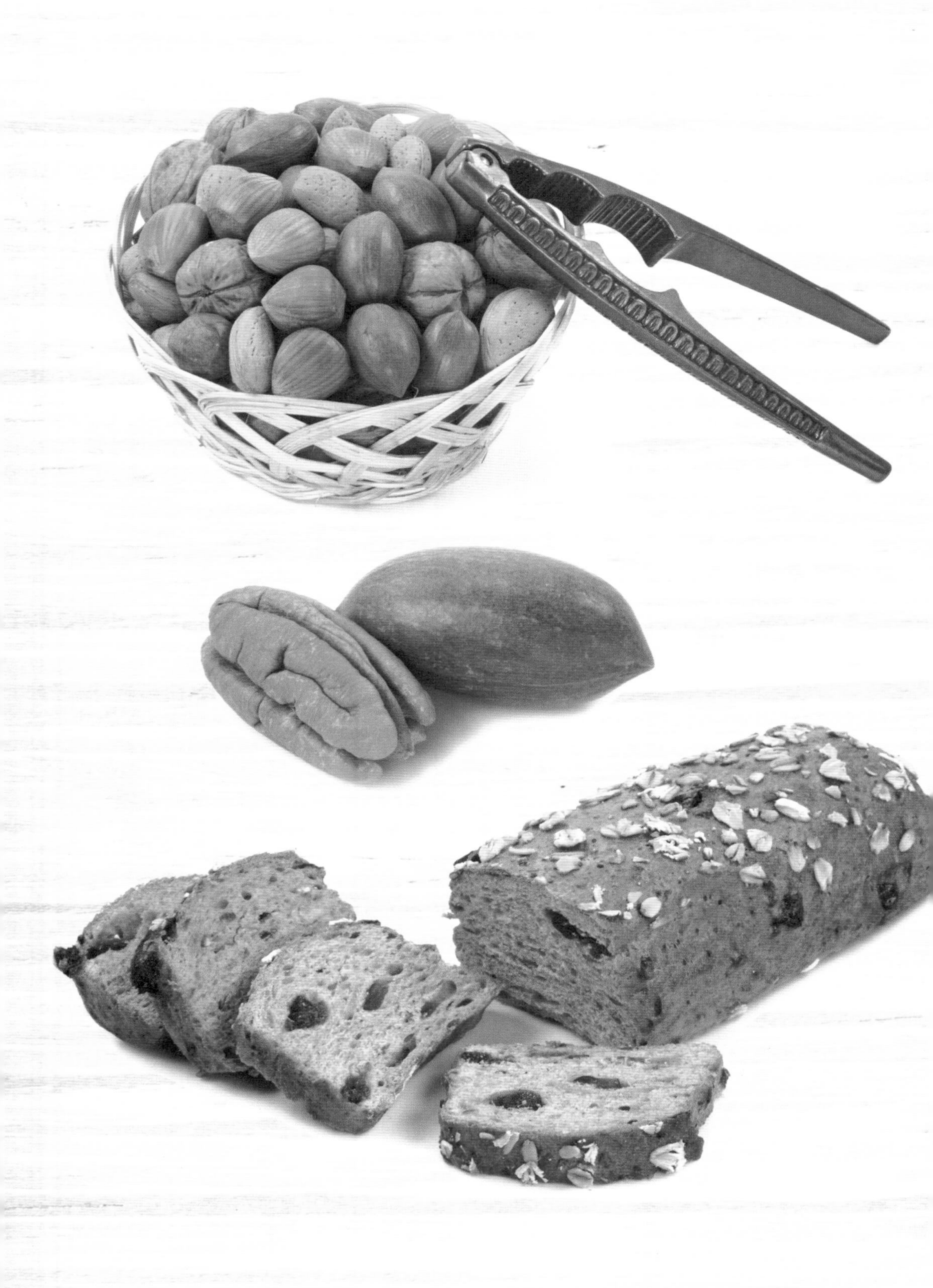

第六章

科学排毒，远离亚健康

空气、水、饮食中的毒素，加之体内代谢产生的毒素，如果不能及时排出体外，日积月累会使人产生亚健康的症状。现在已经有许多人正遭受失眠、乏力、容易感冒、慢性咽炎等亚健康的困扰，因此每天排毒很关键。一日三餐饮食排毒是最简便有效的方法，不妨试一试。

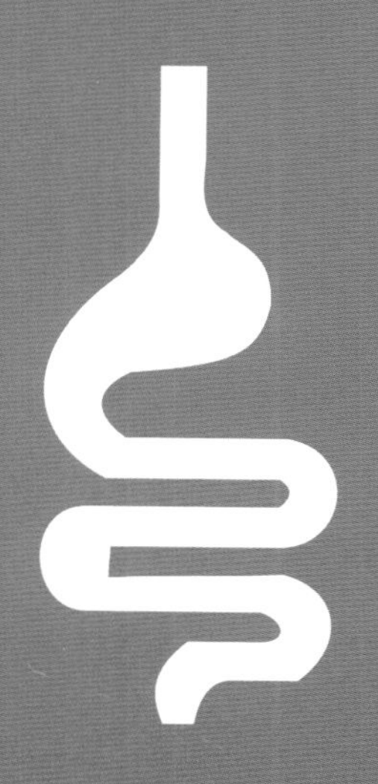

专家说：饮食生活好习惯，助力排毒

排出体内毒素并不是为期一周的短期训练，而是要养成一个良好的饮食生活好习惯，并且能够持之以恒地继续下去。在日常饮食中，少吃过咸、过油、过高热量的食物，多吃新鲜食品和有机食品，少吃加工食品，因为速食和饮料都含有较多防腐剂、色素。同时适当补充一些维生素C含量丰富的果蔬，以帮助消除体内自由基。吃东西的时候，要细嚼慢咽，这样能分泌较多唾液中和各种毒性物质，引起良性连锁反应，排出更多毒素。

睡前别吃甜食

睡前最好不吃蛋糕、水果等甜食，因为甜食很容易让人激动、兴奋，影响睡眠质量，影响身体排毒。

睡前泡脚

睡前舒舒服服地泡泡脚，会疏散一天的疲惫，可以促进血管末梢的循环，改善手脚冰凉症状，帮助尽快入眠，提高睡眠质量。

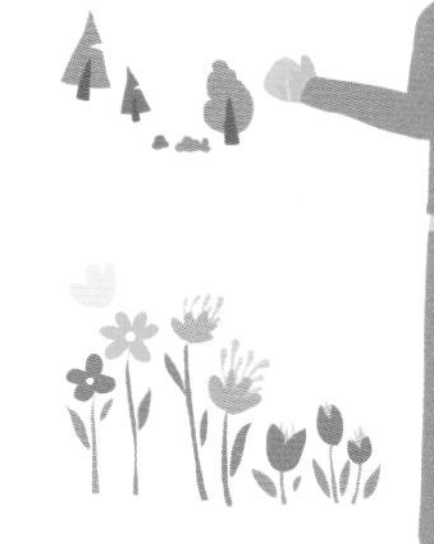

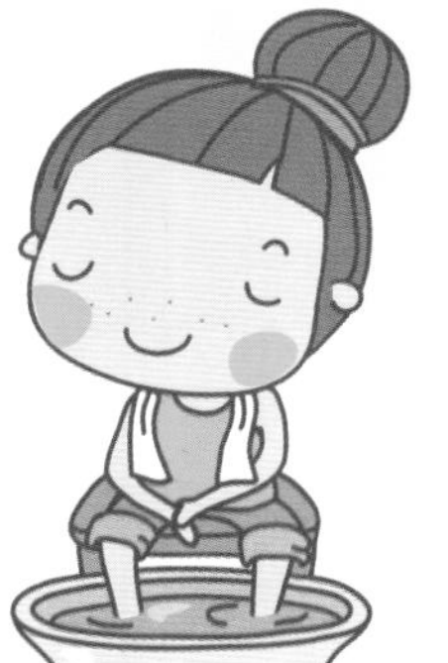

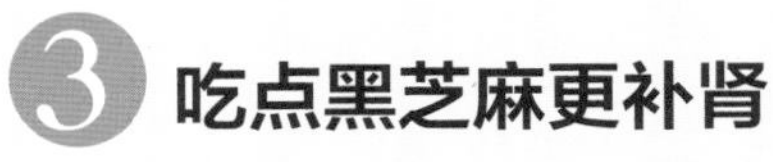

吃点黑芝麻更补肾

中医认为黑芝麻是补肾佳品，还能滋养人的大脑，可以每天早晨喝一碗黑芝麻糊，营养又美味。

天然食物来调养

当身体出现不适时，应尽量用天然食材去调养。注意补充益生元，调整肠胃菌群的活跃度，帮助排出体内毒素，促进身体对维生素及微量元素的吸收，摆脱亚健康状态。

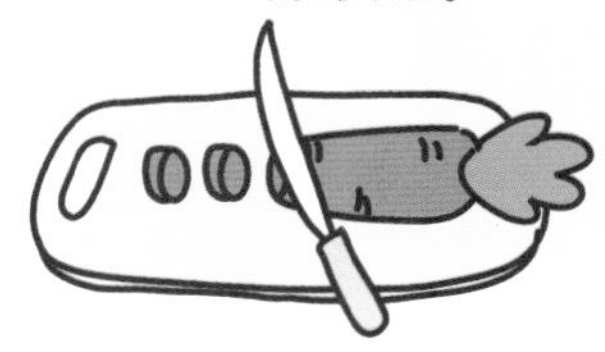

6 努力戒掉烟和酒

长期抽烟喝酒，对肺部、肝、肾脏损害巨大，身体里积的毒素日积月累，最终会击垮身体的免疫系统。

5 对过咸食物说“不”

吃太咸的食物对肾脏不好，会给肾脏排毒造成负担，而且高盐食物还可能降低黏膜抵抗疾病的能力，使得各种细菌、病毒乘虚而入。

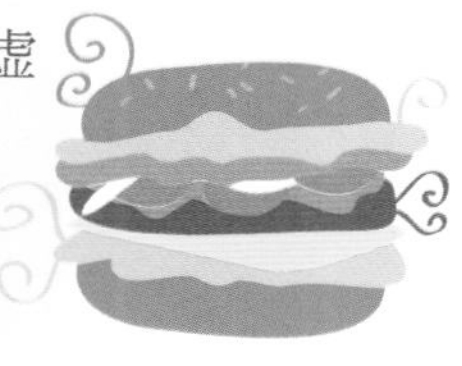

4 每天吃把葡萄干

葡萄干含铁和矿物质，是体虚贫血者的排毒滋养佳品。每天宜吃一小把，约为 30 克。不过，糖尿病患者不宜食用。

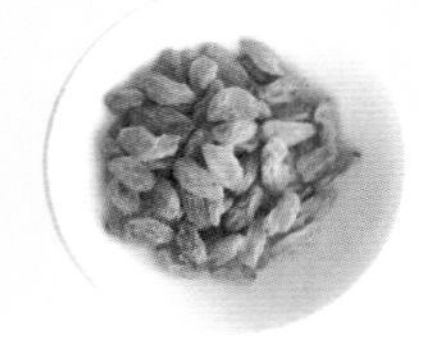

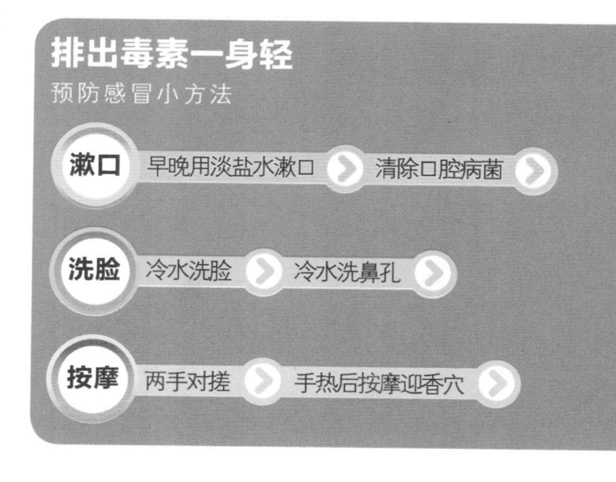

排毒信号 1：失眠

失眠是导致皮肤差、衰老加快的重要因素，长期失眠还可能导致一系列的疾病，如高血压、中风、肝硬化、糖尿病等。要想拥有好睡眠，首先要吃对食物，正确的食物不但有助于安眠，还有利于排出身体内的毒素，使失眠症状得到有效缓解。

莲子

莲子是常见的滋补之品，有很好的滋补作用。古人认为经常食用莲子，可祛百病。常吃莲子，可治夜寐多梦、失眠、健忘、心烦口渴、腰痛脚弱、耳目不聪等病症。适合心情不佳、有失眠倾向的人食用。常吃莲子还可预防抑郁。

这样做最排毒

除鲜食外，莲子还可做成冰糖莲子、蜜饯莲，或做成粥、糕点、汤等，均为鲜美的佳肴。莲心比较寒凉，且有苦味，脾胃虚弱的人吃莲子时最好将莲心去掉，这样更有利于维生素的吸收。

莲子排毒宜注意

莲子所含热量较高，过于肥胖的人应少吃。每周吃一次即可，每次吃两三粒。莲子含有的生物碱具有明显的降压作用，如果血压过低的患者食用莲子，则会加重病情。

搭配宜忌
宜
黑米
改善睡眠
健脾益心
宜
红枣
益气安神
滋补元气

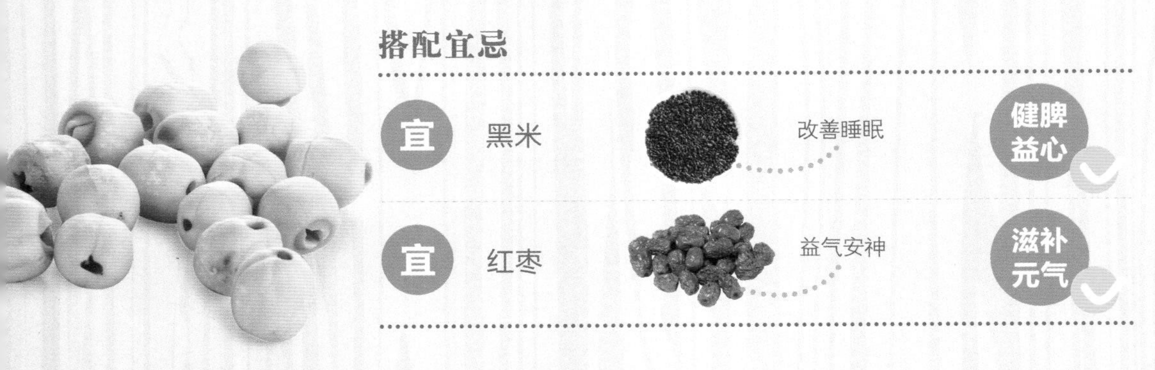

莲子黑米粥

原料：黑米 100 克，莲子 30 克。

做法：❶ 黑米洗净，用水浸泡一夜；莲子洗净，浸泡 40 分钟。❷ 锅中加适量水，放入黑米和莲子，熬煮成粥即可。

排毒功效：莲子黑米粥养胃滋补，有安神助眠的作用，常吃还能健脑，提高记忆力。

葵花子

葵花子即向日葵的果实，可作零食，也可榨油食用。葵花子中含有丰富的不饱和脂肪，有益于心血管的健康。葵花子中的维生素 B_1 和维生素 E 还具有安定情绪的作用，并能辅助治疗失眠，增强记忆力。

这样做最排毒

原味葵花子不加任何调味料，保留了原有的营养，每天吃 1 小把，可使皮肤光洁，延缓皱纹的形成。吃葵花子还可以放松心情，起到调节神经的作用。葵花子油含较多的维生素 E，可以防止不饱和脂肪酸在体内过分氧化，有助于促进毛细血管的活动，改善循环系统，并利于良好睡眠的形成。

葵花子排毒宜注意

葵花子不宜多吃，吃时最好用手剥壳。因为用牙嗑，容易使舌头、口角糜烂，还会在吐壳时将大量津液吐掉，使味觉迟钝、食欲减少，甚至引起胃痉挛。

搭配宜忌

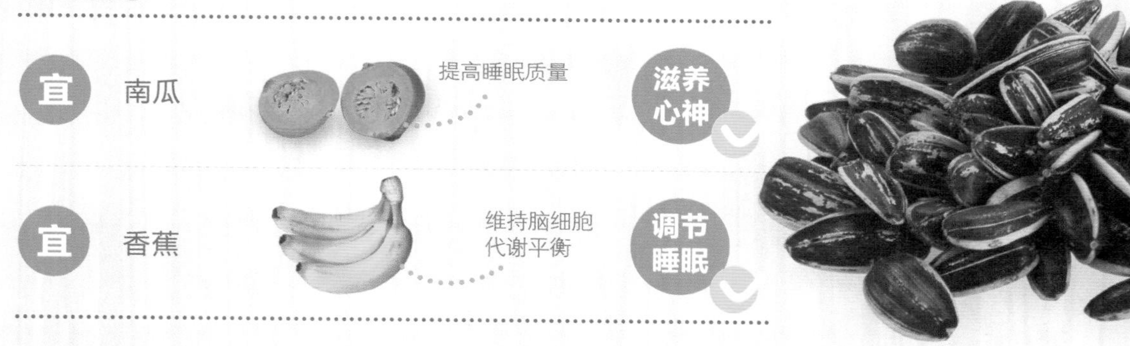

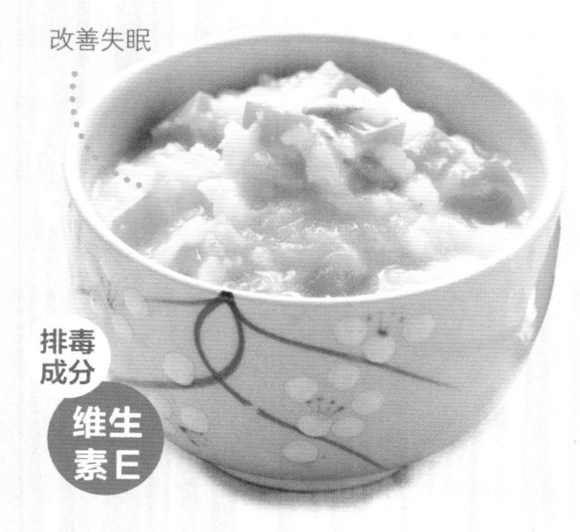

奶油葵花子粥

原料：南瓜 50 克，葵花子 30 克，大米 100 克，淡奶油适量。

做法：❶ 南瓜洗净，切小块；葵花子、大米分别洗净，大米浸泡 30 分钟。❷ 锅置火上，放入大米和适量水，大火烧沸后改小火，熬煮成粥。❸ 待粥快煮熟时，放入南瓜块、葵花子，待粥熟时，放入淡奶油，搅拌均匀即可。

排毒功效：奶油葵花子粥有安神补脑的功效，长期食用还能使皮肤红润有光泽。

排毒信号 2：手脚冰凉

手脚冰凉是虚寒的一种表现，日常饮食应多服用温寒的食物。手脚冰凉除需注意饮食外，还应提倡多参加适宜的体育运动、起居有规律、注意添加衣物等。

韭菜

韭菜富含多种营养，颇受人们的喜爱。韭菜中富含膳食纤维，可以促进肠道蠕动，预防便秘。韭菜中的硫化物具有杀菌消炎的作用，有助于提高人体自身的免疫力，还利于气血的运行，从而增强人体的御寒能力，保持面色红润。

这样做最排毒

春天人体肝气偏盛，木克脾土，会影响脾胃的运化功能，食用韭菜刚好可以增强脾胃之气。韭菜可温阳透窍，能驱散初春的寒气。吃韭菜是春天保养阳气的方法。

韭菜排毒宜注意

不宜吃隔夜的韭菜，因为韭菜中含有大量的硝酸盐，炒熟后放置时间过久会转化为亚硝酸盐，不利于健康。吃韭菜不宜喝酒，因为韭菜辛温，能壮阳活血，而酒性大热，吃韭菜同时喝酒，如同火上浇油，可引起胃炎或使胃肠疾病复发。

搭配宜忌
宜 绿豆芽
加快体内脂肪代谢
瘦身壮阳
忌 啤酒
可引起胃炎
影响消化

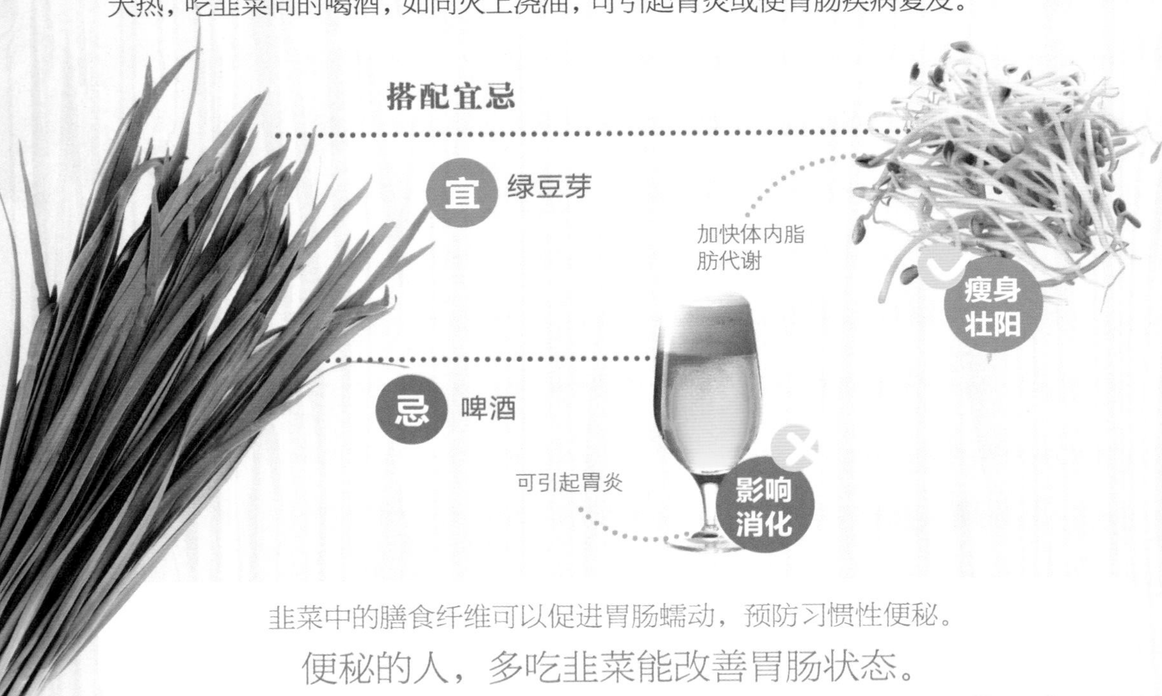

韭菜中的膳食纤维可以促进胃肠蠕动，预防习惯性便秘。
便秘的人，多吃韭菜能改善胃肠状态。

韭菜虾皮炒鸡蛋

原料：韭菜 200 克，鸡蛋 2 个，虾皮、盐各适量。

做法：❶ 韭菜洗干净，切成段备用；将鸡蛋磕入碗中，搅拌均匀。❷ 油锅烧至六成热，倒入鸡蛋液翻炒成块，盛出备用。❸ 将余油烧热，放入韭菜段翻炒，快熟时倒入鸡蛋块，加入虾皮翻炒几下，最后加盐调味即可。

排毒功效：韭菜虾皮炒鸡蛋能温中开胃、补肾润肠、补钙强身，帮助改善手脚冰冷问题。

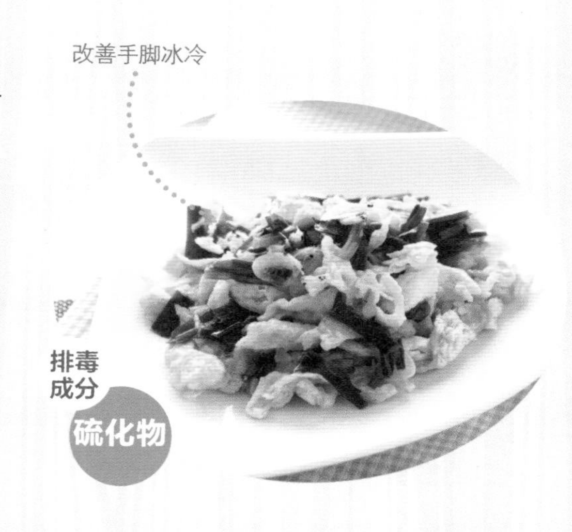

韭菜炒绿豆芽

原料：绿豆芽 100 克，韭菜 200 克，姜末、盐各适量。

做法：❶ 韭菜洗净，切段；绿豆芽择洗干净。❷ 油锅烧热，加姜末煸炒。❸ 加入韭菜段和绿豆芽一同翻炒，加盐调味。❹ 炒至食材全熟时即可出锅。

排毒功效：韭菜味甘辛，可补肾提阳气，与绿豆芽同食能祛除身体的寒气。

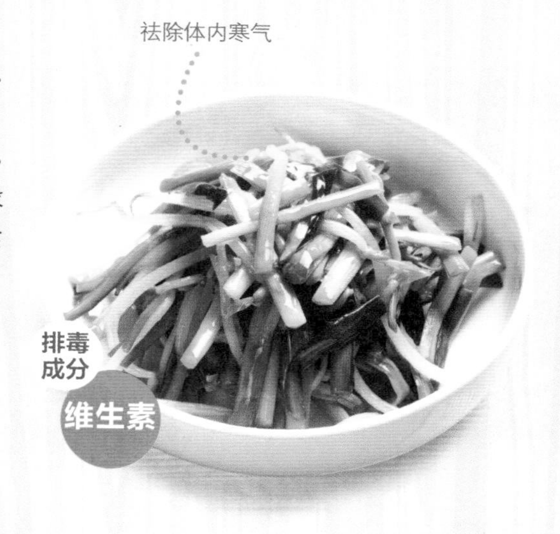

韭菜豆渣饼

原料：豆渣 50 克，韭菜 50 克，鸡蛋 1 个，玉米面 30 克，盐、香油各适量。

做法：❶ 将韭菜洗净、切碎；鸡蛋磕入碗中，搅匀。❷ 鸡蛋液、韭菜末、豆渣掺入玉米面中，再加盐、香油调味，混合成面团。❸ 将面团分成大小均匀的面坯，压扁成圆饼形。❹ 平底锅烧热，将圆饼在锅中煎至两面金黄即可。

排毒功效：韭菜豆渣饼在壮阳活血的同时，还能降压降脂，促进肠胃蠕动，促进排毒。

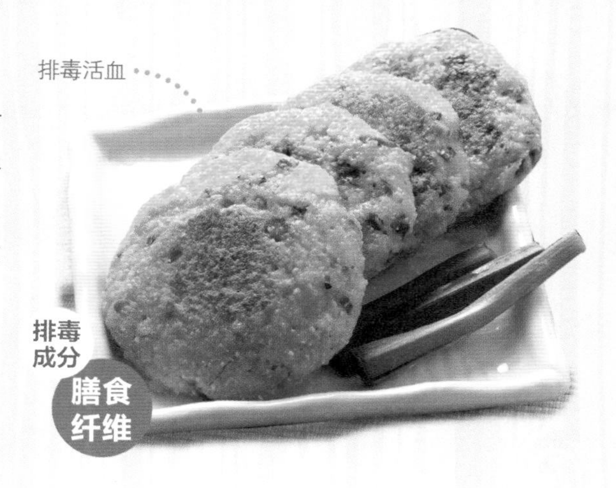

桂圆

桂圆富含葡萄糖、蔗糖及蛋白质，含铁量也较高，可促进血红蛋白再生，还可辅助治疗心悸、心慌、失眠、健忘等心毒症状。桂圆含多种营养物质，有补血安神、健脑益智、补养心脾的功效。常吃桂圆对脑细胞有益，能增强记忆力，消除脑疲劳。

这样做最排毒

中医认为，鲜桂圆为水果，干桂圆为药物，所以用桂圆食疗的时候，首选干桂圆。桂圆热性较大，容易引起上火，煮粥、炖汤时放几颗桂圆即可，既能养血安神、防癌抗癌，又不至于引起上火。

桂圆排毒宜注意

很多人以为吃桂圆可以补身养血，所以食用时不控制数量。可是桂圆过量食用会导致流鼻血、口腔溃疡、口腔黏膜发炎等不良症状。原因是桂圆属湿热食物，多食易滞气，引起上火。

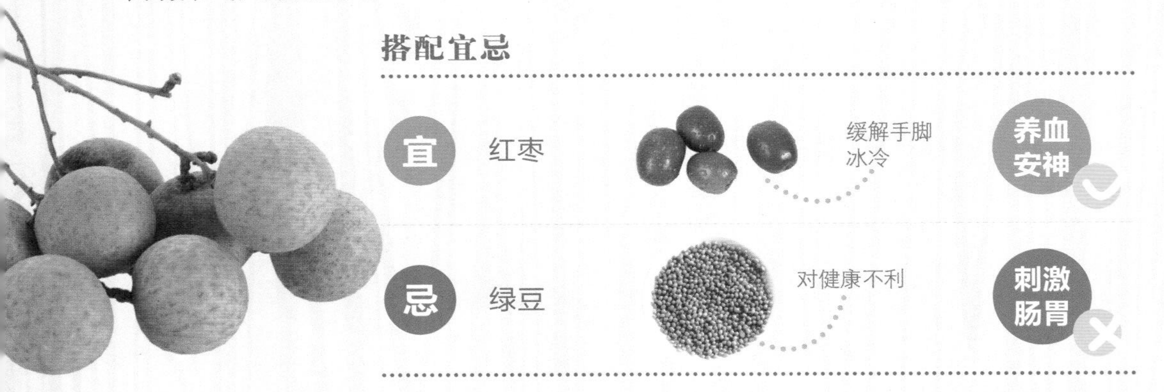

桂圆红枣炖鹌鹑蛋

原料：鹌鹑蛋100克，桂圆肉3个，红枣4颗，白糖适量。

做法：❶ 鹌鹑蛋煮熟，去壳；红枣、桂圆肉洗净。❷ 将鹌鹑蛋、红枣、桂圆肉放入炖盅，倒入适量温开水，隔水蒸熟，加白糖调味即可。

排毒功效：桂圆红枣炖鹌鹑蛋能温阳暖胃、大补气血、安神养心，可缓解贫血引起的手脚冰凉。

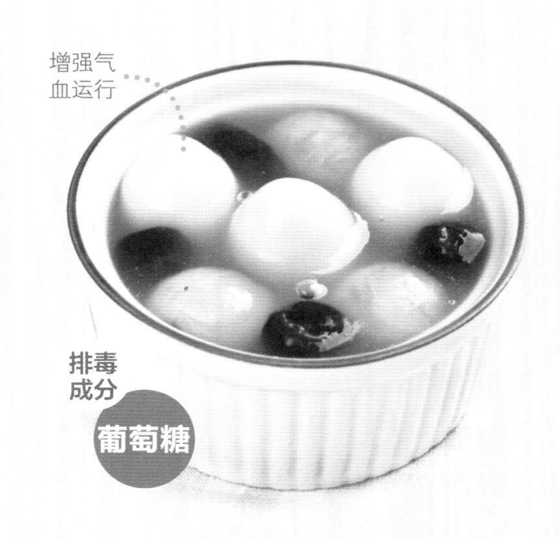

羊肉

羊肉是我们的主要食用肉类之一，也是冬季进补佳品，具有很好的御风寒、补身体的作用。羊肉同猪肉、牛肉相比，脂肪、胆固醇含量较低，而且羊肉肉质细嫩，容易消化，多吃羊肉可以提高身体素质，提高抗疾病能力。

这样做最排毒

在寒冬吃非常合适，可益气补虚，促进血液循环，增强御寒能力。羊肉经过炖制后，更加熟烂、鲜嫩，易于消化。如果在炖羊肉时加些萝卜、山药、当归等蔬菜，滋补效果会更好。

羊肉排毒宜注意

不宜吃没熟透的羊肉，因为短暂的加热不能杀死羊肉中可能含有的弓形虫幼虫，食用后可能致病。喝羊肉汤的时候不要加醋，因为羊肉性热，而醋中含糖、维生素、醋酸及多种有机酸，性温，宜与寒性食物搭配，与热性的羊肉不相宜。

搭配宜忌

宜
胡萝卜
减少油腻
助消化
补虚
壮体
宜
枸杞子
有利于血
液循环
抵御
风寒

增强御寒能力
排毒
成分
蛋白质

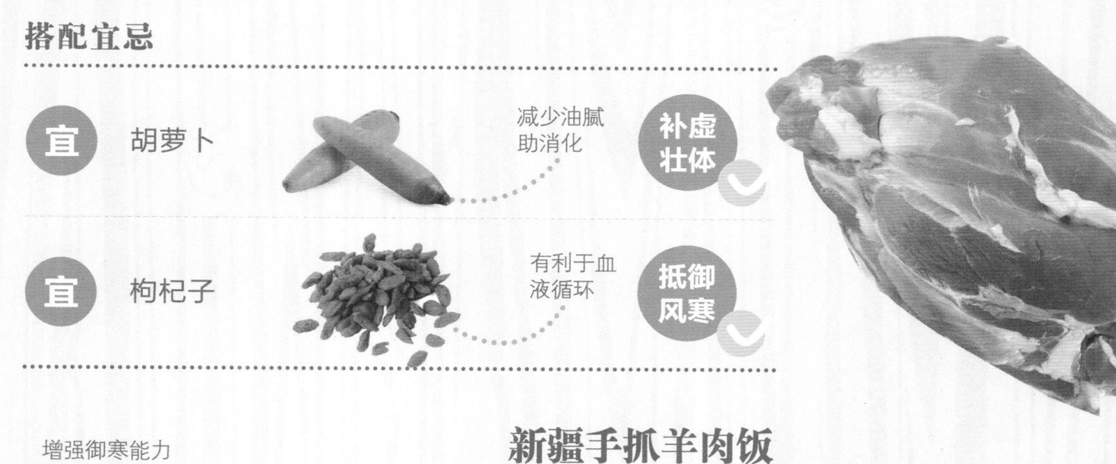

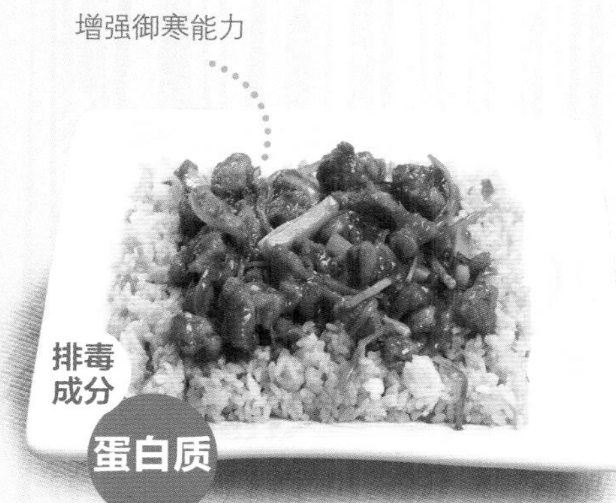

新疆手抓羊肉饭

原料：羊肉200克，胡萝卜1/2根，洋葱1个，大米100克，葱末、香菜段、酱油、盐各适量。

做法：❶ 羊肉切小块；胡萝卜切粗条，洋葱切丝。❷ 油锅烧热，放入羊肉翻炒片刻，加入洋葱丝、胡萝卜条、酱油和盐，一起翻炒至熟。❸ 把泡好的大米放入电饭煲中，加水、葱末焖熟。❹ 米饭盛出，将炒好的羊肉浇在饭上，最后撒上香菜段，食用时抓匀即可。

排毒功效：这款主食能给人体提供丰富的营养，有很好的御寒保暖、增强体力的作用。

牛肉

牛肉中蛋白质含量高，而脂肪含量低，所以味道鲜美，深受人们喜爱。牛肉中还富含铁元素，有助于预防缺铁性贫血，也能帮助病人补血养血、修复组织。牛肉中的蛋白质还能提高机体的抗病能力。

这样做最排毒

牛肉的纤维组织较粗，结缔组织又多，横切能将长纤维组织切断，不但容易入味，还有利于消化和吸收。烹调牛肉时多采用炖、煮、焖、煨、卤、酱等长时间加热的方法，使牛肉的营养和鲜美滋味慢慢散发出来。

牛肉排毒宜注意

吃牛肉时不宜喝白酒，因为白酒为大温大热之品，饮白酒吃牛肉对温热体质的人犹如生火添热，容易引起面赤身热，疮疖恶化。一周吃一次牛肉即可，不可吃太多，另外，牛内脏应少食，否则会增加体内胆固醇和脂肪的积累量。

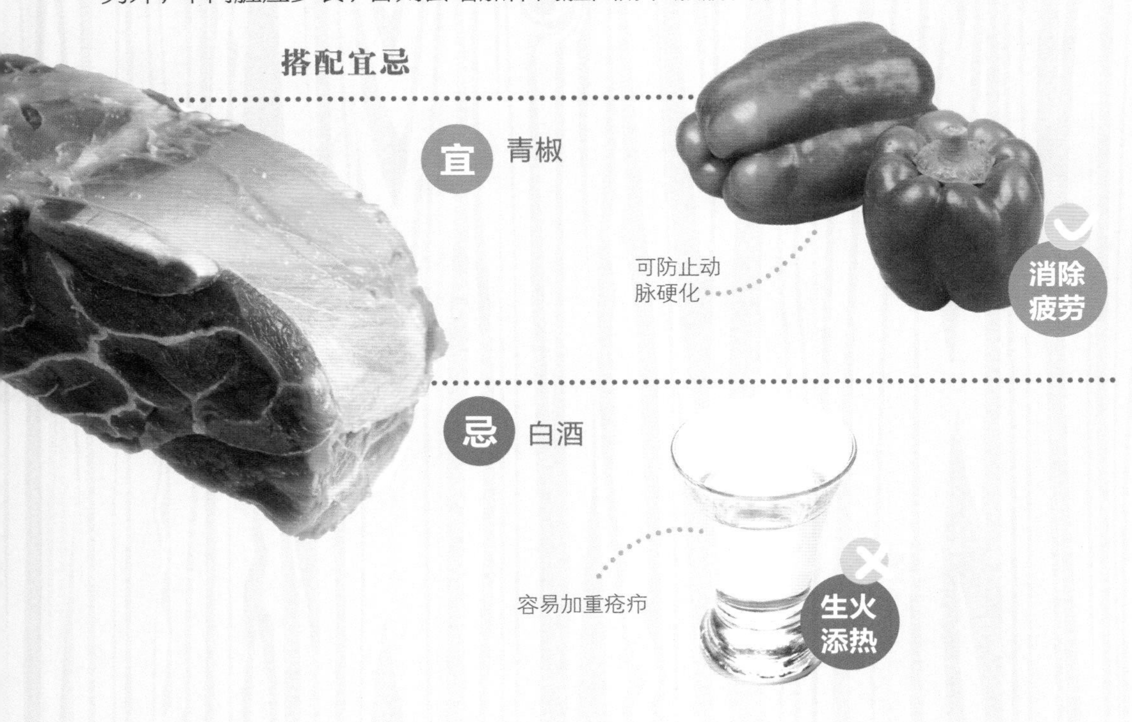

牛肉富含蛋白质，可提供组织生长的原料。

处在生长发育期的青少年和术后、病后调养的人可多吃牛肉。

土豆西红柿牛肉汤

原料：土豆、西红柿各1个，牛肉500克，盐、姜片、白糖各适量。

做法：❶ 牛肉洗净，切块；土豆洗净，去皮，切块；西红柿洗净，去蒂，切块。❷ 油锅烧热，放入姜片爆香，再加西红柿块煸炒片刻；加白糖，放入牛肉块继续煸炒至变色。❸ 锅内加水，小火焖至八成熟，加入土豆块继续焖煮至食材熟透后加盐即可。

排毒功效：牛肉富含蛋白质和维生素 B_6，能温补五脏，西红柿和土豆的加入，能开胃消食。

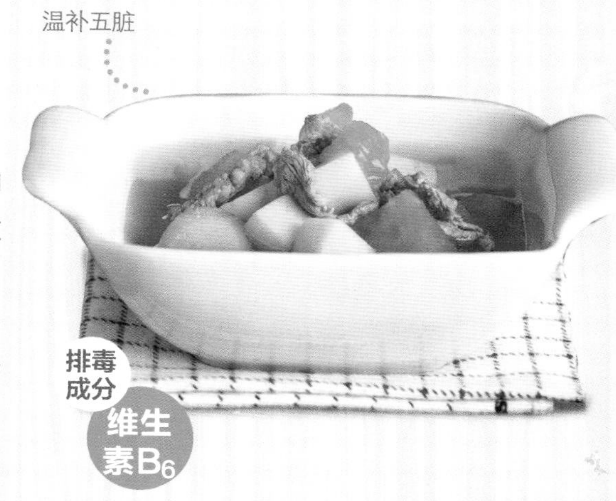

胡萝卜炖牛肉

原料：牛腱肉500克，胡萝卜1根，葱丝、葱段、姜片、八角、酱油、料酒、盐各适量。

做法：❶ 将牛腱肉洗净，切块；胡萝卜洗净，切块。❷ 油锅烧热，放入葱段、姜片煸炒出香味，再放入牛肉块煸炒片刻，然后放入八角、料酒、酱油、盐及适量水，开大火煮至水开。❸ 改小火炖至肉八成熟，放入胡萝卜块炖熟，盛出后装饰葱丝即可。

排毒功效：胡萝卜炖牛肉营养搭配良好，暖胃养身，强身健体，还能明目，增强抵抗力。

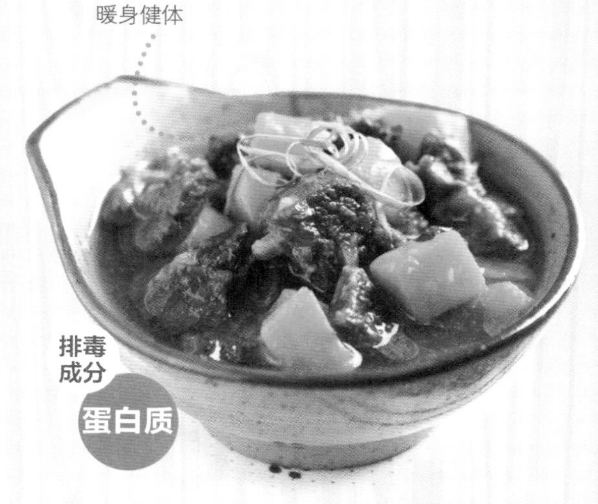

牛肉粒饭

原料：熟米饭200克，牛腱肉丁100克，土豆粒、胡萝卜丁各30克，芝士、黑胡椒粉、盐、白糖、淀粉、酱油、料酒各适量。

做法：❶ 牛腱肉丁加淀粉、料酒、白糖、酱油腌10分钟。❷ 油锅烧热，倒入牛腱肉丁炒至变色后，放入除米饭外的其余材料炒匀。❸ 最后倒入熟米饭，炒匀即可。

排毒功效：多种食材搭配，在温补身体的同时可以补充多种营养素，消除疲劳，排毒健体。

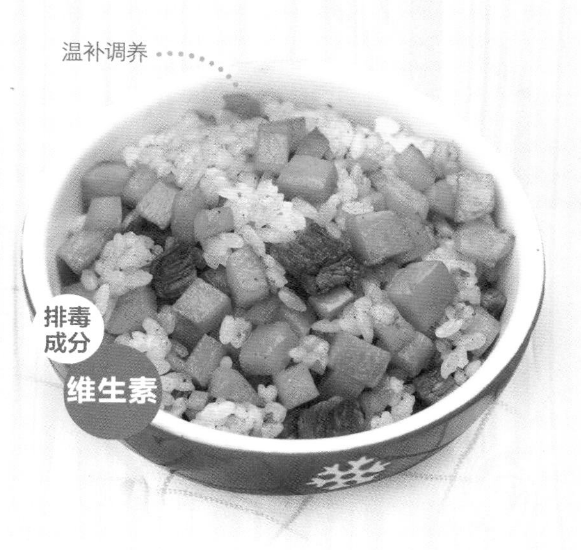

排毒信号 3：感冒

感冒大部分由病毒或细菌引起，患者往往会出现发热、流涕、咽痛等症状。经常感冒的人要提高自己的抵抗力，平时除了加强锻炼外，还要注意吃一些排毒的食物，如橙子、大葱、蘑菇、香蕉等，吃对食物，会让你远离感冒，身体越来越强壮。

大葱

大葱中的营养成分是不可忽视的，它可以有效保护人体免受疾病的困扰。多吃大葱的确可以提高人体的抗病能力，同时具有抗感冒的作用。

这样做最排毒

葱叶中含有丰富的胡萝卜素，有抗呼吸道系统感染的作用，所以连大葱叶一起吃，有利于免疫系统的功能正常。做汤时最后撒葱花，既可增加汤的香味，还有利于营养物质的挥发，利于人体的吸收。

大葱排毒宜注意

大葱根辛温，有散寒的作用，感冒初期用大葱根熬水喝，可以杀菌、消炎、散风寒。不宜吃太多生大葱，容易引起胃痛，长期这样还会损伤视力。

搭配宜忌
宜
姜
适用于风寒感冒
解表散寒
宜
海参
增强抵抗病菌能力
补中益气

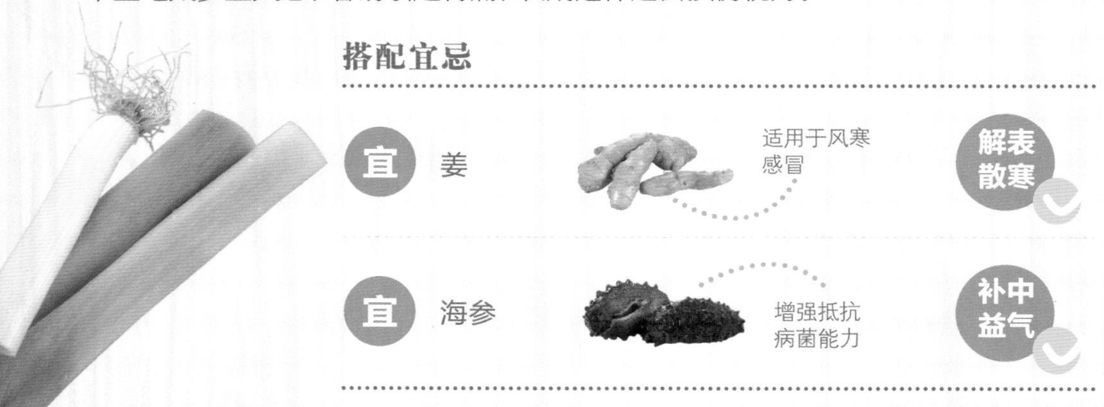

萝卜葱白汤

原料：白萝卜半根，葱白 1 根，姜 15 克。

做法：❶ 白萝卜洗净、切丝；葱白洗净、切丝；姜洗净，切丝。❷ 锅内放入 3 碗水，先将白萝卜丝煮熟，再放入葱白丝、姜丝，煮至剩 1 碗水即可。

排毒功效：萝卜葱白汤能提高抗病能力和免疫力，还可以化痰清热，缓解感冒症状。

橙子

橙子颜色鲜艳，清香味甜，是深受人们喜爱的水果。橙子中的维生素 C 含量很高，有助于提高人体的免疫力，并有预防坏血病的作用，是一种保健水果。经常感冒的人常吃橙子，还具有排毒的作用。

这样做最排毒

橙子剥皮后，直接吃果肉，补充维生素 C 的效果最好。还可以将橙子果肉榨汁喝，与其他蔬菜水果搭配榨汁能使营养更全面。饭后食用橙子，可以促进消化，还利于人体对营养成分的吸收。

橙子排毒宜注意

应适量吃，橙子最好一天吃 1 个，最多不要超过 3 个，吃完后要及时刷牙漱口，以免损伤牙齿。

搭配宜忌

橘子

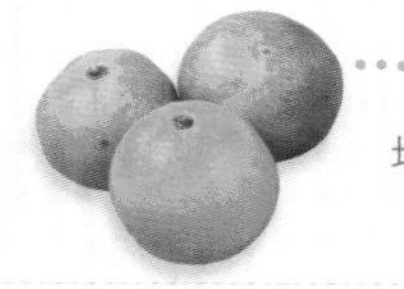

增强免疫力

螃蟹

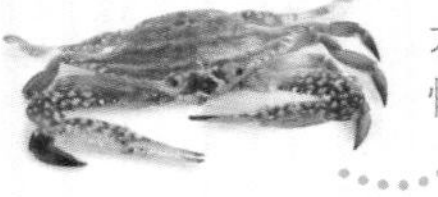

不利于感冒恢复

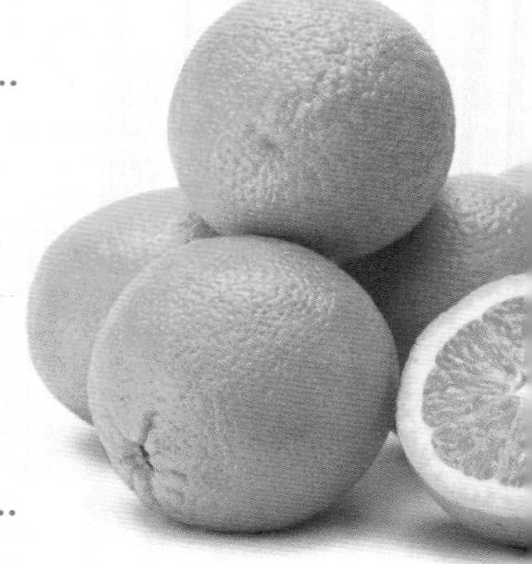

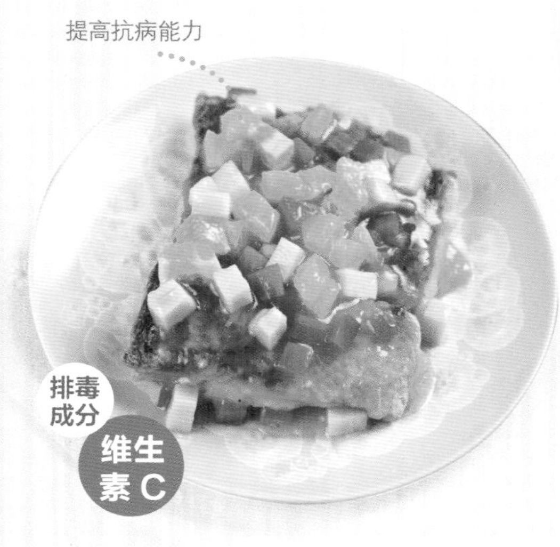

橙香鱼排

原料：鲷鱼 1 条，橙子 1 个，红椒、冬笋各 20 克，盐、淀粉各适量。

做法：❶ 鲷鱼收拾好，切块；冬笋、红椒洗净，切丁；橙子取出肉粒。❷ 油锅烧热，鲷鱼块裹适量淀粉入锅炸至金黄色，备用。❸ 锅中放水烧开，放入橙肉粒、红椒丁、冬笋丁，加盐调味，用水淀粉勾芡，浇在鲷鱼块上即可。

排毒功效：橙子能补充丰富的维生素 C，与鱼肉搭配，能提高身体抵御病毒感染的能力。

平菇

平菇的营养价值很高，对人体具有多种保健功效，经常吃平菇不仅能起到改善人体新陈代谢，调节自主神经的作用，而且对减少人体血清胆固醇，降低血压和防治肝炎、胃溃疡也有明显的效果。

这样做最排毒

素炒或做汤可最大限度地保留平菇中的营养，达到益气补气、增加抵抗力的作用。烹调时需掌握好火候，因为鲜平菇出水较多，易被炒老，一般大火快炒 2 分钟即可。

平菇排毒宜注意

对菌类食物过敏者应忌食平菇。平菇买回家后，尽量当天就吃，即使放入冰箱冷藏保存，最好也不要超过 2 天。

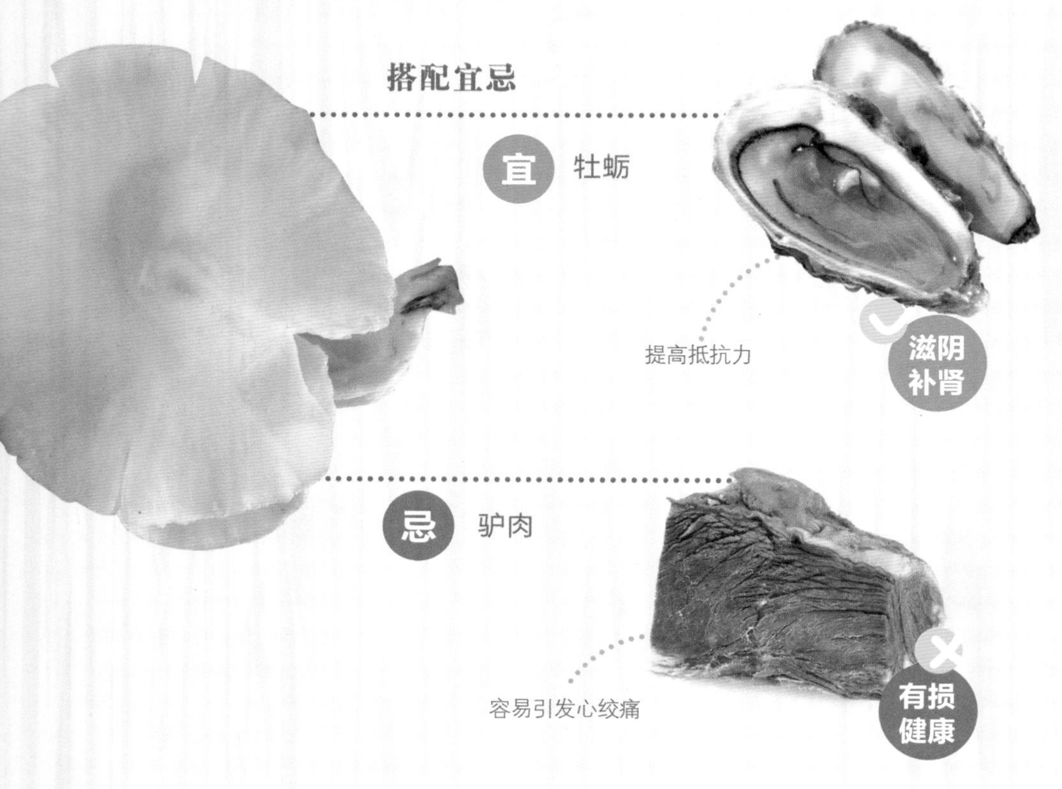

平菇能促进身体新陈代谢，减少体内血清胆固醇。

女性吃平菇可调节更年期综合征，增强体质。

平菇炒鸡蛋

原料：平菇150克，鸡蛋2个，葱花、盐各适量。

做法：❶ 平菇洗净，撕成丝；鸡蛋磕入碗中，打散。❷ 油锅烧热，将鸡蛋液倒入锅中，炒至鸡蛋稍微凝固后盛出。❸ 锅内另加少量油，下葱花爆香，放平菇丝煸炒至变软，加盐调味，倒入鸡蛋块翻炒均匀即可。

排毒功效：平菇有很强的抵抗病毒的能力，与鸡蛋搭配可补充充足的营养，能预防感冒。

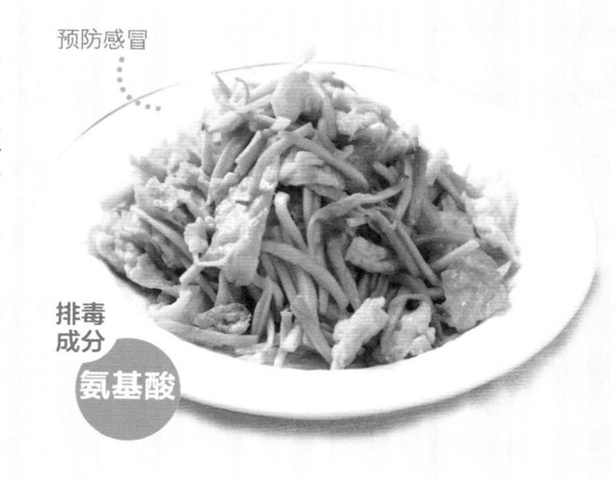

平菇小米粥

原料：平菇100克，小米50克，盐适量。

做法：❶ 平菇洗净撕小朵，在开水中焯一下，捞出备用。❷ 小米洗净，用冷水浸泡半小时，捞出，沥干水分。❸ 锅中倒入冷水，放入小米，大火烧沸，再改用小火熬煮。❹ 粥将稠时，加盐调味，再煮5分钟，加入平菇即可。

排毒功效：中医认为小米味甘咸，有清热解渴、健胃除湿、和胃安眠等功效，内热者及脾胃虚弱者更适合食用它，可辅助治疗感冒引起的食欲缺乏。

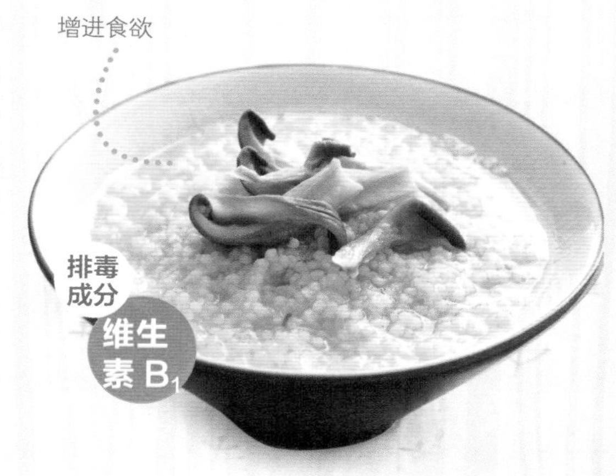

平菇蛋花汤

原料：平菇100克，鸡蛋2个，青菜50克，盐、蒜末、香油各适量。

做法：❶ 平菇洗净，撕成小朵；鸡蛋磕入碗中，充分打散；青菜洗净切段。❷ 油锅烧热，下蒜末爆香后，加平菇稍微煸炒。❸ 锅内加适量开水，煮5分钟后，把鸡蛋液淋入锅中，加入青菜段，待鸡蛋稍凝结，加盐、香油调味，关火即可。

排毒功效：感冒时喝点清淡的蔬菜汤，能补充水分、维生素，促进新陈代谢，加快恢复。

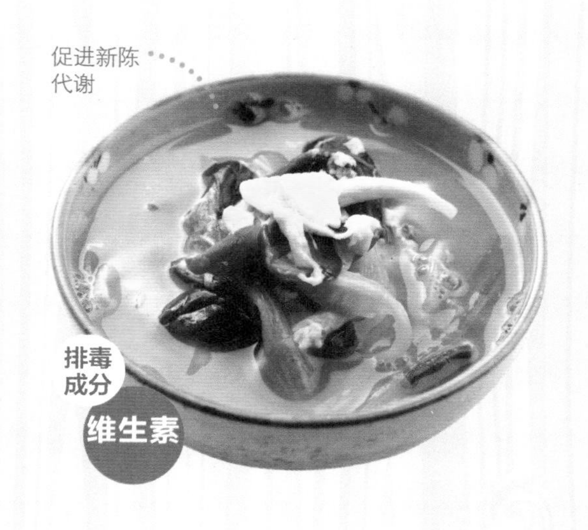

紫甘蓝

紫甘蓝富含胡萝卜素和维生素 E，都是很好的抗氧化剂，能够保护身体免受自由基的损伤，有助于细胞的新陈代谢，增强身体抵抗力，从而预防感冒。在春冬季节，容易感冒、咽喉疼痛、关节疼痛的人多吃些紫甘蓝，可以预防和缓解这些症状。

这样做最排毒

紫甘蓝中的维生素和膳食纤维丰富，切丝后拌成沙拉，不但很美味，能增强抵抗力，还能有饱腹感，对减肥排毒有益。紫甘蓝富含硫，能杀虫止痒，容易皮肤过敏的人可以多吃，可维护肌肤健康。

紫甘蓝排毒宜注意

吃紫甘蓝的时候要控制量，因为紫甘蓝富含膳食纤维，吃多了会过度促进肠胃蠕动，可能会导致腹泻，尤其是常年腹泻、体质虚弱者不宜食用太多紫甘蓝。

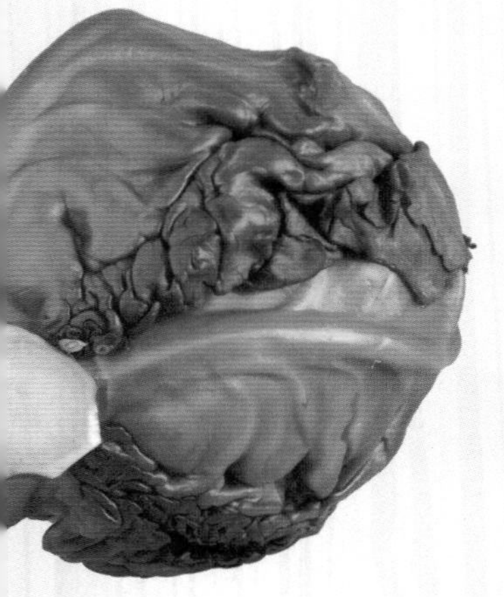

搭配宜忌

鲤鱼
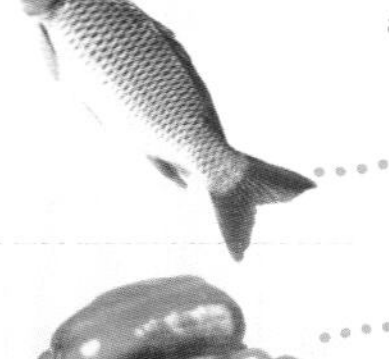

青椒
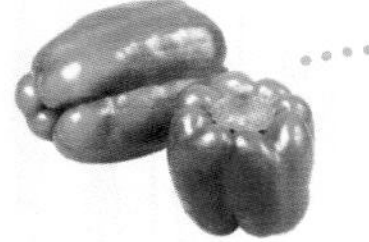

排除毒素

紫甘蓝沙拉

原料：紫甘蓝 200 克，熟玉米粒 20 克，红椒 1/2 个，白醋、香油、盐适量。

做法：❶ 紫甘蓝洗净，沥干，切成细丝；红椒洗净，切成小丁。❷ 将紫甘蓝丝、熟玉米粒、红椒丁放入碗中，加香油、白醋、盐，搅拌均匀即可。

排毒功效：蔬菜水果沙拉富含胡萝卜素和维生素，能够增强身体免疫力，还能瘦身美颜。

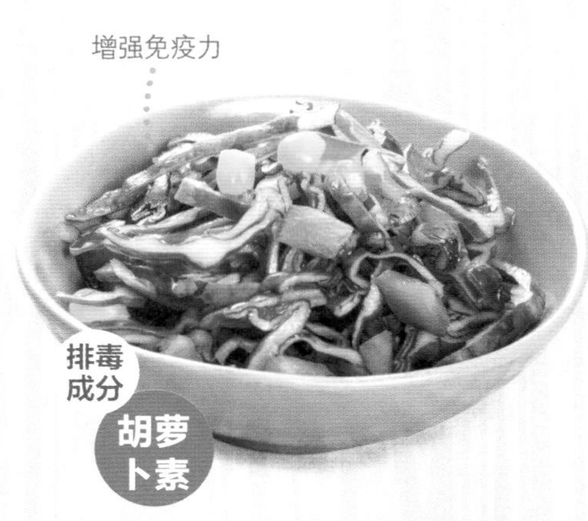

口蘑

口蘑营养丰富，其含有的麦角硫因，是一种天然氨基酸抗氧化剂，常吃能提高身体免疫力，延缓衰老。研究表明，常吃口蘑的人对大多数维生素和矿物质的摄入量更高，身体的抗病能力更强。而且口蘑中的膳食纤维能促进排毒，预防糖尿病和大肠癌。

这样做最排毒

口蘑中含有丰富的硒，但这不等于都能被人体吸收，吃口蘑的时候应该吃些强化补充硒的食物，如富含胡萝卜素、维生素 C、维生素 E 的蔬菜，有助于硒的吸收。

口蘑排毒宜注意

选择口蘑时要看口蘑菌盖是否干涩，一般新鲜的口蘑菌盖都比较水灵，如果表面有黏黏的感觉或者有坍塌现象，就不要购买了。另外，肾脏病患者应少吃口蘑，以免损害身体。

搭配宜忌

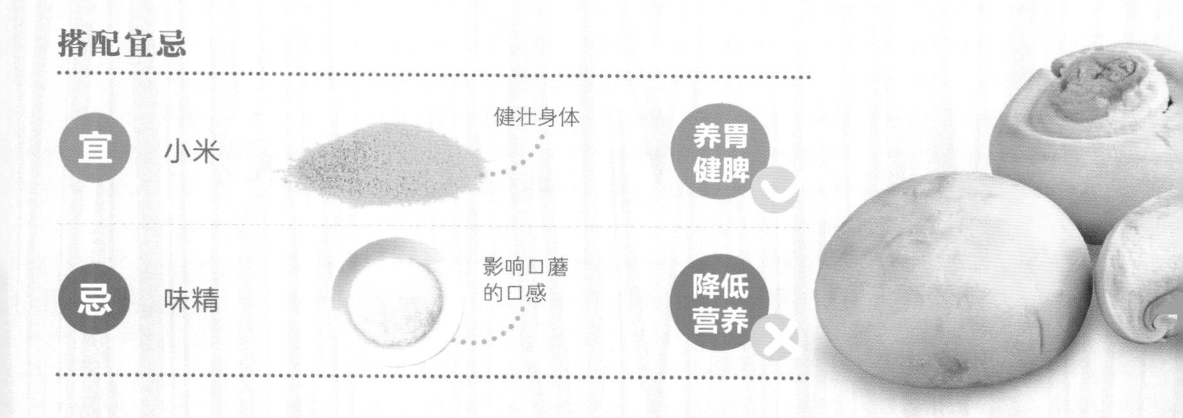

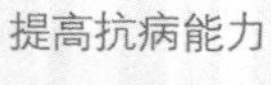

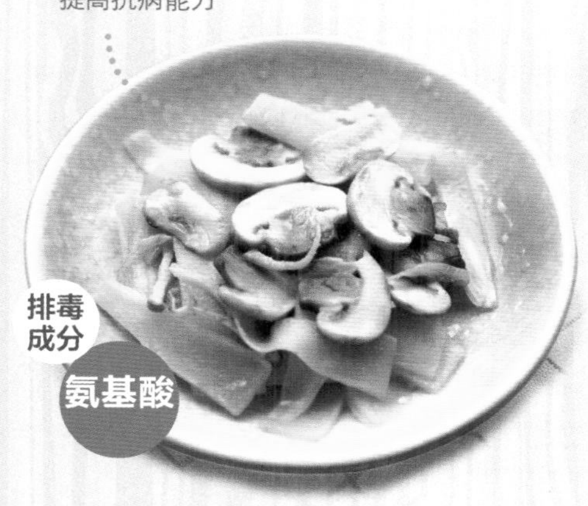

口蘑炒莴苣

原料：口蘑、莴苣各 200 克，葱段、姜片、盐各适量。

做法：❶ 口蘑、莴笋均洗净，切片，并放入沸水中焯一下，捞出过凉水。❷ 油锅烧热，下葱段、姜片爆香，加莴笋片、口蘑片翻炒，加盐调味即可。

排毒功效：常吃口蘑可以提高人体免疫力，增强对流行性感冒等常见传染性疾病的抵抗力。

香蕉

香蕉是人们喜爱的水果之一，西方人因它能解除忧郁而称它为“快乐水果”，而且香蕉是人们钟爱的减肥佳果，具有排毒通便的作用。香蕉营养高，热量低，含有称为“智慧之盐”的磷，又含有丰富的蛋白质、钾、维生素 A 和维生素 C 等营养素，是相当好的营养食品。

这样做最排毒

香蕉可直接食用，体质偏热的人可每天吃 1 根香蕉，体质偏寒的人可以将香蕉果肉煮熟后食用。下午 4 点多吃香蕉最好，这时候人们会有一点点饥饿，这时吃香蕉能够补充能量，有助于减少晚餐的食量。

香蕉排毒宜注意

每天吃一两根香蕉即可，不可吃多，否则会造成体内钾、钠、钙、镁等元素的失调。不宜空腹吃香蕉，因为香蕉中有较多的镁元素，镁是影响心脏功能的敏感因素，会对心血管产生抑制作用。

搭配宜忌
宜
百合
感冒初期吃
可清热生津
养肺
通便
忌
哈密瓜
肾衰尿少者不要吃
加重
肾衰

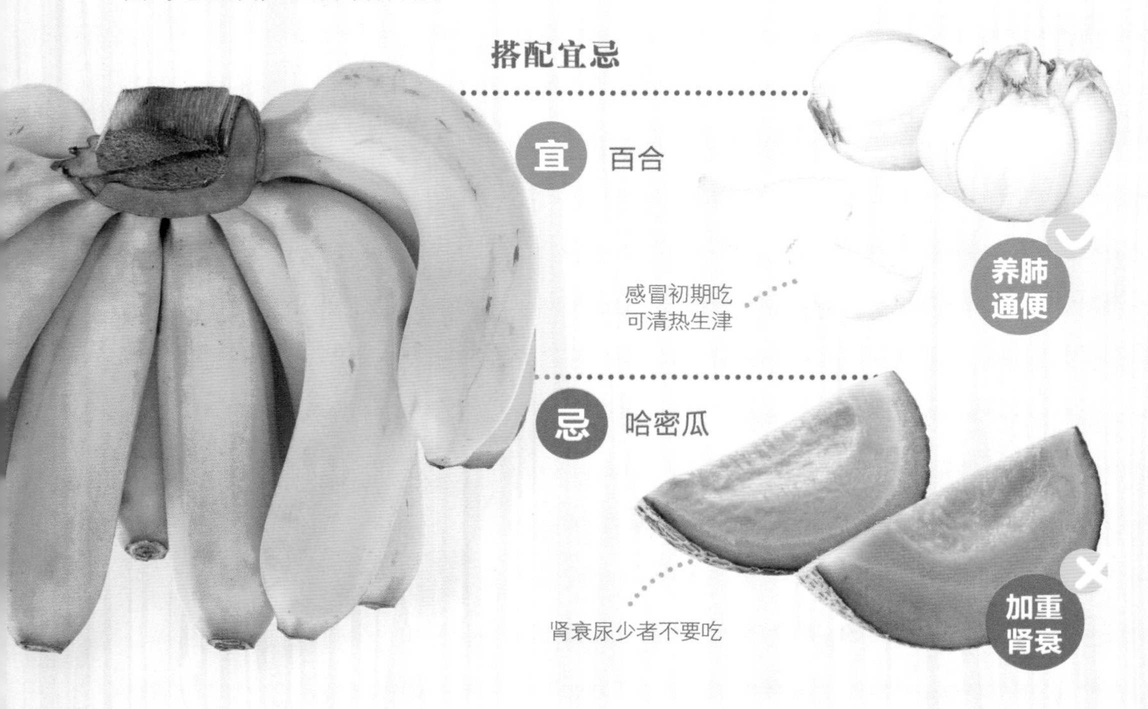

香蕉中富含钾，可使过多钠离子排出，降低血压。

高血压者经常吃香蕉可以控制血压，还能瘦身。

牛奶香蕉芝麻糊

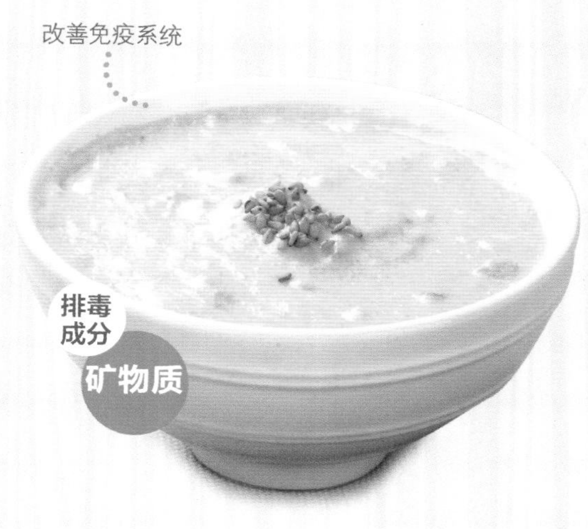

原料：牛奶 250 毫升，香蕉 1 根，玉米面 50 克，白糖、熟芝麻各适量。

做法：❶ 将牛奶倒入锅中，开小火，加入玉米面和白糖，边煮边搅拌，煮至玉米面熟。❷ 香蕉剥皮，用勺子碾碎，放入牛奶糊中，再撒上熟芝麻即可。

排毒功效：香蕉能够增加白细胞，改善免疫系统的功能，提高人体抵抗疾病的能力。

香蕉百合银耳汤

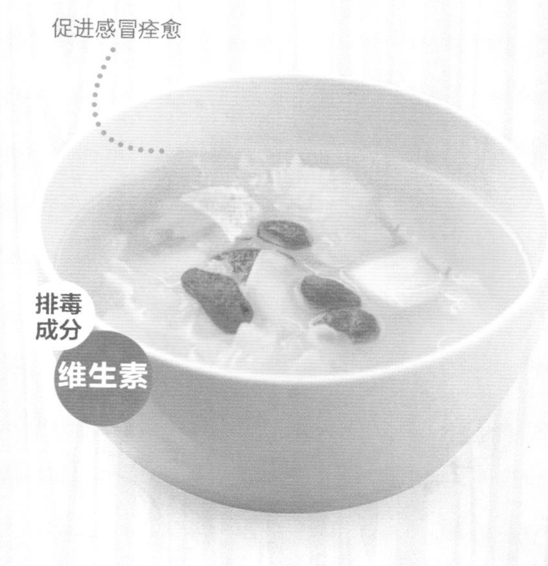

原料：银耳、百合各 50 克，香蕉 2 根，枸杞子、冰糖各适量。

做法：❶ 银耳泡发洗净，撕成小朵；百合剥开，洗净去老根；香蕉去皮，切片。❷ 将银耳放入瓷碗中，倒入清水，放入蒸锅，隔水蒸 30 分钟，取出。❸ 将蒸好后的银耳、百合、香蕉片、枸杞子一同放入锅中，加清水，用中火煮 10 分钟，加冰糖，炖化即可。

排毒功效：香蕉性凉，用炖煮的方式中和，感冒的时候食用，可以补充营养，尽快恢复健康。

香蕉鸡蛋卷

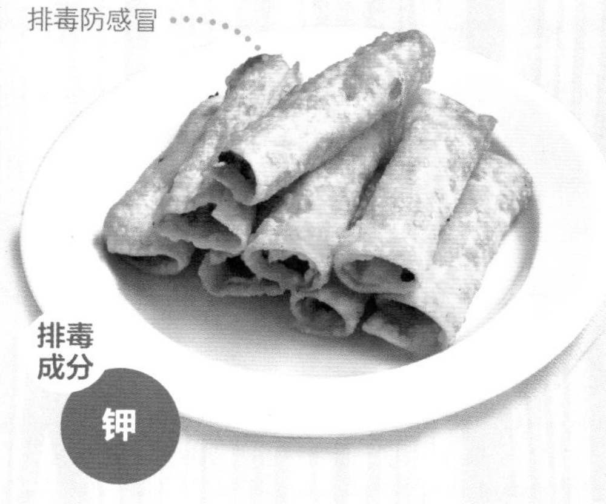

原料：鸡蛋 1 个，香蕉 1 根，牛奶、面粉、白糖各适量。

做法：❶ 鸡蛋磕入碗内，加一点白糖搅匀，再依次加入适量牛奶和面粉搅拌成面糊；香蕉去皮，切条。❷ 油锅烧热，倒入适量面糊，等蛋液稍微凝固后放香蕉条。❸ 蛋液完全凝固后，从一边慢慢卷起即可。

排毒功效：经常吃香蕉，可以提升身体的抗病能力，进而预防感冒和流感等病毒的侵袭。

排毒信号 4：慢性咽炎

慢性咽炎是指慢性感染所引起的弥漫性咽部病变，患者常出现咽痛、喉结痛、吞咽痛、声带发炎、干性咳嗽、扁桃体发炎等症状。慢性咽炎需要养阴清热、生津润肺，多吃一些补中益气、滋阴降火的食物，如鸭肉、蜂蜜、苋菜、百合、雪梨、银耳等。

猪皮

慢性咽炎多为“阴虚”引起的，治疗以滋阴清热为主，猪皮为治疗咽炎的妙药。《长沙药解》记载，“猪肤利咽喉而清肿痛，清心肺而除烦满”，加上“白蜜甘润，二药相合而使药力缓行，逗留于上，作用于咽部而咽炎可愈”。

这样做最排毒

猪皮中的胶原蛋白需要经过长时间熬煮才能析出，容易被身体吸收。此外，猪皮煮汤饮用有助于补水，也利于增加咽喉的舒适感，但熬汤时加盐量要少，因为盐中的钠元素会加重细胞间钾钠失衡状态，摄入过多的钠，易加重咽喉肿痛感。

猪皮排毒宜注意

感冒期间胃肠消化能力较低，而猪皮偏油腻，不易消化，如果吃了会加重病情。猪皮下储存着丰富的脂肪，多食不利于健康，因此在烹制前，一定要将皮下脂肪去除。

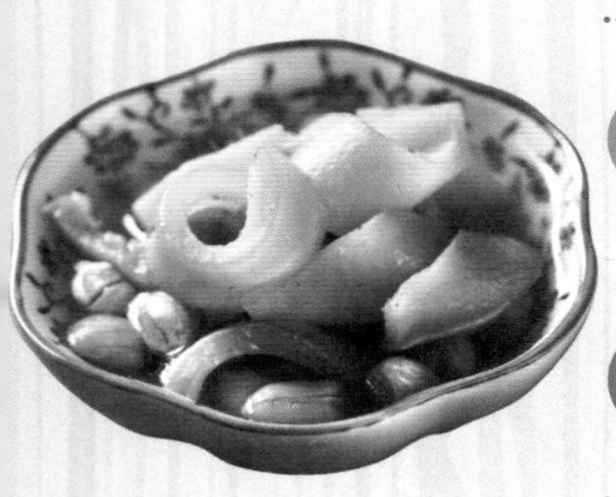

搭配宜忌

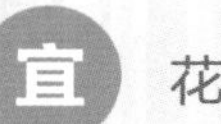

宜 花生

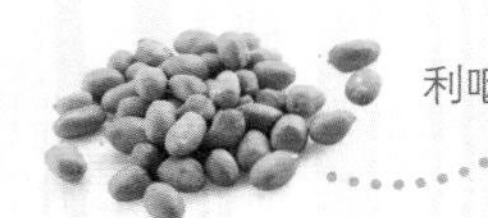

利咽消肿

滋阴养胃

忌 牛肉

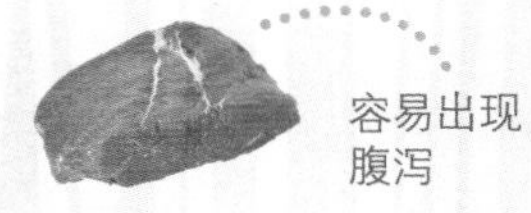

容易出现腹泻

消化不良

花生炖猪皮

原料：猪皮 100 克，花生 50 克，盐、姜片各适量。

做法：❶ 猪皮洗净切片，放入沸水氽烫；花生洗净，清水浸泡 2 小时。❷ 猪皮和花生、姜片放入沸水中，用中火炖 1 小时，待猪皮软烂，加盐调味即可。

排毒功效：花生炖猪皮富含胶原蛋白和弹性蛋白，有利于慢性咽炎损伤部位的修复。

蜂蜜

蜂蜜为蜜蜂采集的花蜜，是经自然发酵而成的黄白色黏稠液体。蜂蜜被誉为“大自然中最完美的营养食品”，其中含有的铁、钙、铜、锰、钾、磷以及果糖、葡萄糖、淀粉酶、氧化酶、还原酶等，具有滋养润燥、解毒之效，对咳嗽、咽炎有很好的疗效。

这样做最排毒

掌握好服用蜂蜜的时间，一般情况下，蜂蜜在饭前 1~1.5 小时或饭后两三小时服用比较适宜。服用蜂蜜后立即进食，则会刺激胃酸的分泌。早晨空腹喝蜂蜜水既能滋润咽喉，又可以畅通肠道，长期服用，还可以起到美容养颜的作用。

蜂蜜排毒宜注意

蜂蜜中含有人体代谢中起重要作用的酶，如淀粉酶等，加热后会失去活性，营养价值消失，故应以不超过 50℃的温开水调服。

搭配宜忌

宜
莲藕
适合榨汁饮用
解渴利咽
宜
柚子
润喉养肺
理气化痰
天然 蜂蜜 纯正
TIANRANCHUNZHENG

治疗咳嗽、咽炎
排毒成分
矿物质

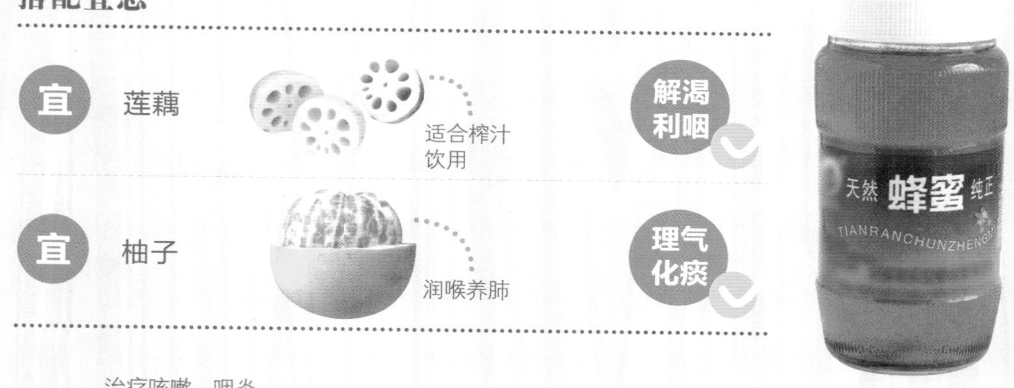

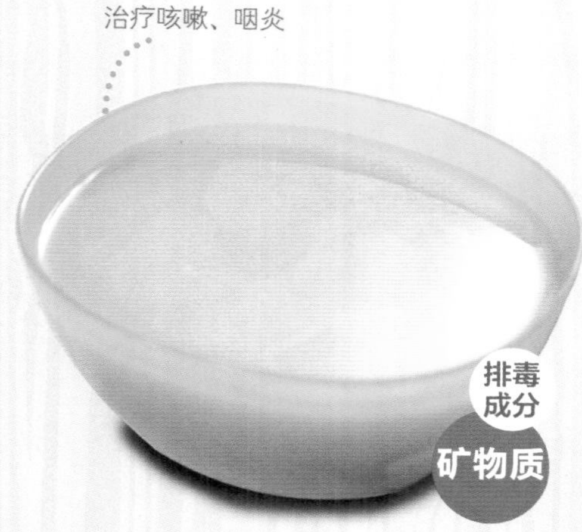

百合蜂蜜奶

原料：百合 60 克，鲜牛奶 150 毫升，蜂蜜适量。

做法：❶ 百合洗净，掰成小片，沥干水分。❷ 将百合放入锅中，加适量水，煮烂软时加入鲜牛奶一同煮沸，稍凉后，调入蜂蜜即可。

排毒功效：百合蜂蜜奶滋养润燥、润喉养肺，能缓解喉部痒痛症状，对咳嗽、慢性咽炎有效。

苋菜

苋菜有润胃肠、清热的功效。苋菜中含有的铁、钙和维生素 K，可以促进凝血，其中富含的维生素 C 还具有消肿利咽的作用。慢性咽炎患者每周可以吃 1 次苋菜，凉拌或做汤最佳。

这样做最排毒

苋菜可煮汤，也可炒食，做菜之前宜用沸水焯一下，去除苋菜的涩味后，再下锅烹调成菜。用苋菜做汤、菜时，烹制时间不宜过长，做汤时，出锅前再放苋菜稍煮即可，炒菜时，最好用大火快炒。要连根一起食用，因为苋菜根清凉排毒功效显著，所以不要丢掉苋菜根，应连同茎叶一起烹制。

苋菜排毒宜注意

吃完苋菜要避免日晒，因为苋菜是感光性蔬菜，进入身体后，易分泌感光性物质，吃苋菜后如果暴露在阳光下，会使人出现皮肤发紫、发痒、灼热等症状。

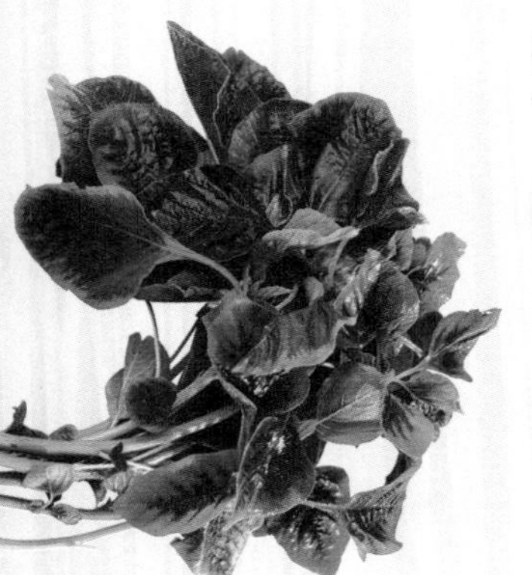

搭配宜忌

宜 鱼肉 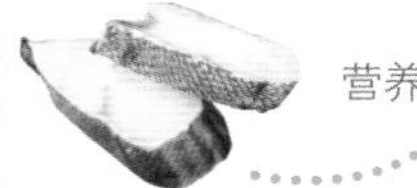 营养更丰富 滋阴补血

忌 牛奶  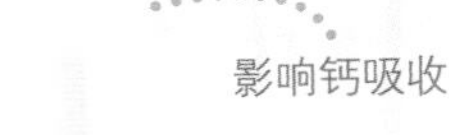 影响钙吸收 难以消化

鱼丸苋菜汤

原料：苋菜 100 克，鱼丸 10 个，枸杞子、盐各适量。

做法：❶ 苋菜洗净，择成小片。❷ 锅中加适量水，放入苋菜、鱼丸、枸杞子同煮成汤，加盐调味即可。

排毒功效：鱼丸苋菜汤既含有丰富的维生素 C，还含有优质蛋白质，营养搭配吸收好，能缓解慢性咽炎的症状。

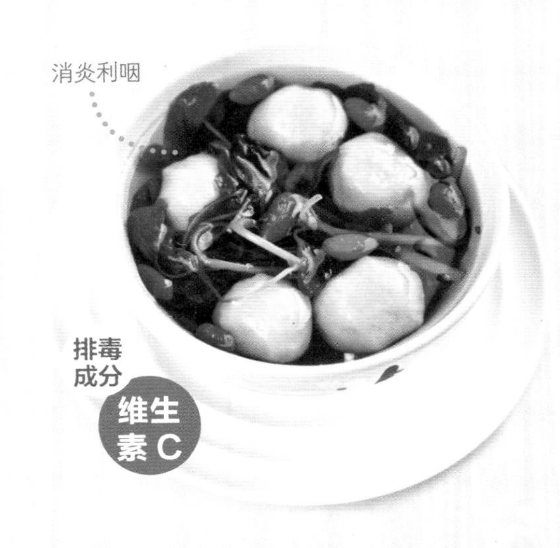

橄榄

橄榄果肉内含蛋白质、碳水化合物、脂肪、维生素 C 及钙、磷、铁等矿物质，冬春季节，每天嚼食两三枚鲜橄榄，可防止上呼吸道感染。橄榄也可以榨汁或煎汤饮用，用于咽喉肿痛、心烦口渴等症状。

这样做最排毒

做橄榄醋：取 500 克橄榄，洗净晾干后，与 500 毫升白醋和 250 克黄冰糖拌匀密封好，两个月后可以取汁兑水饮用，具有清肺、治咽喉痛的功效。用橄榄油做菜，有利于健康，不仅具有抗菌消炎的作用，同时还有非常好的滋润效果。

橄榄排毒宜注意

不宜用铁制刀具切新鲜橄榄，因为新鲜橄榄的种仁里含有生物碱，铁、铜等金属遇到生物碱后会发生氧化反应，其产生的化学物质可能对人体有害。

搭配宜忌

宜
冰糖
缓解咽喉肿痛
养肺清痰
忌
牛肉
不利于身体健康
胃部不适

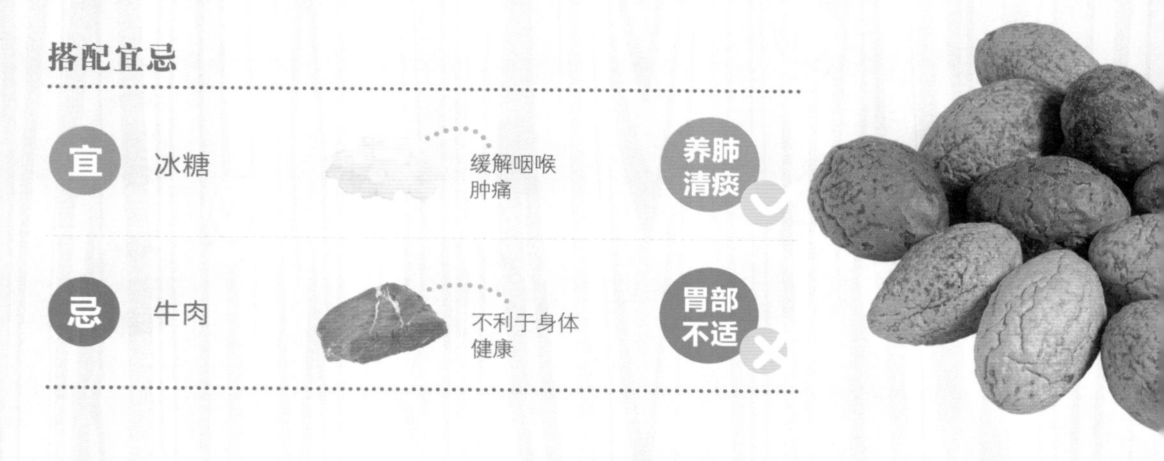

白果橄榄冰糖水

原料：白果 5 颗，橄榄 3 颗，冰糖适量。

做法：❶ 白果去外壳，用清水浸泡后去内皮、芯；橄榄洗净。❷ 砂锅内放适量清水，放入白果和橄榄，小火煎至原来水量的 1/3，放入冰糖调味即可。

排毒功效：白果橄榄冰糖水润肺润喉，对于咳嗽有痰、慢性咽炎有食疗功效。

润肺润喉
排毒成分
维生素 C

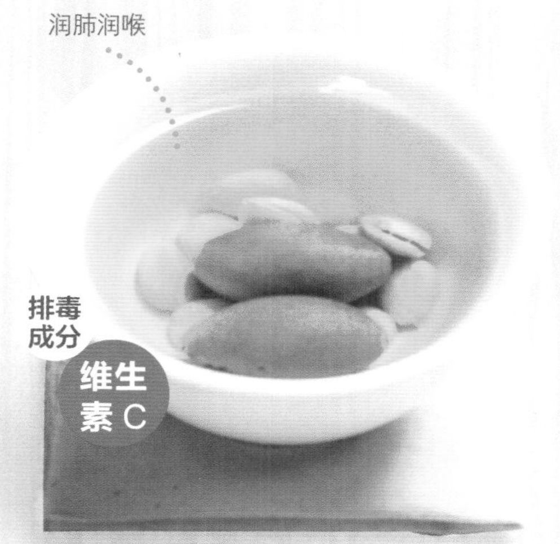

甘蔗

甘蔗中含有丰富的 B 族维生素、维生素 C、钙、磷、铁等营养成分，而且含有充足的水分和蔗糖，能润肺止咳，解热生津；也有消痰镇咳的作用，对干咳无痰，并伴有口舌干燥、大便干燥、高热、烦渴等症状有一定的辅助治疗作用。

这样做最排毒

甘蔗在咀嚼过程中会消耗更多的唾液，易令人产生口干的感觉，因此，榨汁饮用最好。用甘蔗汁煮粥，搭配滋阴润燥的百合、莲子等食物，可发挥其润肺止咳的效果，而且还能调和脾胃，有助于补中益气。

甘蔗排毒宜注意

甘蔗中糖含量过高，过量食用会导致热量摄入过多，引起肥胖、高血糖等问题。此外，过量摄入蔗糖也会刺激咽喉，引发咳嗽。

搭配宜忌

宜 荸荠 利咽祛痰 清热生津

忌 海产品 容易引起腹泻 不利消化

甘蔗荸荠水

原料：甘蔗 1 节，荸荠 3 个。

做法：❶ 甘蔗去皮，剁成小段；荸荠去皮，去蒂，切成小块。❷ 将甘蔗段和荸荠块一起放入锅中，倒入适量的水，大火煮沸后撇去浮沫，转小火煮至荸荠全熟，过滤出汁液即可。

排毒功效：甘蔗荸荠水可生津润肺、清热化痰，治疗肺热咳嗽，对慢性咽炎有缓解作用。

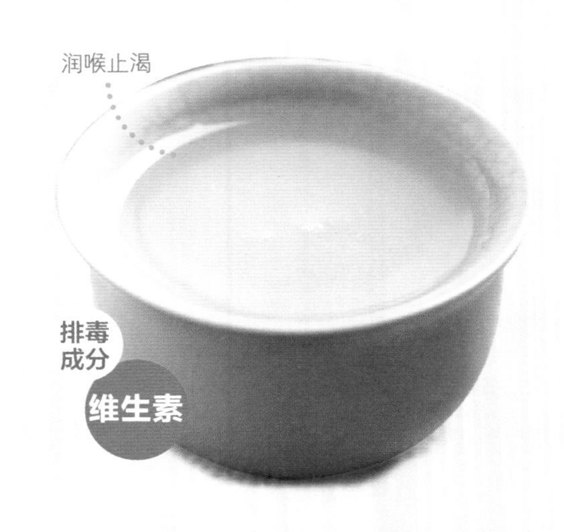

雪梨

雪梨味美多汁，甜中带酸，而且营养价值高，含有多种维生素和膳食纤维，既可生食，也可蒸煮后食用，常吃梨，可以起到润肺、祛痰化咳、通便秘、利消化的作用。

这样做最排毒

秋季气候干燥时，人们常感到皮肤瘙痒、口鼻干燥，每天吃一两个可缓解秋燥，有益健康。煮梨汤时可以带皮煮，因为梨皮味酸，而梨肉味甘，酸甘化阴，有利于养阴润燥。煮过的梨皮具有清肺热、通大便的功效，对肺部、肠道排毒有益。

梨排毒宜注意

燥咳吃梨才有益，梨能润肺止咳，但适用于燥咳。阳气不足或外感风寒引起的咳嗽，就不能吃梨，尤其是不能吃生梨。女性吃梨要注意，生理期及有痛经者不要吃生梨。

搭配宜忌

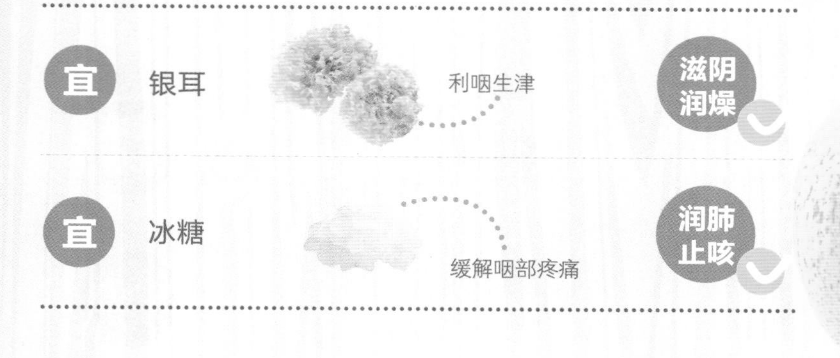

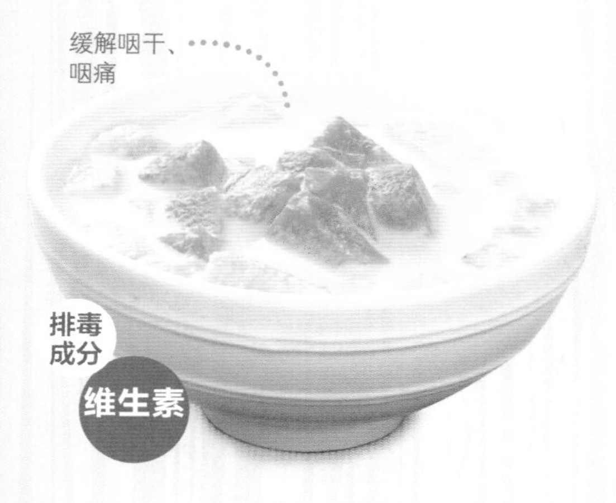

牛奶木瓜雪梨汤

原料：木瓜半个，雪梨 1 个，鲜牛奶、冰糖各适量。

做法：❶ 木瓜去皮去子，切块；雪梨洗净切块。❷ 木瓜块、雪梨块入锅，倒入适量鲜牛奶煮至雪梨块变软，加冰糖调味即可。

排毒功效：牛奶木瓜雪梨汤，可顺肠道、清心火，还能有效地缓解咽干、咽痛。

枇杷

枇杷也是药食两用食物，中医认为枇杷果实有润肺、止咳、止渴的功效，所以常用枇杷入药治疗咳嗽。现代研究也证明，枇杷中含有丰富的水及维生素，有助于保护呼吸系统上皮细胞的活力，其中丰富的果糖能黏附在呼吸肌上，可放松肌肉，有止咳作用。

这样做最排毒

枇杷适合煮汤饮用，其中含有的维生素，多为水溶性维生素，在煮制过程中溶于水中，慢性咽炎者饮用可以补水，并能促进维生素的吸收。

枇杷排毒宜注意

枇杷宜剥皮食用，因为枇杷皮上不仅有细小的绒毛，易导致过敏，而且枇杷含有大量的果酸，口感也比较涩，容易刺激慢性咽炎者咳嗽，所以不宜食用。枇杷中果糖含量丰富，一次食用不宜过多，否则容易刺激咽喉，导致咽喉不适。

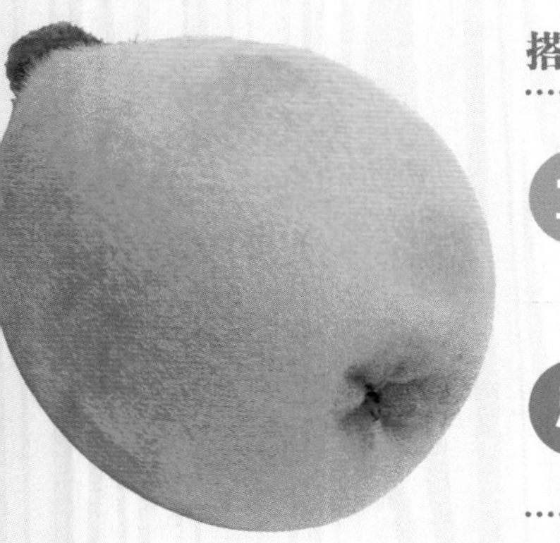

搭配宜忌

宜 百合  缓解干咳 

止咳化痰

忌 小麦  不利于咽炎恢复 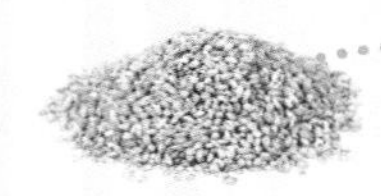

易生痰 

枇杷百合银耳汤

原料：枇杷 150 克，百合 10 克，银耳 50 克，冰糖适量。

做法：❶ 银耳泡发洗净，撕成小朵；枇杷去皮去核，切块；百合用清水浸泡 2 分钟，洗净。❷ 锅内放清水，放入银耳、百合和冰糖，煮 20 分钟后加入枇杷块，再煮 10 分钟。

排毒功效：枇杷有祛痰止咳、生津润肺、清热健胃之功效，可缓解咽炎带来的咳嗽和肿痛。

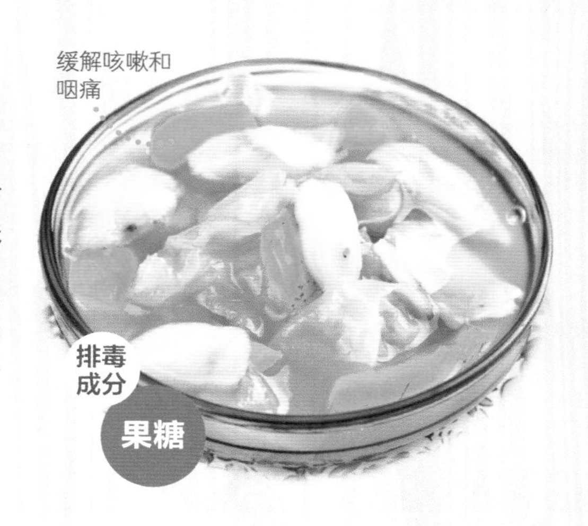

荸荠

荸荠皮色紫黑，肉质洁白，味甜多汁，清脆可口，有“地下雪梨”之美誉，北方人称之为“江南人参”，既可作水果生吃，又可作蔬菜食用，是大众喜爱的时令之品。荸荠性寒，具有清热解毒、凉血生津、化湿祛痰的作用，适合咽炎患者食用。

这样做最排毒

把荸荠放入清水锅中煮熟，可以当零食吃，甜糯温胃，能起到补虚强身的作用，提高人体的抗病能力。也可与水果熬成汤羹，香甜可口，滋润心肺，适用于嘴干起皮、咽喉痛哑的人群，每天喝 1 碗还可以滋润胃肠。

荸荠排毒宜注意

荸荠生长在泥中，外皮和内部都有可能附着较多的细菌和寄生虫，所以最好不要生吃。将荸荠洗净去皮，用沸水烫一下，然后放入榨汁机中榨汁喝，具有很好的利尿通淋、消炎止痛的作用。

搭配宜忌

宜
西瓜
滋阴润喉
除热生津
宜
香菇
增强免疫力
补气强身

缓解慢性咽炎
排毒成分
维生素 C

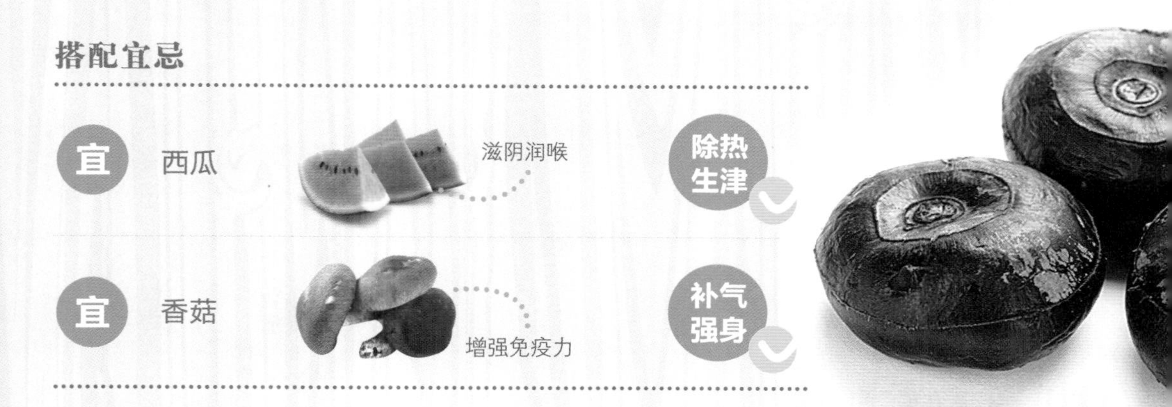

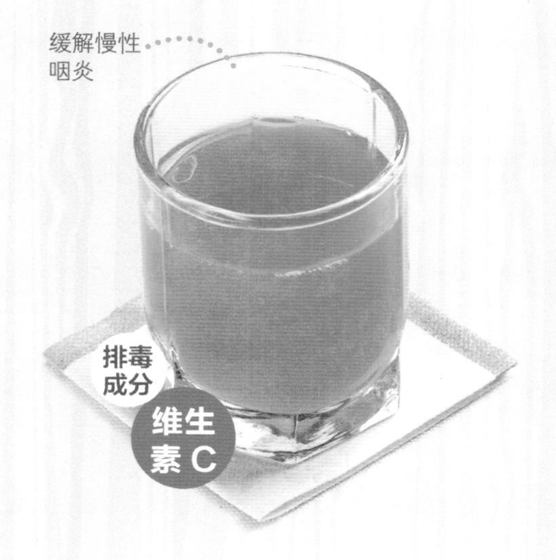

荸荠西瓜汁

原料：西瓜瓤 200 克，荸荠 5 个。

做法：❶ 将西瓜瓤去子，切块；荸荠削皮洗净，焯烫一下，切块。❷ 将西瓜块、荸荠块放入榨汁机中，榨汁即可。

排毒功效：西瓜本身水分多，清凉解渴，荸荠化湿祛痰，两者搭配对慢性咽炎有缓解作用。

附录：芬芳茶饮，简易排毒

在世界四大饮料中，酒、咖啡、可可在大量饮用后都会对身体造成损害，唯有茶能满足人们不同的养生需求。无论是绿茶还是红茶，都是古老的排毒食物。近年来流行的花草茶更是年轻女性的心头好，不仅能养颜，更能带来一份好心情。

养心茶——让好气色给美丽加分

玫瑰花茶

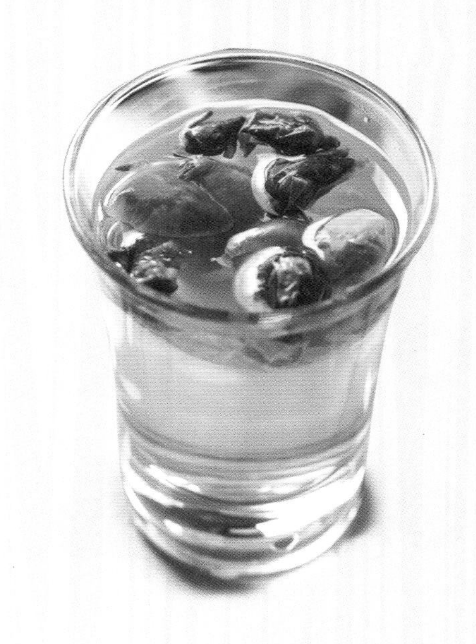

原料：玫瑰花 8 朵，冰糖适量。

做法：❶ 将玫瑰花和冰糖一同放入杯中，冲入 80℃左右的热水（将开水在室温条件下放置几分钟即可）。❷ 加盖儿，闷 5 分钟后即可饮用。

排毒功效：玫瑰花气味芬芳，具有理气化瘀、调经止痛的功效。常喝玫瑰花茶能促进体内气血运行，帮助身体排出瘀毒，还能缓解女性月经时情绪低落、小腹疼痛等症状。

玫瑰参茶

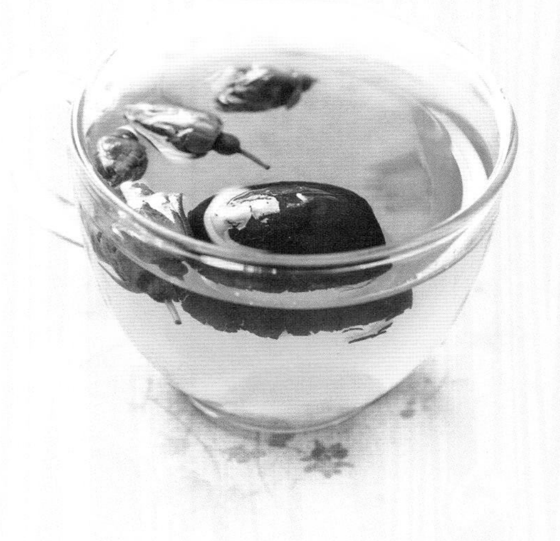

原料：玫瑰花 4 朵，西洋参 5~8 片，红枣 1 颗。

做法：❶ 红枣洗净，去核。❷ 将红枣、玫瑰花、西洋参一同放入杯中，冲入 80℃左右的热水。❸ 加盖儿，闷 5 分钟后即可饮用。

排毒功效：现代女性大多都会有些虚弱，比如气血双亏，不但面色暗黄，整个人都显得没精神。在玫瑰花茶里加些西洋参，能补气养阴、清热生津，还能促进血液流动。

洛神花茶

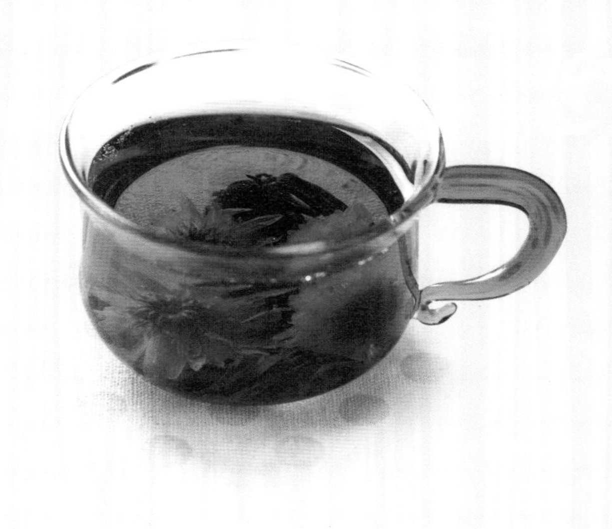

原料：洛神花 5 朵，蜂蜜适量。

做法：❶ 洛神花放入锅中，加适量水煮沸。❷ 3分钟后关火，浸泡 5分钟左右。❸ 倒入杯中，晾温后加蜂蜜调味即可。

排毒功效：洛神花中含有大量的花青素，能有效消除体内的自由基，是很好的抗氧化食物。洛神花茶有很好的排毒养颜效果，是延缓衰老的佳品。

红枣葡萄干茶

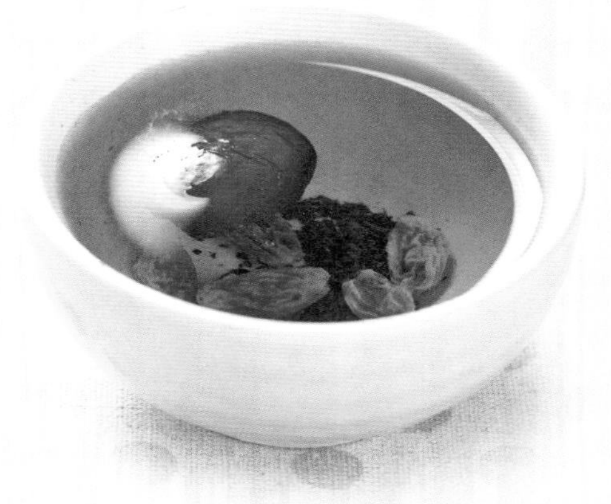

原料：红枣 5 颗，葡萄干 15 粒，红茶适量。

做法：❶ 红枣去核，和葡萄干一同放入锅中，加水煮沸。❷ 放入红茶，再煮 3 分钟即可。

排毒功效：月经调理不好很容易患轻度贫血，出现脸色苍白、无精打采、手脚冰凉等症状。每天吃一小把葡萄干，既当零食又当食疗，补血的同时，帮助改善诸多美容问题。

枸杞桂圆玫瑰花茶

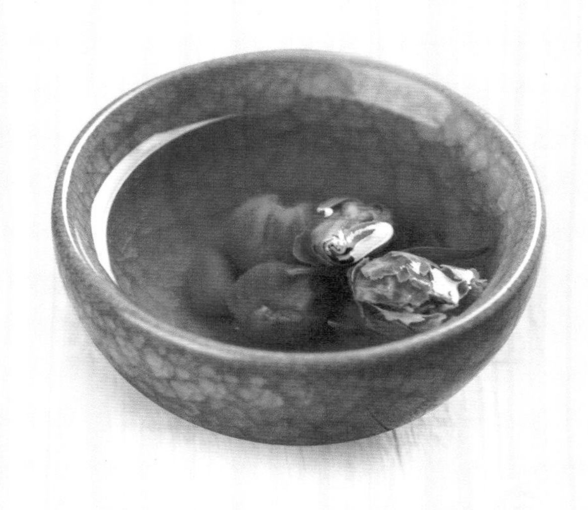

原料：玫瑰花 2 朵，桂圆 2~4 个，枸杞子适量。

做法：❶ 桂圆取肉，与枸杞子一同放入杯中，用开水冲泡。❷ 10 分钟后放入玫瑰花，片刻后即可饮用。

排毒功效：很多人经常熬夜，时间一长，皮肤变得暗淡，还有明显的黑眼圈。这时候，心、肝都需要排毒，让气血运行恢复正常。经常喝一些枸杞茶能滋阴养颜，改善熬夜带来的种种症状，还原靓丽皮肤。

护肝茶——明亮的眼睛会放电

菊花茶

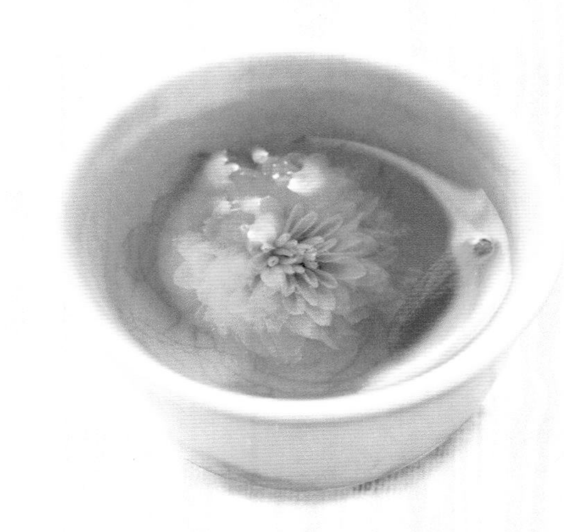

原料：菊花 10 朵，枸杞子适量。

做法：❶ 将菊花、枸杞子放入杯中，倒入开水。❷ 浸泡 3~5 分钟后，即可饮用，

排毒功效：看电视、电脑、手机时间久了，就会觉得头昏、眼睛痛，这是肝需要排毒的信号，要及时改正不良生活习惯，多吃清肝明目的食物。菊花能疏散风热、消暑生津，常饮可润喉、明目，有益于上班族护眼。

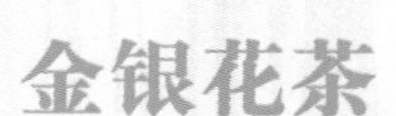

金银花茶

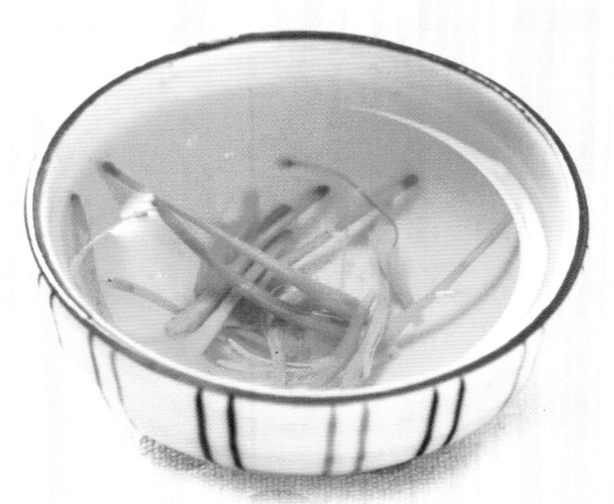

原料：金银花 15~20 朵。

做法：❶ 将金银花放入杯中，倒入开水。❷ 待水温适宜后，即可饮用。

排毒功效：金银花清热解毒、通经活络、护肤美容的功效，其所含的总皂甙有护肝的作用。

决明子茶

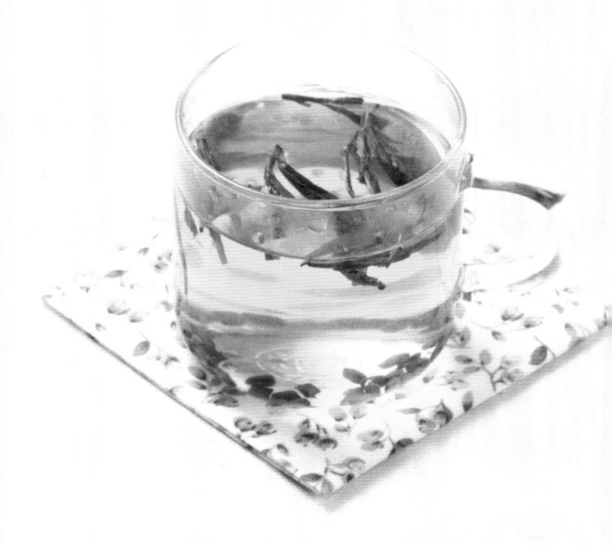

原料：决明子、绿茶茶叶各适量。

做法：❶ 将决明子、绿茶茶叶一同放入杯中，倒入开水。❷ 浸泡 10 分钟后，即可饮用。

排毒功效：决明子能清肝明目，有效排肝毒，治疗青光眼、白内障、结膜炎等病。肝阳上亢的人如果出现头痛、头晕、失眠等症状，可以用决明子做枕头，辅助治疗效果很好。

健脾茶——简单有效的减肥法

荷叶桂花茶

原料：干荷叶 1/2 张，桂花 1 小把，绿茶茶叶、冰糖各适量。

做法：❶ 将干荷叶剪碎，和桂花、绿茶茶叶、冰糖一同放入茶杯中，倒入开水。❷ 加盖儿，闷 5 分钟后即可饮用。

排毒功效：桂花茶能帮助人体排出毒素，平衡神经系统，净化身心。心情烦躁、咳嗽不止、嗓子有痰的时候都可以喝些桂花茶。搭配荷叶食用，对减肥瘦身比较有帮助，味道也会变得清香悠远。

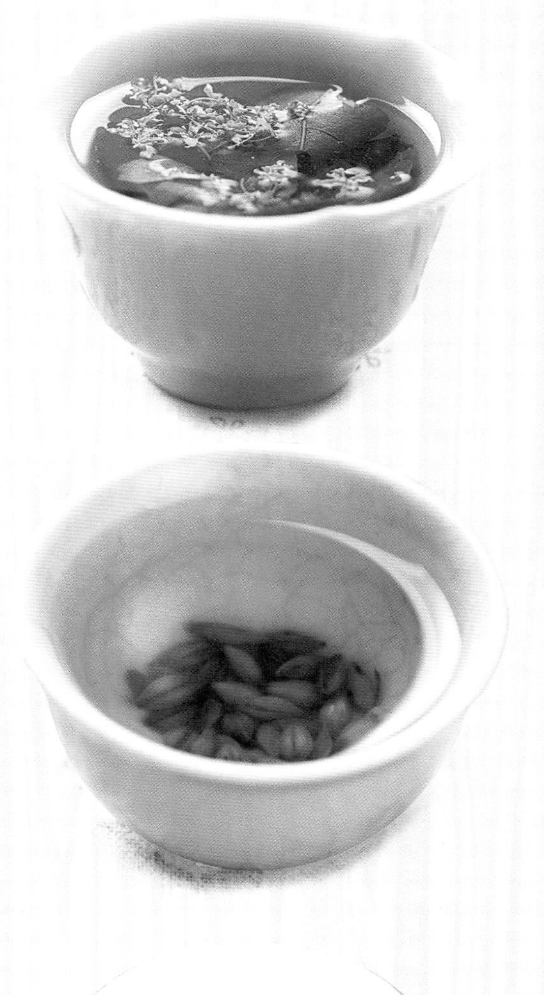

大麦茶

原料：大麦 1 小把。

做法：❶ 大麦放入锅中，加水煎煮。❷ 小火煎煮 5~10 分钟后关火，微温后即可饮用。

排毒功效：经常吃烧烤、火锅、麻辣烫、麻辣香锅等热烫、辛辣、油腻的食物会给肠胃和脾带来很大的负担。这时喝些大麦茶可以解腻、消食，帮助肠胃和脾排毒，减轻身体上的不适。

山楂菊花茶

原料：山楂 3 片，菊花 5 朵。

做法：❶ 将山楂片、菊花一同放入杯中，倒入开水。❷ 加盖儿，闷 10 分钟后即可饮用。

排毒功效：山楂具有杀虫解毒、活血化瘀、消食化积的功效。需要注意的是，山楂味酸，不适合空腹食用，以免胃酸分泌过多，对胃溃疡患者来说更是弊大于利。因此，饭后吃山楂才有利于健脾消食。

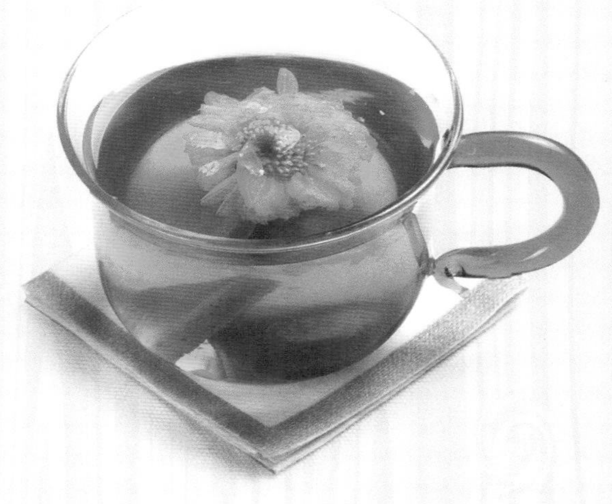

润肺茶——皮肤不干，嗓子不痛

杏仁茶

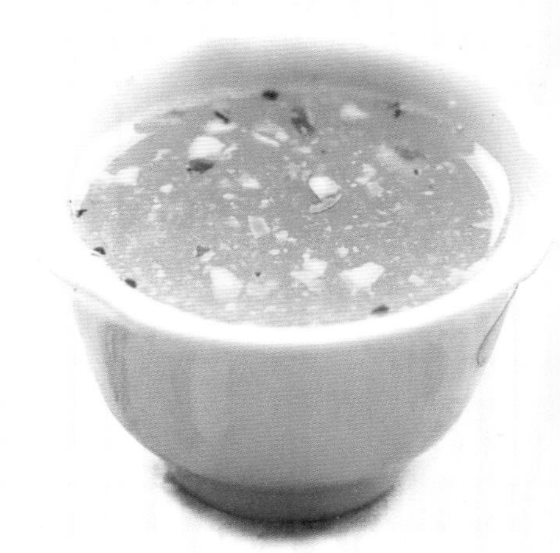

原料：甜杏仁 8 个，苦杏仁 3 个。

做法：❶ 将甜杏仁、苦杏仁分别洗净捣碎。❷ 将杏仁碎放入壶中，倒入开水。❸ 冲泡 20 分钟后，即可饮用。

排毒功效：皮肤干燥、粗糙都是肺中毒的表现。常吃杏仁可以润肺养颜、滋润皮肤，逐渐改善皮肤，让皮肤水润有光泽。需要注意的是，生的杏仁有小毒，最好买加工好的杏仁，或者自己在家煮熟、煮透。

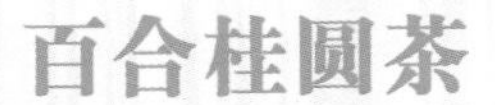

百合桂圆茶

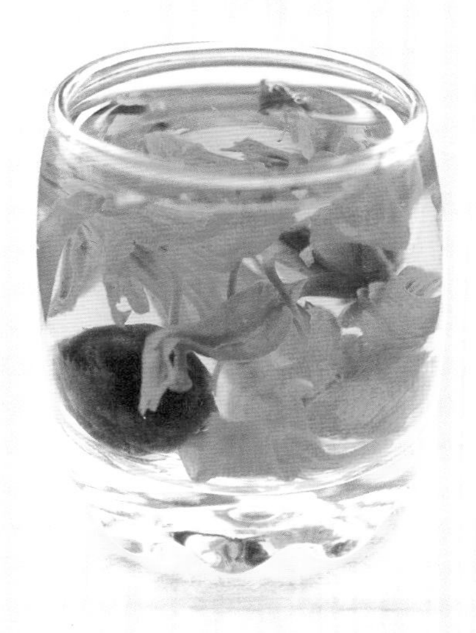

原料：百合花 3~5 朵，桂圆 3 颗，蜂蜜适量。

做法：❶ 桂圆取肉，和百合花一同放入杯中。❷ 倒入开水，浸泡 10 分钟后，晾温后倒入蜂蜜，搅拌均匀即可。

排毒功效：百合花具有润肺止咳、宁心安神的功效，经常食用还能排毒养颜。中医讲肺主皮毛，虽然人的肤色有差异，比如有的人天生就白，有的人天生就黑，但皮肤上的光泽是后天的。常吃百合花，能滋润皮肤，让皮肤亮起来。

罗汉果茶

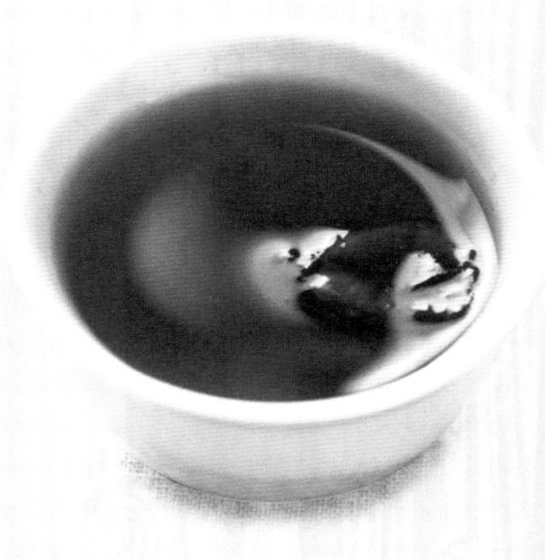

原料：罗汉果 1/2 个。

做法：❶ 将罗汉果冲洗干净，去掉外壳，掰成小块，放入杯中。❷ 倒入开水，加盖儿，闷 10 分钟后即可饮用。

排毒功效：长期抽烟、过度用嗓、经常熬夜的人群如果想要排肺毒，可选罗汉果。将罗汉果茶晾凉或者冰镇后饮用，口感十分清凉，既能提神生津，又能预防呼吸道感染。

补肾茶——六七十岁不显老

枸杞银耳茶

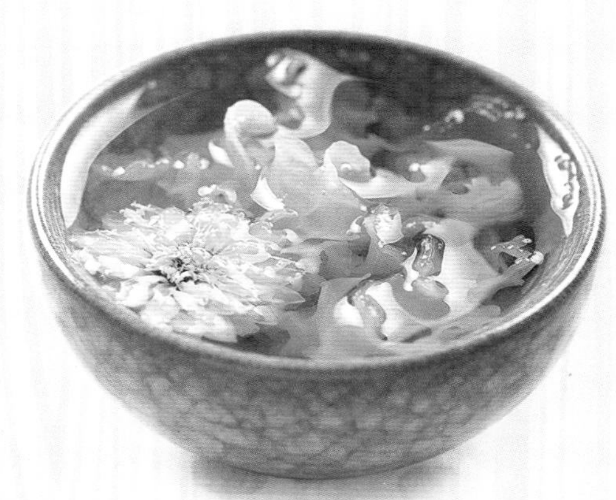

原料：枸杞子15粒，银耳1朵，菊花5朵，冰糖适量。

做法：❶ 将枸杞子、泡发银耳撕小朵，放入锅中，加适量水小火煮汤。❷ 将菊花、冰糖一同放入杯中，倒入枸杞银耳汤。❸ 加盖儿，闷3~5分钟后即可饮用。

排毒功效：中医认为，枸杞子具有滋补肝肾、益精明目等功效。枸杞子富含β-胡萝卜素，能清除自由基，提高红细胞的活性，具有延缓衰老的作用。

黑芝麻杏仁茶

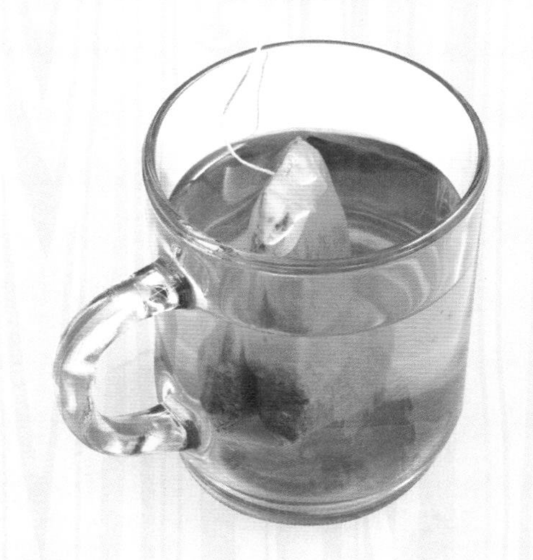

原料：黑芝麻1小把，甜杏仁5个，绿茶茶叶、冰糖各适量。

做法：❶ 将黑芝麻、甜杏仁分别捣烂。❷ 将所有材料装入茶包，放入杯中，倒入开水。❸ 浸泡5分钟后，搅拌均匀即可饮用。

排毒功效：经常食用黑芝麻能补肾益精，从而排除肾毒，延缓衰老。如李时珍在《本草纲目》中所说，"服至百日，能除一切痼疾。一年身面光泽不饥，二年白发返黑，三年齿落更生。"

菟丝子红糖茶

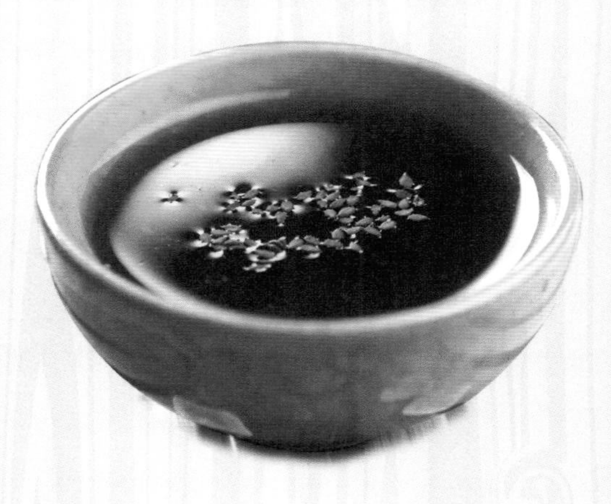

原料：菟丝子20~30粒，红糖适量。

做法：❶ 将菟丝子捣碎，和红糖一同放入杯中，倒入开水。❷ 加盖儿，闷泡15分钟后即可饮用。

排毒功效：上班族经常对着电脑，会出现眼睛干涩疼痛的现象。而且，熬夜、加班都会加重肾的负担，无法将毒素及时排出。平时喝些菟丝子红糖茶会有效缓解这些症状，长期坚持还能益寿延年。

图书在版编目（CIP）数据

会吃会喝就排毒 / 赵迎盼主编 . -- 南京：江苏凤凰科学技术出版社，2018.1（2018.8 重印）
（汉竹 • 健康爱家系列）
ISBN 978-7-5537-5882-4

Ⅰ . ①会… Ⅱ . ①赵… Ⅲ . ①毒物 - 排泄 - 食物疗法 Ⅳ . ① R247.1

中国版本图书馆 CIP 数据核字 (2017) 第221833号

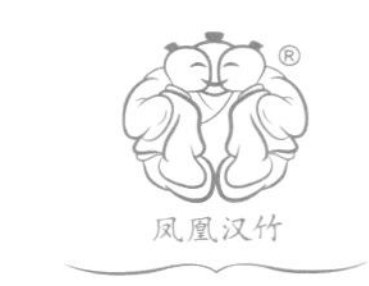

中国健康生活图书实力品牌

会吃会喝就排毒

主　　编　赵迎盼
编　　著　汉　竹
责任编辑　刘玉锋　姚　远　张晓凤
特邀编辑　苑　然　张　欢
责任校对　郝慧华
责任监制　曹叶平　方　晨

出版发行　江苏凤凰科学技术出版社
出版社地址　南京市湖南路1号A楼，邮编：210009
出版社网址　http://www.pspress.cn
印　　刷　北京博海升彩色印刷有限公司

开　　本　720 mm×1 000 mm　1/16
印　　张　14
字　　数　250 000
版　　次　2018年1月第1版
印　　次　2018年8月第3次印刷

标准书号　ISBN 978-7-5537-5882-4
定　　价　49.80元